Hajo Seng
Autistisches Erleben

Forschung Psychosozial

Hajo Seng

Autistisches Erleben

Eine Annäherung aus lebensweltlicher Perspektive

Psychosozial-Verlag

Dissertation zur Erlangung des Doktorgrades der Philosophischen Fakultät III
der Martin-Luther-Universität Halle-Wittenberg

Bibliografische Information der Deutschen Nationalbibliothek
Die Deutsche Nationalbibliothek verzeichnet diese Publikation
in der Deutschen Nationalbibliografie; detaillierte bibliografische Daten
sind im Internet über http://dnb.d-nb.de abrufbar.

Originalausgabe

E-Mail: info@psychosozial-verlag.de
www.psychosozial-verlag.de

Umschlagabbildung: Matti Wustmann, *Legion*, 2012
Umschlaggestaltung und Innenlayout nach Entwürfen von Hanspeter Ludwig, Wetzlar
ISBN 978-3-8379-3045-0 (Print)
ISBN 978-3-8379-7750-9 (E-Book-PDF)

Inhalt

Vorwort[1]

Der Autor hat sich lange Zeit darum bemüht, das Thema der vorliegenden Dissertation so weit wie nur möglich einzugrenzen. Sein Anliegen ist dabei, seine Erfahrungen in der Kommunikation als autistischer Mensch mit anderen autistischen Menschen wissenschaftlich fundiert darzustellen. Diese Erfahrungen stehen in einem deutlichen Kontrast zu fast allem, was die Autismusforschung bislang im Themenfeld »Autismus und Kommunikation« veröffentlicht hat. Daher empfindet sich der Autor, wie viele autistische Menschen in der Autismusforschung, wie in einem Zerrspiegel dargestellt. Die vorliegende Arbeit sollte daher umsetzen, was der Autor bereits 2010 in einem Artikel skizziert hatte:

> »Was autistische Menschen von der Forschung über sich lernen, ist oft nicht gerade schmeichelhaft. Die Autismusforschung ist in weiten Teilen deutlich defizitorientiert; selbst in heutiger Zeit sind beispielsweise Forschungen zu autistischen Fähigkeiten selten. Eigenartigerweise steht dies nicht nur in einem gewissen Kontrast dazu, wie sich gerade hochfunktionale autistische Menschen häufig selbst erleben, sondern auch zu Hans Aspergers Beschreibungen« (Seng, 2010, S. 4).

Im Verlauf der Recherche zu seiner Dissertation machte der Autor immer wieder die Erfahrung, dass ihm der Gegenstand und die Fragestellung seiner Arbeit regelrecht entglitten, kaum dass er einen Versuch unternahm, sie zu fassen zu bekommen. Zu viele Aspekte, die miteinander verwoben sind und die sich nicht sinnvoll voneinander trennen lassen. Vor allem

1 Aus Gründen besserer Lesbarkeit wird im gesamten Buch auf eine gegenderte Schreibweise verzichtet und nur die maskuline Form verwendet. An dieser Stelle wird ausdrücklich darauf hingewiesen, dass immer alle Geschlechter angesprochen sind.

stellt der Umstand eine große Schwierigkeit dar, dass niemand wirklich zu wissen scheint, worüber gesprochen wird, wenn es um Autismus geht. Bereits die beiden grundlegenden Arbeiten von Hans Asperger und Leo Kanner vermeiden genaue Begriffsbestimmungen oder gar Definitionen von Autismus (Asperger, 1944; Kanner, 1968 [1943]). Stattdessen versuchen sie eine Art Bild zu vermitteln, indem sie einzelne Fälle darstellen und die Gemeinsamkeiten dieser Fälle analysieren. Zum Ende der Forschungstätigkeit des Autors liegen die Teile seiner Forschung wie Puzzleteile vor ihm, in den Aufzeichnungen und Analysen, in zahllosen Notizen und einer Fülle neuer Erfahrungen, die er im Rahmen der Forschungstätigkeit sammeln konnte. Sie warten darauf, zu einem Gesamtbild zusammengesetzt zu werden.

Dieses Bild wird zwangsläufig vorläufig, unvollständig und auf einzelne Aspekte bezogen sein; es wird sich auch thematisch nicht sinnvoll eingrenzen lassen. Stattdessen entwickelt es eine Frage, die eigentlich am Anfang einer Forschung zum Thema Autismus stehen sollte: Was ist das eigentlich, »Autismus«? Wovon wird gesprochen, wenn von Autismus gesprochen wird? Da es keine dem Autor bekannte Forschung gibt, die eine auch nur halbwegs zufriedenstellende Antwort auf diese Frage geben kann, aber fast alle Forschungsarbeiten so tun, als wäre dies vollkommen klar, hat sich der Autor entschieden, folgende Fragestellung für seine Dissertation zu wählen: Was ist Autismus aus der Perspektive des Erlebens? Diese Frage zu stellen und sukzessive zu entwickeln ist es, was am Ende aus den Puzzleteilen, die die Forschung hervorgebracht hat, ein Bild zum Vorschein bringen lässt. Bevor in die Forschung eingestiegen wird, soll die Fragestellung zunächst aus der biografischen Erfahrung des Autors heraus beleuchtet werden.

In seiner Kindheit lebte der Autor in einer Welt, die er als sehr abgeschlossen wahrnahm; andere Menschen kamen in der Welt seiner Kindheit nicht vor; beschrieben etwa in dem Text »Achsenzeiten« (Aspies e.V., 2010, S. 73ff.). Als er etwa elf oder zwölf Jahre alt war, änderte sich dies aber radikal. Mit einem Mal tauchte die soziale Welt der Menschen in seinem Bewusstsein auf und damit erstmals die Möglichkeit, mit anderen Menschen in Kontakt zu treten. Zugleich kam ihm seine Kindheit auf einmal ziemlich befremdlich vor. Den Wechsel zwischen diesen beiden Welten erlebte er als sehr grundlegend, als einen Wechsel zwischen zwei Welten, die unterschiedlicher nicht sein könnten. Entsprechend sind seine Erinnerungen an die ersten elf bis zwölf Jahre seines Lebens so fragment-

und bildhaft, dass er sie nur schwer und mit einigem analytischen Aufwand entziffern kann. Erstrecht kann er sie nicht einzelnen Ereignissen oder Erlebnissen zuordnen. In seiner Jugend hatte der Autor ein ausgeprägtes Bedürfnis, mit anderen Menschen in Kontakt zu kommen und seine Isolation zu überwinden. Aber er war nicht ansatzweise in der Lage, bedeutungsvolle Beziehungen zu anderen Menschen, etwa Freundschaften, aufzubauen. Es schien ihm, als ob die anderen an geheimem Wissen oder an geheimen Codes teilhatten, die sie miteinander in Verbindung brachten, die ihm aber – als einzigem – verschlossen waren.

Seither hat der Autor lange Zeit versucht zu ergründen, was in seinem Leben so grundlegend anders war als in dem der anderen. Eine erste zumindest halbwegs plausible Antwort fand er mit Anfang 30, in der ersten Hälfte der 1990er Jahre, in dem Begriff, um den es in der vorliegenden Arbeit geht: Autismus. Es ist ein erstes Ergebnis einer Suche »wie ich sie seit Beginn meines erinnerten Lebens kenne, seit 17 Jahren nunmehr, die vor ungefähr 6 Jahren zu einer systematischen Forschung wurde« und zu dem Ergebnis führte, »dass es da etwas gibt, was einen Namen hat: Autismus – es ist benennbar geworden« (Seng, 2016 [1999], S. 21f.). Das Zitat stammt aus dem Jahr 1996. Zu jener Zeit studierte der Autor Mathematik und verdiente sein Geld mit der Arbeit mit behinderten Menschen, hauptsächlich schwerstmehrfachbehinderten Jugendlichen und jungen Erwachsenen. Dabei hatte er seine ersten Berührungen überhaupt mit dem Thema Autismus. Eine davon war die mit autistischen Kindern und Jugendlichen, die alle nicht sprachen und aggressive oder autoaggressive Verhaltensweisen zeigten. Dem Autor fiel dabei auf, dass »ich auf diesen Freizeiten immer ein besonderes Verhältnis zu autistischen Kindern hatte, wenn welche dabei waren. Ich mochte sie nicht nur gerne, sondern hatte auch das Gefühl, sie besser zu verstehen und mich besser in sie hinein versetzen zu können, als in andere Kinder« (»Finger« in Aspies e. V., 2010, S. 91ff.). Dazu kam, dass es immer wieder Gelegenheiten gab, in denen Arbeitskolleginnen sein Sozial- und Kommunikationsverhalten als problematisch empfanden und ihm sagten, er würde ihnen »irgendwie autistisch« vorkommen.

Bis dahin nahm der Autor sein Anderssein als eine Collage unterschiedlicher Aspekte wahr, die er nicht zu einem Gesamtbild zusammenfügen konnte. Dazu gehörten sein Empfinden, »irgendwie sozial behindert« zu sein, seine Affinität zur Mathematik und die damit verbundenen Fähigkeiten, seine damals häufig eintretenden Wahrnehmungsüberforderungen (sogenannte »Overloads«), seine teilweise eigentümliche Wahrnehmungssensibilität, dass er beispielsweise zugleich ein sehr feines Gehör hatte und manchmal vergleichsweise laute Geräusche nicht hörte, seine fast nicht vorhandenen Kindheitserinnerungen und dieses lebenslange Gefühl, unter einer Glasglocke zu leben. Im Herbst 1994 setzte sich dies alles zu einem Gesamtbild zusammen und verband sich mit dem Begriff »Autismus«. Für den Autor war es ausgesprochen verwirrend, dass mit ein und demselben Begriff zwei zunächst sehr unterschiedlich erscheinende Dinge bezeichnet wurden: einerseits seine eigene Biografie und andererseits die nichtsprechenden, zu Aggressionsschüben neigenden und sich auch sonst eigentümlich verhaltenden Kinder. Seine Erfahrungen mit den autistischen Kindern zeigten ihm aber auch, dass beides mehr verband als nur der Begriff »Autismus«. Für ihn war offensichtlich, dass es ein grundlegendes, aber schwer fassbares Verständnis zwischen ihnen geben musste.

Der Autor hatte sein Anderssein in erster Linie als eine scheinbar unüberwindbare Distanz zwischen seinem »Innenleben« und der Art und Weise, wie andere Menschen auf ihn reagieren, wahrgenommen. Das passte nicht zusammen; sie mussten ihn deutlich anders wahrnehmen als er selbst. Er hatte auch große Schwierigkeiten, den Autismus, den er in sich erkannte, mit den zu dieser Zeit gängigen Autismusbildern in Verbindung zu bringen. Zwar konnte er nachvollziehen, dass »sein« Autismus eine gewisse Verwandtschaft zu dem der autistischen Kinder haben musste. Aber in den von Filmen wie *Rainman* oder seinem Arbeitsumfeld vermittelten Autismusbildern konnte er kaum etwas davon wiedererkennen. Seine Verunsicherung nahm erst ab, als er im Rahmen einer Psychotherapie Ende der 1990er Jahre mit einem Psychologen über »seinen« Autismus und die Rolle, die er in seinem Leben spielte, sprechen konnte. Den Widerspruch zwischen seinem Erleben und den bestehenden Autismusvorstellungen konnte der Autor damals nicht aufklären.

Das hatte sich erst geändert, nachdem er ab Beginn der 2000er Jahre zunehmend Kontakt zu anderen autistischen Menschen aufnahm. In der Folge bestätigte sich sein Eindruck, dass aus der Sicht der Therapeutik oder Wissenschaft Autismus als etwas deutlich anderes erscheint als aus der Sicht autistischer Menschen. Der Autor hat im Aufbau einer autistischen Community in Deutschland eine tragende Rolle gespielt und war zusammen mit anderen autistischen Menschen 2004 an der Gründung des Selbsthilfevereins Aspies e. V. beteiligt. 2008 regte er die Gründung des autWorker-Projekts an, um autistische Menschen im Arbeitsmarkt oder bei ihrem Zugang dazu zu unterstützen. Im Rahmen des autWorker-Projekts führte er im Sommer 2009 die Workshops »Autistische Fähigkeiten« ein, von denen einer als Gruppengespräch im Zentrum der vorliegenden Arbeit steht. Bei seinen Tätigkeiten in der autistischen Community und Selbsthilfe hat er zu zahlreichen autistischen Menschen Kontakt. Die wertvollsten Erfahrungen machte er aber in den zuvor genannten Workshops, von denen er bislang über 100 moderiert hat. Sie erwiesen sich schnell als ideale Forschungsfelder, die einen deutlich anderen Zugang zum Thema Autismus eröffnen als die bestehende Autismusforschung. Dabei kommt auch ein deutlich anderes Autismusbild zum Vorschein. Auch das lässt sich treffend in der Metapher einer Collage darstellen, wie sich Erfahrungen, Erfahrungsfragmente mit hunderten verschiedenen autistischen Menschen, Beobachtungen, Gespräche, Diskussionen und Reflexionen langsam zu einem Gesamtbild zusammenfügen; einem Bild, das am Ende mit dem Begriff »Autismus« verbunden sein wird.

Die Annäherungen des Autors an das Thema Autismus, insbesondere an sein eigenes autistisches Erleben und das anderer autistischer Menschen, mit denen er sich austauschen konnte, unterscheiden sich deutlich von einer klassischen, evidenzbasierten Autismusforschung. Sie entsprechen viel mehr einer Bricolage im Sinne von Claude Lévi-Strauss (1962). Der Begriff »Bricolage« (dt. »Bastelarbeit«, »Basteln«) zielt auf den improvisierten und der konkreten Situation angepassten Charakter der Tätigkeit ab. Besonders die suchende und nicht zielgerichtete Bewegung dieser Art der Forschung hat das Vorgehen des Autors mit dem eines »Bricoleurs« gemein. Die Erfahrungen des Autors stehen in einem Spannungsverhältnis, einerseits die Vielfältigkeit und Unterschiedlichkeit autistischer Menschen zu kennen, sodass eher von Autismen als von Autismus gesprochen werden sollte, andererseits von einem Bedürfnis nach klarer Struktur nicht nur in Hinblick auf das Thema Autismus geprägt zu sein. Die Erfahrungen des Autors befinden sich wie die vorliegende Arbeit auch auf einer Gratwanderung zwischen einem wilden und einem disziplinierten Denken, zwischen einer Collage und einem in sich konsistenten Bild.

Dabei ist er nicht der erste autistische Mensch, der sich auf wissenschaftlichem Weg dem Thema annähert; bei Weitem nicht. Insbesondere Michelle Dawson, Wendy Lawson, Temple Grandin und Damian Milton sind hier zu nennen. Anders als die Vorbilder, auf die er sich dabei beziehen kann, hat er sich explizit für eine »bottom-up«-Annäherung entschieden, für den Versuch, aus der Vielzahl an Autismen, die er kennengelernt hat, Gemeinsamkeiten heraus zu destillieren. Im Rahmen seiner Tätigkeiten in der Autismusselbsthilfe ist der Autor mit schätzungsweise 1.500 bis 2.000 autistischen Menschen in über 15 Jahren in Kontakt gekommen. Dieser »bottom-up«-Ansatz entspricht sowohl seinem impliziten Vorgehen in seiner eigenen Auseinandersetzung mit dem Thema als auch seinem Vorgehen im Autismusfeld und in der vorliegenden Forschungsarbeit. Im Verlauf der Forschung entsteht eine Collage, die zum einen immer filigraner wird, zum anderen – wenn es gelingt – aber auch so etwas wie ein Bild entstehen lässt. Ein Bild, das vor allen Dingen das Erleben autistischer Menschen sichtbar macht, auf eine Weise, dass sie sich darin wiedererkennen können.

Forschen und teilhaben

Selbstvertretungsorganisationen autistischer Menschen kritisieren die Autismusforschung dafür, dass sie an den Bedarfen autistischer Menschen vorbeiforscht. So beklagt das Autistic Self Advocacy Network (ASAN), dass in den Jahren 2010 bis 2012 der Anteil öffentlich finanzierter Forschungen über Bedürfnisse erwachsener Autisten oder die Qualität von Unterstützungsmaßnahmen nicht nur gering, sondern auch rückläufig war (ASAN, 2016). Deutliche Worte findet auch John Elder Robison in seinem Appell für ein Umdenken in der Autismusforschung (vgl. Mattke, 2015). Liz Pellicano, Autismusforscherin am Londoner Centre for Research in Autism and Education (CRAE), stellt fest, dass in Großbritannien die Forschungsgelder in dieser Beziehung eher noch ungünstiger verteilt sind. Der größte Teil der Forschungsgelder gehe demnach in die Bereiche (Neuro-)Biologie, Diagnostik und evidenzbasierte Therapie; nur ein sehr kleiner Teil der Finanzierungen wird für Forschungen zur Verbesserung der Lebensqualität autistischer Menschen aufgewendet (Pellicano et al., 2014). Die gängige Autismusforschung fällt weitgehend in die Bereiche Neurobiologie und Neuropsychologie; umgekehrt scheint die Autismusforschung in diesen Wissenschaftsbereichen eine Schlüsselrolle zu spielen. So schreibt etwa Uta Frith: »We hope that by studying [schizophrenia and autism] we will learn more, not just about how the brain works in schizophrenia and autism, but how it works in general« (zit. n. Clegg, 2014, o. S.).

Diese gängige, neurobiologische oder -psychologische Autismusforschung ist aber nicht unproblematisch. Nicht selten bringt sie widersprüchliche Ergebnisse hervor, oder Ergebnisse, die in einem offensichtlichen Widerspruch zu Erfahrungen stehen, die in anderen Kontexten mit autistischen Menschen gemacht werden (Gernsbacher, 2013, 2015); darauf wird später noch detaillierter eingegangen. Grundlegende methodische Schwierigkeiten, etwa die Diagnose und die Auswahl der Probanden oder die häufig recht geringe statistische Güte, werden nur selten wissenschaftlich reflektiert. Manche im Autismusbereich tätige Forscher setzen hier auch eine grundsätzliche Kritik an der gängigen Forschungspraxis an. So stellt Ludger Tebartz van Elst die Frage, ob denn »Autismus« überhaupt eine für neurobiologische und -psychologische Forschung angemessene Kategorie ist (Tebartz van Elst, 2016a). Als Effekt dieser forschungsinternen Problematik haben sich Forschung und Therapie sowie Forschung und Selbsthilfe im Autismusbereich weit voneinander entfernt (Seng, 2010). Der methodisch unsichere Boden der Forschung macht sie obendrein empfänglich für die – oft nicht beabsichtigte – Verstärkung vorhandener Vorurteile gegenüber Autismus und autistischen Menschen. Dalferth (2007) hat dazu eine prägnante Aufstellung veröffentlicht. Zu dieser Aufstellung gehören die Vorurteile, autistische Menschen seien geistig behindert, wollten keine Kontakte, seien fehlerzogen oder gefühllos und könnten keine Berufe ausüben und kein selbstständiges Leben führen. Für autistische Menschen stellt dies auch insofern ein Problem dar, dass auf diese Weise die bestehenden Vorurteile, denen sie häufig in ihrem Alltag begegnen, immer weiter reproduziert werden.

Wildes und diszipliniertes Denken

Auch autistische Menschen selbst betreiben so etwas wie Autismusforschung; Zeugnis dafür geben die vielen autobiografisch angelegten Buchveröffentlichungen, die es inzwischen von autistischen Menschen gibt. So fördert eine Suche bei Amazon (amazon.com) mit dem Begriffspaar »autism« und »biography« über 1.000 Ergebnisse zutage; eine Suche nach »Autismus« und »Biografie« auf der deutschen Internetseite von Amazon immerhin noch über 400 (im November 2018). Auch der Autor dieser Arbeit hat einen autobiografischen Roman verfasst, als Ausdruck einer Auseinandersetzung mit seiner Biografie. Dabei stellt er insbesondere die Aspekte in den Fokus, die ihn in seiner Wahrnehmung von anderen Menschen unterscheiden. Wie bereits beschrieben war dem Autor bereits in seiner Kindheit klar, dass in seinem Leben (und Erleben) etwas grundsätzlich anders ist, »nicht stimmt«. Bereits als Jugendlicher begann er, dieses »Besondere« in seinem Leben zu erforschen und kam schließlich mit Anfang 30 zu dem Schluss, autistisch zu sein. Damit endete seine autobiografische Forschung aber keineswegs. Die Frage, was es für ihn bedeutet, autistisch zu sein und ein autistisches Leben zu leben, ist bis heute nicht erschöpfend bearbeitet.

Diesen Selbsterforschungen liegen allerdings ganz andere Forschungsparadigmen zugrunde als der offiziellen Autismusforschung. An die Stelle evidenzbasierter Methoden und ihrer statistischen Berechnungen treten hier mehr oder weniger systematisierte Beobachtungen und Reflexionen. Auch wenn sie hier und da für die Forschung herangezogen werden, gelten solche autobiografischen Veröffentlichungen in der Regel nicht als wissenschaftlich. Das Denken, die Art und Weise, Erkenntnisse zu gewinnen und zu vermitteln, ist dafür nicht genügend diszipliniert und vor allem nicht an wissenschaftlichen Standards ausgerichtet. Nicht selten zeigt sich in der Weise, wie die eigenen Erfahrungen dargestellt werden, die Weise des Denkens der jeweiligen Autoren, wie beispielsweise *Buntschatten und Fledermäuse* (Brauns, 2002). Das Reflektieren der eigenen – und mutmaßlich autismusspezifischen – Erfahrungen zeigt sich also in aller Regel als eher intuitiv entwickelt denn als methodisch und analytisch ausgearbeitet. Es ist im Sinne von Lévi-Strauss ein »wildes Denken« (»La pensée sauvage«, Lévi-Strauss, 1962). Es geht dabei nicht darum, in irgendeiner Weise objektive oder objektivierbare Wahrheiten zu finden, sondern vielmehr um eine Einordnung eigener Erfahrungen in eine Gesamtheit – in die eigene (Um-) Welt etwa oder in die eigene Biografie. Bei den Autorinnen und Autoren autistischer Autobiografien geht es in der Regel um die eigenen – mutmaßlich – autismusspezifischen Erfahrungen. Das trifft auch auf den autobiografischen Roman *Jan-Jan oder anders anders* des Autors zu (Seng, 2013 [2009]). Dabei diente vor allen Dingen der Prozess des Schreibens diesem Ziel der Integration autismusspezifischer Erfahrungen in das eigene Leben.

Die Methodik des wilden Denkens ist eine suchende, nicht zielgerichtete, bei der zunächst alles Gefundene gleichbedeutend erscheint. Ausgangspunkte sind hier nicht klare Fragestellungen, sondern das Bedürfnis, die Fragmente der eigenen Wahrnehmung und Erinnerung in die Gesamtheit der eigenen Welt oder Biografie einzuordnen. Vermutlich sind auch viele der autobiografischen Schriften autistischer Menschen von diesem Bedürfnis geprägt, ihren – meist untypischen – Erfahrungen im Kontext ihres jeweiligen Lebens Bedeutung zu verleihen. Autismus ist dabei meist als Schlüsselbegriff das Mittel, eine solche Einordnung zu finden. Der Begriff »Autismus«, das Bedeutungsfeld, das er aufzuspannen in der Lage ist, wird dabei mit den eigenen, individuellen Erfahrungen und Erinnerungen gefüllt. Lévi-Strauss hält es für wenig sinnvoll, ein wildes, magisches

Denken in einem Gegensatz zu wissenschaftlichem Denken zu sehen. Er schreibt: »Both science and magic however require the same sort of mental operations and they differ not so much in kind as in the different types of phenomena to which they are applied« (Lévi-Strauss, 1962, S. 13). Er betrachtet beide vielmehr als parallele Wege, Ordnung in die Welt des Wahrgenommenen zu bringen – und diese Ordnung mit anderen Menschen kommunikativ zu teilen. Ein naheliegender Gedanke hierbei ist ein Leitgedanke des Buddhismus: dass alle Wirklichkeit durch den Geist vermittelt ist. Im Lankavatara-Sutra heißt es etwa: »[T]he external objects [...] are what is seen of Mind itself and have no reality of their own« (Kap. 3, Abschn. LXVII, zit. n. Suzuki, 1932, S. 109). Unter der Annahme, dass sich »der Geist« immer oder zumindest in der Regel in einem kommunikativen Umfeld entwickelt, ließe sich dieser Gedanke abwandeln zu »Alle Wirklichkeit ist durch Kommunikation vermittelt«. Ein solches wildes Denken, das nicht mit einem methodischen Korsett umgeben ist, sondern sich frei in unterschiedliche Richtungen entfalten kann, ist vielmehr ein naheliegendes Herangehen an unbekannte Phänomene.

Der Autor pflegt von Jugend an beide Aspekte des Denkens, das wilde wie das gezähmte. Seit seiner Kindheit erschließt er sich seine Umwelt über einen mathematisch-analytischen Zugang, verspürte aber zugleich seit seiner frühen Jugend ein großes Interesse an Kunst und künstlerischer Betätigung. Er versuchte daher immer beides, (exakte) Wissenschaft und (kreative) Kunst, miteinander zu verbinden. Die Erkenntnis, autistisch zu sein, erlangte er zur Zeit seines Mathematikstudiums, als er zeitgleich mit behinderten Menschen arbeitete; den Weg zu dieser Erkenntnis verarbeitete er vorrangig auf künstlerische Weise (Seng, 2016 [1999]). In *er/es* sind Texte und Zeichnungen verarbeitet, die in der Zeit zwischen 1989 und 1996 entstanden sind; komplettiert mit Rückblicken aus der Zeit bis 1999. Den Moment der Erkenntnis, autistisch zu sein, datiert der Autor auf Herbst 1994. Dem ging zwar eine längere Auseinandersetzung voraus, aber Ende 1994 gab es eine Situation, in der diese Selbsterkenntnis zu einer Gewissheit wurde. Die Verarbeitung in *er/es* legte den Fokus weniger auf das Thema Autismus selbst, als vielmehr auf den langjährigen Weg, zu dieser Erkenntnis zu gelangen. Die Auseinandersetzung mit dem eigenen Autismus bekam eine neue Qualität, als der Autor ab 2002 andere autistische Menschen kennenlernte und sich mit ihnen austauschen konnte. Die Erfahrungen mit anderen autistischen Menschen und das Reflektieren der eigenen Erfahrungen bildeten mit der Zeit eine Grundlage, die eigenen

Erkenntnisse zum Thema Autismus auf eine methodisch solidere Basis zu stellen. Im Kontext des 2009 entstandenen autWorker-Projekts wurden die Erkenntnisse zunehmend systematisiert (autWorker, 2019). Sie führten zu einer Form der Autismusforschung, in der das jeweils eigene Erleben im Zentrum der Betrachtungen steht und damit auch spezifische Fähigkeiten, die mit Autismus, allgemein mit jeder Form des Andersseins, einhergehen.

Während sich die medizinische Autismusforschung sehr schwer tut, ein konsistentes Bild dessen zu erzeugen, was mit dem Begriff »Autismus« belegt ist, besteht das Interesse autistischer Menschen in Selbsthilfegruppen ebenso wie in den autWorker-Fähigkeitenworkshops genau an einem solchen Gesamtbild. Auf die Fähigkeitenworkshops wird im Kapitel »Workshops ›Autistische Fähigkeiten‹« noch näher eingegangen. Das Interesse besteht insbesondere an einem Gesamtbild, in dem das eigene Erleben wiedererkannt werden kann. Autistische Menschen lernen andere, nichtautistische Menschen verstehen, indem sie ihr eigenes autistisches Erleben verstehen lernen; das Verstehen sozialer Zusammenhänge und Wirklichkeiten geht damit einher, sich selbst zu verstehen. Dies gilt natürlich für menschliche Sozialisationen generell; die Besonderheit bei autistischen Menschen besteht vielmehr darin, dass diese Identifikation mit dem sozialen Umfeld wohl in der Regel von einem tiefen Fremdsein überschattet wird (Seng, 2010, S. 16ff.).

Im Unterschied zur medizinischen Autismusforschung hatte auch Hans Asperger einen »gezähmt wilden« Zugang zu einem Autismusverständnis. An die Stelle evidenzbasierter methodischer Zugänge treten bei ihm Fallbeispiele, höchst individuelle Beschreibungen, die er virtuos miteinander kombiniert und in Zusammenhang stellt. So genügen in seiner Habilitationsschrift aus dem Jahr 1944 vier Fallbeispiele, um das ganze Spektrum dessen aufzuspannen, was er als »autistische Psychopathie« charakterisierte. Asperger hat dabei durchaus den Anspruch, wissenschaftlich fundiert zu arbeiten, sieht aber auch die Notwendigkeit zu einer methodischen Offenheit, um das Individuelle im Menschen in den Blick zu bekommen. »Er versteht unter Heilpädagogik eine grenzüberschreitende therapeutische Disziplin, eine biologisch fundierte Wissenschaft, die pädiatrische, psychologische, psychiatrische pädagogische und soziale Gesichtspunkte integriert« (Gröger, 2015). Aspergers Arbeitsweise wird sehr anschaulich in einer Studie von Roxane Sousek beschrieben, die sie in Pollak (2015, S. 26ff.) vorstellt. Sie lebt geradezu in und von dem Spannungsfeld zwischen wissenschaftlichem Anspruch und individuellem (»wildem‹)

»Schauen«. So stellt Asperger fest: »Der Arzt, den wir meinen […] darf nicht eingebüßt haben, das unmittelbare Schauen, eine sehr ganzheitliche Funktion des Erkennens, bei der intuitive, instinktive, ›vorintellektuelle‹ […] Fähigkeiten eine Rolle spielen« (Asperger-Felder, 2015). Die so gewonnenen Einsichten über Autismus erweisen sich daher nicht als ein für alle Mal fest und definiert, sondern im Gegenteil als ausgesprochen flüchtig. Auch Aspergers Autismusverständnis unterscheidet sich durchaus von dem, was heutzutage von der Wissenschaft untermauert wird, besonders aber auch von den Diagnosekriterien der psychologischen Manuale. So stellt etwa Kathrin Hippler in ihrer Asperger Follow-up-Studie fest, dass »nur knapp die Hälfte der Stichprobe […] zum Untersuchungszeitpunkt die heutigen ICD-10 Kriterien für das Asperger-Syndrom erfüllen [würde]« (Hippler, 2003, S. 62). Dieser Befund kann allerdings, wie später noch gezeigt wird, auch anders gedeutet werden.

Im Spiegel »autistischer Verhaltensweisen«

Doch was ist denn eigentlich Autismus in der Autismusforschung? Wissenschaftliche Studien beantworten diese Frage mit der Diagnose: Autismus ist, was als Autismus diagnostiziert wird. Für die Diagnostik gibt es einen »Goldstandard« für Autismus-Diagnosen, der aus einer Kombination aus dem Autism Diagnostic Observation Schedule (ADOS) und dem Autism Diagnostic Interview-Revised (ADI-R) besteht (Lord et al., 2000; LeCouteur et al., 2003). Tatsächlich kommen aber nicht selten einfache Screening-Verfahren, wie der »Autismusquotient« nach Simon Baron-Cohen zum Einsatz (Baron-Cohen et al., 2001). Aber ebenso wie die Diagnosekriterien nach ICD oder DSM ist hier das Verhalten der zu Diagnostizierenden für die Diagnose maßgeblich. Oft werden noch die Standards dargelegt, nach denen die Diagnosen ermittelt wurden, aber fast niemals werden die Diagnosen und ihre Aussagekraft problematisiert. So stellt etwa Tebartz van Elst fest, dass der »Begriff der psychischen Störung […] im DSM-5 anhand von sechs inhaltlichen Kriterien definiert [wird], von denen vier am ehesten an einer sozialen Norm orientiert sind« (Tebartz van Elst, 2016a, S. 40); auch Dinah Murray (2007) betrachtet diese normative Sichtweise kritisch. Das ist umso verwunderlicher, weil gerade im »Asperger-Teil« des Autismusspektrums der Unterschied zwischen Hans Aspergers Darlegungen und den in ICD und DSM festgelegten Kriterien immens ist. Sehr deutlich wird dies in einem Auszug aus einer Krankenakte aus den 1970er Jahren:

> »Ein hübscher Prinz, aber auf dieser profanen Erde nicht ganz zu Hause, bisweilen in den Wolken schwebend, originell in seinem Denken mit eigenständigen Interessen von ›Gelehrtenqualität‹. Nur in herabgesetzten Maße imstande, auf die Umwelt und ihre Forderungen zu reagieren, instinktmäßig schlecht angepasst und weltfremd« (Pollak, 2015, S. 60).

Aber auch in den anderen Teilen des Spektrums ist das Thema Diagnostik keinesfalls eindeutig und unumstritten, wie bei Kanner (1965) beschrieben. Standardisierte Diagnosen sind mit dem Grundproblem behaftet, dass Autismus zwar auch in der Forschung als etwas verstanden wird, was primär mit der Wahrnehmung und Wahrnehmungsverarbeitung zu tun hat, aber die Diagnostik fast ausschließlich das Verhalten der zu Diagnostizierenden im Blick hat. Die Kriterien fußen zentral auf der sogenannten »autistischen Triade«: qualitative Störung der sozialen Interaktion, qualitative Störung der verbalen und nonverbalen Kommunikation und der Imagination und deutlich eingeschränktes Repertoire an Aktivitäten und Interessen. Die neueren Versionen basieren ebenso darauf, auch wenn da die ersten beiden Kriteriencluster zusammengefasst sind. So entsteht der grundlegende Widerspruch, dass für etwas, dessen Ursachen als weitgehend genetisch bedingt angesehen wird, sehr normative, geradezu »zeitgeistige« Kriterien zur Bestimmung herangezogen werden. Das Verhalten autistischer Menschen wird dabei als Spiegel ihrer Wahrnehmungsverarbeitungsmechanismen angenommen, während es – wie das anderer Menschen auch – erst in sozialen Kontexten bedeutsam wird und in weiten Teilen auf ihre jeweilige Sozialisation zurückzuführen ist. »Prinzipiell können Menschen mit Autismus viel lernen, auch soziale Dinge lernen, sie brauchen dafür nur günstigere Bedingungen als sie sie vorfinden im Regelfall« (Zimpel, 2015, 16'20").

Die Definition von Autismus als eine Art »Verhaltensstörung« kaschiert ihre eigene normative und damit diskriminierende Grundlage. Zugleich verändert sie das Umfeld, in dem autistische Menschen ihre Sozialisation erfahren, zu ihren Ungunsten. »Autismus wird gegenwärtig allein durch Störungen definiert. […] Diese Fokussierung auf das, was nicht stimmt, bedeutet, dass autistische Stärken systematisch ignoriert werden« (Murray, 2008, 4. Absatz). Der resultierende Effekt wird von Judy und Sean

Barron (1992) sehr anschaulich aufgezeigt. Ihre biografische Darstellung, in der sich sowohl Judy Barron als auch ihr Sohn Sean äußern, zeigt, wie der Sohn auf den Druck von außen durch immer mehr Zwangshandlungen reagiert, die wiederum diesen Druck vergrößern. Dadurch wird der Blick von außen geradezu zu einer self-fulfilling prophecy. Derselbe Sean Barron hat zusammen mit Temple Grandin ein wegweisendes Buch über soziale Regeln aus autistischer Sicht geschrieben (Grandin & Barron, 2005). Autistische Menschen verinnerlichen nicht selten den diskriminierenden Blick der Diagnostiker, wodurch sich auch »ihr Autismus« verändert: hin zu etwas defizitärem, eben einer Störung. Als Gegenprogramm zur wissenschaftlichen Autismusforschung kommt daher den zahlreichen autobiografischen Darstellungen eine besondere Bedeutung zu. Vornehmlich im Bereich der Sozialwissenschaften, insbesondere der Rehabilitationspädagogik, entstehen seit wenigen Jahren zunehmend Veröffentlichungen, die die Unterschiede zwischen Innen- und Außensichten im Bereich Autismus thematisieren, wofür beispielhaft Theunissen (2016) genannt werden kann. Diese sind nach Einschätzung des Autors geeignet, Erkenntnisse über Autismus zutage zu fördern, die eine Chance haben, dem Dilemma zwischen normativen – und damit auch diskriminierenden – Definitionen einerseits und erlebensbasierten – und folglich wenig fundierten – Schilderungen andererseits zu entkommen.

Solche Ansätze nähern sich dem Thema mehr oder weniger explizit mit einem methodischen Instrumentarium aus der qualitativen Sozialforschung an. Damit umgehen sie methodische Schwächen, mit denen quantitative Methoden in diesem Bereich notwendiger Weise behaftet sind. Quantitative Forschungsmethoden gehen immer davon aus, einen klar definierbaren Forschungsgegenstand vor sich zu haben, für den sich ebenso klare Fragen formulieren lassen. Tatsächlich sind aber gerade in Hinblick auf den Forschungsgegenstand Autismus viele Fragen offen, nicht nur in Hinblick auf die Diagnostik. Das Forschungsdesign in der medizinischen Autismusforschung beruht in der Regel auf der Grundlage von Versuchsanordnungen mit Kontrollgruppen, die dann statistisch ausgewertet zu werden. Eine große Menge solcher Forschungsdarstellungen finden sich in den Tagungsbänden der WGAS (2017). Als Beirat des Vorstands der WGAS hat der Autor die Möglichkeit, eine Fülle von Publikationen aus der deutschsprachigen Autismusforschung kennenzulernen. In diesen Tagungsbänden finden sich viele Abstracts, in denen fast immer auch auf die Forschungsmethode eingegangen wird. Dabei ist häufig nicht nur unklar, wie sich die Gruppen genau zusammensetzen und für welche Teilgruppen autistischer Menschen sie repräsentativ sind. Auch die Versuchsanordnungen selbst, ihre Wirkung auf die Probanden oder die Erwartungen, die diese an die Forschungsdurchführung haben, werden nur selten reflektiert. So konnte der Autor des Öfteren beobachten, dass Teilnehmende an wissenschaftlichen Studien ihre Teilnahme mit der Frage verbanden, wie valide ihre Autismus-Diagnose ist; insbesondere auch mit der Erwartung, dass diese bei der Studie bestätigt wird. Auch die Frage, inwieweit die beobachteten Verhaltensweisen genuin autistisch oder eher sozialisationsbedingt sind, wird in der »klassischen«, medizinischen Autismusforschung nur in Ausnahmen gestellt.

Perspektivwechsel

Die Fragen, die die medizinische Autismusforschung nicht beantwortet, sind aber genau die Fragen, die für autistische Menschen interessant sind, denen es darum geht, ihr Anderssein zu verstehen und produktiv in ihr Leben zu integrieren. Während der 1990er Jahre sind zunächst im Internet so etwas wie Communities autistischer Menschen entstanden, Orte, an denen sich autistische Menschen außerhalb wissenschaftlicher oder therapeutischer Settings treffen und austauschen können. Nach Auskunft von John Sinclair gehört das 1992 gegründete Autism Network International (ANI) zu den ersten Strukturen einer autistischen Community (siehe dazu seine Darstellung in Sinclair, 2005). Er schreibt: »To the best of my knowledge, ANI was the first autistic community to be created naturalistically by autistic people« (Sinclair, 2010, o. S.). Einen weiteren wichtigen und frühen Meilenstein stellt die Website »Ooops ... Wrong Planet! Syndrome« von Janet Norman-Bain dar, die 1995 online ging (Norman-Bain, 1995). Als Mitbegründer des Selbstvertretungsvereins Aspies e. V. und einer der ersten selbstorganisierten Selbsthilfegruppen hat der Autor die Entstehung einer autistischen Community in Deutschland miterlebt und mitgestaltet. Die Hamburger Selbsthilfegruppe wurde Ende 2003 ins Leben gerufen. Zu jener Zeit gab es noch die Berliner Selbsthilfegruppe und eine moderierte SHG im Rheinland. Die Berliner SHG war die einzig unmoderierte, die der Autor zur Zeit der Gründung der Hamburger Gruppe kannte. Der erste Anlauf zur Gründung von Aspies e. V. erfolgte 2004, die offizielle Gründungsversammlung fand 2005 statt. Die autistischen Communities im Internet wie auch im »realen Leben« sind von vornherein Orte gewesen, in denen Autismus aus einer anderen, neuen Perspektive betrachtet wurde. Donna Williams etwa schrieb zu ihren ersten Begegnungen in diesen Kontexten:

> »Despite thousands of miles, our ›our world‹ concepts, strategies, and experiences even came down to having created the same made-up words to describe them. Together we felt like a lost tribe. ›Normal‹ is to be in the company of one like one's self« (1992; zit. n. Sinclair, 2005).

In diesen Communities trat vor allen Dingen der deutliche Unterschied zwischen gängigen Autismusvorstellungen und den Erfahrungen mit dem eigenen Autistischsein zutage. Die Menschen in den Communities empfanden sich häufig weniger als behindert, sondern vielmehr als systematisch ausgeschlossen, exkludiert und diskriminiert. Exemplarisch kann dies in einer Eingabe Janet Norman-Bains an das »Senate Standing Committee on Social Affairs, Science, and Technology« im Jahr 2005 beobachtet werden:

> »Your committee was first addressed by David Vardy, the parent of an adult with ASD, who told you ›I appreciate this opportunity to speak on behalf of Canadian people with autism.‹ and then went on to say ›Autism is worse than cancer in many ways, because the person with autism has a normal life span. The problem is with you for a lifetime.‹ Mr. Vardy does not speak for me. He does not speak for my autistic children. He does not speak for my autistic friends« (Norman-Bain, 2005, o. S.).

Bereits in den 1990er Jahren wurde der in Forschung und Therapeutik übliche pathologisierende Blick in der autistischen Community kritisiert. Dafür stand etwa die damals beliebte satirische Website »Institute for the study of the Neurologically Typical« mit ihrem Eingangsstatement »Neurotypical syndrome is a neurobiological disorder characterized by preoccupation with social concerns, delusions of superiority, and obsession with conformity« (Muskie, 1998). Trotz oder gerade wegen ihres satirischen Charakters zeigte die Website, dass das »Neurotypische Syndrom«, also das »Normalsein«, in analoger Weise pathologisiert werden kann wie Autismus. Hier zeigt sich der normative Charakter der psychologischen Autismusverständnisse.

Es lassen sich deutliche Parallelen zu den Anfängen der Cultural Studies in den 1950er und 1960er Jahren feststellen, aus denen später, in den 1980er Jahren, die Gender Studies und Disability Studies hervorgingen. Auch hier ging es darum, bestehende wissenschaftliche Ansätze und Vorgehensweisen zu kritisieren und aus dieser Kritik ein dazu alternatives Wissenschaftsverständnis zu entwickeln. Der Autor hat das Glück, Nora Räthzel zu seinem Bekanntenkreis zählen zu können, die sich viel mit Stuart Hall beschäftigt hat, den sie persönlich kannte. Stuart Hall wiederum zählt zu den wohl bekanntesten Vertretern und Mitbegründern der Cultural Studies. Seine Beschäftigung mit Stuart Hall und die Diskussionen mit Nora Räthzel sind für den Autor ein wichtiger Bezug zu den Cultural Studies. Halls Kritik an den damals vorherrschenden sozialwissenschaftlichen Praktiken lässt sich an einer Perspektive festmachen, die in erster Linie das Verhalten der Menschen im Blick hat:

> »[E]rhoben werden positive Fakten, deren Zusammenhänge ermittelt werden, ohne dass man sich klarmacht, dass derartige, voraussetzungslos gedachte Fakten in diesem Sinn nicht existieren. Diese Art der Forschung ist darüber hinaus zumindest dann behaviouristisch, wenn nur das objektiv beobachtbare Verhalten der Menschen und dessen Ergebnisse erhoben und theoretisch berücksichtigt werden, nicht aber das, was in Menschen dazu vorgeht und welchen Sinn sie mit ihrem Tun verbindet, wenn also alles, was Menschen in ihrer Besonderheit im Unterschied zum Tier ausmacht, eigentlich ignoriert wird« (Krotz, 2009, S. 214f.).

Diese Kritik trifft auch auf die gängige Autismusforschung zu. Im Kontext der Cultural Studies wird Wissenschaft als etwas Kreatives verstanden, da es keine a priori vorhandenen Bedeutungen gibt, die nur noch entdeckt und dokumentiert werden müssten, sondern Bedeutungen immer geschaffen werden und daher in gewisser Weise auch Effekt der Forschung selbst sind. Auch die vorliegende Arbeit findet in einem Feld statt, in dem es um die Veränderung von Bedeutungen geht, nämlich die Bedeutung von Autismus, dass autistische Menschen ihren Autismus nicht als Defizit, sondern als Potenzial wahrnehmen und kennenlernen. Dadurch, dass die hier untersuchten Workshops »Autistische Fähigkeiten« einen solchen Fokus vorgeben, eröffnen sie eine Perspektive, aus der Autismus in einer Weise erscheint, die sich von der der »klassischen«, medizinischen Autismusforschung unterscheidet. Diese Arbeit beschäftigt sich also auch damit, wie sich durch Veränderung von Perspektiven Bedeutungen verschieben, ja sogar erzeugt werden. Um für die beteiligten Menschen neue Handlungsoptionen zu erschließen, scheinen solche Perspektivwechsel geradezu notwendig zu sein. Sie werden in den autistischen Communities nicht umsonst als ein zentraler Aspekt für das Empowerment autistischer Menschen wahrgenommen; der Begriff Empowerment wird von Theunissen (2009) umfassend dargelegt. Alleine wegen dieses Aspekts sind die Cultural Studies ein geeigneter Rahmen, in den die Arbeit eingebettet werden kann. Dieser Ansatz zeigt auch die politische Dimension der vorliegenden Forschung auf, indem er den vorhandenen Perspektiven einer Mehrheitsgesellschaft einen der Akteure selbst, der autistischen Menschen, entgegenstellt.

Diese Perspektiven zu finden, ist dabei keineswegs trivial. Auch autistische Menschen haben an den dominierenden Autismusdiskursen in unterschiedlicher Weise teil, sodass es verwunderlich wäre, wenn sie sie nicht auch in ihr eigenes Erleben integrieren würden. So ist auch bei autistischen Autorinnen und Autoren ein Effekt zu erkennen, den es offenbar auch in Bezug auf andere Behinderungen gibt:

> »Book presses, especially popular presses, often publish ›typical‹, formulaic narratives – such as the triumph narrative, or the sentimental/pity-me narrative, or the gift-from-God narrative – when the topic involves disability. Accounts that disembark from these formulas are not as marketable. As a result, many disabled people who advocate a social approach to disability, rather than a medical approach, find themselves relegated to the blogosphere« (Brewer, 2012, S. 53).

Hierbei ist allerdings anzumerken, dass auch Blogs und andere soziale Medien im Internet um Leser konkurrieren und sich vermarkten müssen, um sichtbar zu sein, auch wenn sie nicht vorrangig kommerzielle Interessen bedienen müssen. Im Folgenden wird daher auch die intensive Auseinandersetzung mit der Frage, auf welche Weise autistische Perspektiven erkennbar und beschreibbar werden, reflektiert.

Disability Studies haben auch die gesellschaftlichen und kulturellen Aspekte im Blick, die mit Menschen verbunden sind, die nicht den gängigen Vorstellungen und Normen entsprechen:

> »The foundational premise for disability studies, circulated widely in the past 10–15 years, is that disability is not a state of bodily impairment, inade-

> quacy, failing, misfortune, or excess – that it is not about marking the things gone ›wrong‹ with the body. Rather, disability, as it is conceived in disability studies, is a culturally composed (and shared) narrative of the body, a narrative that is similar to the ways we have come to understand the identities (and fictions) of race and gender. In this view, disability is more about ideology than it is about biology« (Brueggemann, 2013, S. 283).

Dies ist besonders explizit bei Autismus der Fall, da es hier ja vorrangig um Kommunikation und soziale Interaktion geht, die beide tief in Kultur und Gesellschaft verwurzelt sind. André Zimpel vertritt deswegen auch die Auffassung, »Befähigung und ihr Gegenstück ›Behinderung‹ nicht einzelnen Individuen zuzurechnen, sondern als Effekt von Beziehungen und Befähigungsdispositiven zu verstehen« (Kleiner et al., 2016, S. 17). Sehr anschaulich beschreibt dies im selben Text Sunaura Taylor:

> »Der physische Zugang, so Taylor, ziehe den sozialen nach sich. Jedoch unterlägen Bewegungen auch immer Normen: So führt Taylor an, dass sie im Grunde im Coffeeshop den Becher auch mit dem Mund aufnehmen und zum Tisch tragen könne, dass dieser nicht erwartungsgemäße Einsatz von Körperteilen aber auch irritiere« (ebd., S. 6).

Wie die Cultural Studies mit der Integration der eigenen Ethnizität und die Gender Studies mit der eigenen Geschlechtlichkeit in die eigene Identität eng verknüpft sind, so auch die Disability Studies in Hinblick auf die eigenen Behinderungen, des eigenen Behindertseins. Sie entstanden in einem gesellschaftlichen Umfeld, das jeweils stark desintegrierend gewirkt und die Menschen mit vermeintlich von den Normen abweichenden Ethnizitäten, Geschlechtlichkeiten und Behinderungen auf diese Abweichungen reduziert hat. Dies hatte nicht nur Folgen für die jeweilige soziale Stellung der betroffenen Menschen, sondern vor allem auch für ihre Persönlichkeiten, ihre Identitäten und ihre Selbstwahrnehmungen. Hall zufolge stellen die Identitätsbildungen einen zentralen Aspekt des kulturellen Menschseins und damit der Cultural Studies dar: »Die Bildung des Ich im Blick des Anderen eröffnet, Lacan zufolge, die Beziehungen des Kindes zu äußeren Symbolsystemen. Es ist der Eintritt des Kindes in die vielfältigen Systeme der symbolischen Repräsentation – der Sprache, der Kultur und der Geschlechterdifferenz« (Hall, 1994, S. 195). Umso wichtiger ist es, auch solche Aspekte im Folgenden zu reflektieren. Das Forschungsfeld zeigt sich in einem Kontext gesellschaftlicher Entwicklungen, die, bekannt unter Stichworten wie Dienstleistungs- oder Konsumgesellschaft, gesellschaftliche Wirklichkeiten und Identitäten immer mehr ausdifferenzieren und fragmentieren.

> »Wir können ›das Individuum‹ nicht mehr als ganzheitliches, zentriertes, stabiles und vollendetes Ich oder als autonomes, rationales ›Selbst‹ betrachten. Das ›Selbst‹ wird als fragmentiert und unvollendet, zusammengesetzt aus vielen ›Selbsten‹ oder Identitäten konzeptualisiert, die in Beziehung stehen zu den verschiedenen Welten, die wir bewohnen« (ebd., 2000, S. 82).

Gerade im Hinblick auf Autismus können solche Aspekte nicht ausgeblendet werden, da das Autistischsein autistischer Menschen nicht nur ihre Identität und ihre gesellschaftlichen Beziehungen und Positionen beeinflusst, sondern auch ihre Beziehungen zur Sprache, zu dem, was (nicht nur) gesellschaftliche Wirklichkeit als solche in Erscheinung treten lässt. Das zeigt sich deutlich in den Schwierigkeiten vieler autistischer Menschen, sich, ihre Persönlichkeit oder ihren sozialen Status adäquat darzustellen. Diese Sprache ist zugleich auch das Medium, in dem die vorliegende Forschungsarbeit stattfindet – wie alle anderen Forschungen auch. »Wirklichkeit existiert danach zwar vermutlich unabhängig von den einzelnen Menschen, aber sie wird immer nur in sprachlichen oder zeichenbezogenen Formen erfahren, und sie kann auch nur in der Gestalt von Zeichen medial vermittelt werden« (Krotz, 2009, S. 215). Forschungen über autistisches Erleben und Lebenswelten autistischer Menschen müssen sich daher immer damit auseinandersetzen, dass ihre Forschung vor dem Hintergrund einer gesellschaftlichen Entwicklung stattfindet, in dem sich die Rolle und Bedeutung von symbolischen Systemen für das Entstehen sozialer Wirklichkeiten verändert und damit auch die soziale Stellung und Identifizierungsmöglichkeiten der autistischen Menschen. Hall folgert daher, »dass in der modernen Welt die Objekte auch Zeichen sind und dass wir uns auf die Welt der Dinge sowohl im Modus der Instrumentalität als auch im Modus des Symbolischen beziehen« (2000, S. 93).

Den Ausgangspunkt dieser Arbeit bilden Fragen und Reflexionen über die Wirksamkeit der betrachteten Workshops »Autistische Fähigkeiten«. Die Arbeit im Kontext dieser Workshops, die im weiteren Verlauf noch genauer betrachtet werden, hat nicht nur mutmaßlich die Sicht der Teilnehmenden auf ihr Autistischsein verändert – so jedenfalls ihr Feedback –, sie hat auch die Sicht des Autors verändert, sowohl auf seinen eigenen Autismus als auch auf das Thema Autismus überhaupt. Seine Beobachtungen deuten darauf hin, dass alleine die Tatsache, dass hier Autismus mit Fähigkeiten in Verbindung gebracht wird, diese Workshops wirksam werden lassen. Zum einen, weil es die Teilnehmenden motiviert, sich mit ihren Stärken zu beschäftigen, zum anderen, weil es einen Aspekt in den allgemeinen Autismusdiskurs eingebracht hat, der zu Beginn dieser Workshops nicht zum Mainstream gehörte, ein paar Jahre später aber von vielen im Autismusfeld tätigen Organisationen und Personen aufgegriffen wurde. Der Theorieansatz der Cultural Studies passt sehr gut zu diesem ersten Befund, dass die Workshops eher das Entstehen einer neuen Wirklichkeit und eines neuen Erlebens befördern, als dass sie etwas bereits Vorhandenes zutage befördern. Die Veränderungen des »autistischen Erlebens« in der Selbstwahrnehmung des Autors, im Erleben autistischer Menschen, die mit den Workshops in Berührung gekommen sind, und im öffentlichen Diskurs, hängen offensichtlich eng miteinander zusammen. Dies lässt sich beispielsweise anhand der Veröffentlichungen und Vorträge des Autors aufzeigen, die in der hier betrachteten Zeit entstanden sind – nicht nur inhaltlich, sondern auch anhand des zunehmenden öffentlichen Interesses, das die behandelten Themen erhalten haben (siehe dazu die Anhänge[2] 1b und 1c). Dieser Betrachtung widmet sich ein eigenes Kapitel, »Spezifisch autistisch«. Der Autor muss sich daher selbst als Teil des Forschungsgegenstandes reflektieren und die eigene Rolle sowohl im Hinblick auf diesen als auch auf die Forschungstätigkeit selbst kritisch betrachten. Der im Sommer 2012 begonnene Forschungsprozess dokumentiert nicht nur einen Weg zu einem neuen Autismusverständnis. Er dokumentiert zugleich auch das Entstehen neuer Aspekte autistischen Erlebens und autistischer Wirklichkeit überhaupt. Mit dem Wissen und dem Verständnis von Autismus verändert sich zugleich auch das, was als Autismus in Erscheinung tritt. Für den Autor ist dies nicht nur eine theoretische Betrachtungsweise, sondern eine fast tagtägliche Erfahrung, die er mit anderen autistischen Menschen machen kann.

2 Aufgrund des Umfangs wurde darauf verzichtet, den Anhang ins Buch aufzunehmen. Er kann unter https://www.psychosozial-verlag.de/3045 oder auf der Homepage des Autors http://www.hajoseng.de/medien/Anhang-Autistisches-Erleben.pdf abgerufen werden. Im weiteren Verlauf des Textes wird an zahlreichen Stellen auf den Anhang verwiesen.

Das Forschungsfeld »Autistische Fähigkeiten«

Die Workshops »Autistische Fähigkeiten« stellen nicht nur einen Rahmen dar, in dem autistische Menschen neue Aspekte ihres Autistischseins kennenlernen können. Dieser Rahmen ist auch ein Forschungsrahmen, in dem neue Perspektiven auf das Thema Autismus sichtbar werden; ein Forschungsrahmen, der sich allerdings von dem der medizinischen, evidenzbasierten Forschung unterscheidet. Die evidenzbasierte Forschung geht von einem Forschungsgegenstand aus, der gegeben ist und dem man sich sukzessive annähern kann. Die (subjektiven) Erfahrungen autistischer Menschen entsprechen dagegen vielmehr einem fluiden, sich von Mensch zu Mensch und auch mit der Zeit ändernden Erleben. Es liegt daher auf der Hand, diesem sich ändernden Erleben Rechnung zu tragen; nicht zuletzt auch deshalb, weil die untersuchten Workshops selbst das Erleben der Teilnehmenden beeinflussen. Das gilt auch für die anderen Aspekte dieser Forschung, etwa die Interviews, die mit Teilnehmenden einer Freizeit in Schweden geführt wurden. Auf den ersten Blick kann dies als Nachteil erscheinen, da es schwierig ist, unter solchen Voraussetzungen so etwas wie Objektivität herzustellen. Doch die evidenzbasierte medizinische Forschung zeigt, dass in der Fülle der jeweils für sich über Evidenz objektivierten Einzelergebnisse kein konsistentes Gesamtbild entsteht, das das Phänomen Autismus erklären könnte. So führt Morton Ann Gernsbacher (2015) eine Reihe von Beispielen für widersprüchliche Ergebnisse in der Autismusforschung an, etwa dass es Studien gibt, die Autismus sowohl mit einem vergrößerten Hippocampus in Verbindung bringen als auch mit einem verkleinerten, was in beiden Fällen als Defizit gewertet wird. In einem deutlichen Kontrast hierzu erkennen insbesondere erwachsener Autisten in autistischen Communities ein sehr deutliches Bild von autistischen Menschen, obwohl ihre Erfahrungen auch von einer großen Vielfalt unterschiedlicher Autismen geprägt sind. Sinclair fasst es in seiner kurzen Geschichte des ANI-Netzwerkes so zusammen:

> »We have certain shared values in affirming the validity of our way of being. We have many common experiences both with the experience of autism itself, and with being autistic in a world of neurotypicals. We have a history of significant events experienced by our community. We have a dynamic, constantly-evolving set of customs and rules growing out of our shared ex-

periences and our common needs. We have certain terms, expressions, and in-jokes that are distinct to our community« (Sinclair, 2005, o. S.).

Das Erleben autistischer, das heißt als autistisch markierter Biografien, sei es die eigene Biografie, Biografien in autistischen Communities oder in den Workshops »Autistische Fähigkeiten«, entspricht wie zuvor skizziert eher einem »wilden Denken« als einer sukzessiven Annäherung an einen als gegeben vorausgesetzten Gegenstand. Es ist geprägt von Wiederholungen, von Erfahrungen, die sich niemals gleichen, aber fast immer ähneln. Gerade in einem Spiel von Ähnlichkeiten und Unterschieden des eigenen Erlebens und dem anderer autistischer Menschen, aber auch dem Erleben zu unterschiedlichen Zeiten, in unterschiedlichen Kontexten und Situationen, lassen solche Wiederholungen sukzessive ein konsistentes Bild entstehen. Das erinnert ein wenig an Algorithmen, die durch Wiederholung von Operationen so etwas wie ein Gesamtbild entstehen lassen, wie etwa bei Fraktalen. Die Wiederholungen erscheinen hier wie ein Motor für evolutionäre Prozesse, die zwar niemals enden, aber ab einem bestimmten Punkt das im Grunde unerreichbare Bild deutlich genug zum Vorschein bringen.

Es geht letztlich um zwei verschiedene Konzeptionen von Wirklichkeit: Erkenntnis und auch Wissen und Wissenschaft. Zunächst die Konzeption, die auf einem disziplinierten Denken beruht, das sich ausschließlich in der Sphäre des bewussten Denkens verortet. Dies ist die Wirklichkeit einer reduzierenden Erkenntnisgewissheit, die einer visuell wahrgenommenen Wirklichkeit entspricht, welche sich als Ganzes, sozusagen ad hoc als evident offenbart. Nach Georg Picht befindet sich in der europäischen Philosophiegeschichte Erkenntnis zwischen zwei verschiedenen Polen: Einem, der sich am Sehen orientiert, in dem sich Erkenntnis instantan einstellt und der nach Kant einer äußeren Wirklichkeit zuzuordnen ist; den nennt er Evidenz. Und einem, der sich am Hören orientiert, in dem Erkenntnis sich nur in der Zeit einstellen kann und der nach Kant zu einer inneren Wirklichkeit gehört; der Transzendenz (vgl. dazu das Kapitel »Der Raum der Phänomene« in Picht, 1993 [1986], S. 255ff.). Die andere Konzeption, die einem »wilden Denken« nach Lévi-Strauss entspricht, schließt vielmehr das Unbewusste mit ein, ist ganzheitlich und entspricht eher der Erfahrung des Hörens als der des Sehens. Diese Form der Wirklichkeitserfahrung entsteht nicht ad hoc, sondern gerade in der Veränderung; sie ist daher immer vorläufig und unvollendet. An dieser Stelle soll keine wissenschaftsphilosophische Abhandlung anschließen, aber gerade die Tatsache, dass die evidenzbasierte Forschung im Autismusfeld eine so große Bedeutung hat und damit auch gängige Vorstellungen in diesem Feld maßgeblich beeinflusst, erfordert es, auch solche erkenntnistheoretischen Aspekte im Blick zu haben. Nicht zuletzt, um die in dieser Arbeit verwendeten Forschungsansätze transparent und nachvollziehbar werden zu lassen.

Grounded Theory mit und in den Workshops

Die Workshops »Autistische Fähigkeiten« waren von vornherein als Explorationen in ein weitgehend unbekanntes Feld angelegt. Von den autistischen Menschen, die im Sommer 2009 mit der Durchführung dieser Workshops begannen, hatte niemand eine auch nur halbwegs konkrete Vorstellung davon, welche Fähigkeiten, überhaupt auch welche Form von Fähigkeiten, etwa darin zum Vorschein kommen würden. Die Entwicklung der Workshops wird im Kapitel »Autistische Fähigkeiten« anhand unterschiedlicher Texte, Berichte, Broschürentexte und verschriftlichter Beobachtungen beschrieben. Hier genügt die vorweggenommene Feststellung, dass diese Workshops nicht auf der Grundlage bereits vorhandener Vorstellungen durchgeführt wurden. Zu Beginn der Workshops gab es eine Vorlage zur Gestaltung der Workshops, die allerdings innerhalb der ersten Monate sukzessive »aufgeweicht« wurde, um sie den Ansprüchen der Teilnehmenden anzupassen, bis sie schließlich gänzlich verworfen wurde; die Vorlage wurde Bolles (1999) entnommen. Die Form der Workshops entwickelte sich fortan frei, angepasst an die Erwartungen und Bedürfnisse der Teilnehmenden. Ähnliches gilt für die Theorieansätze, die die Durchführenden der Workshops vorgaben. Anfangs gab es hier die Vorstellung, dass unter »autistischen Fähigkeiten« Savant-ähnliche Fähigkeiten zu verstehen seien. Als »Savants« werden Menschen mit einer Inselbegabung verstanden, das heißt mit einer hochspezialisierten und ungewöhnlichen kognitiven Fähigkeit, die ansonsten eher schwächere kognitive Fähigkeiten zeigen. Ein sehr bekanntes Beispiel dafür ist die Figur Raymond Babbitt aus dem Film *Rainman* (1988). Dieser konnte nach einmaligem Lesen eines Telefonbuchs sämtliche Nummern und Namen auswendig. Savants sind gerade wegen der hochgradigen Spezialisierung ihrer Fähigkeiten von Hochbegabten zu unterscheiden. Diese Vorstellung stellte sich aber gleich während der ersten Workshops als unzutreffend heraus. Somit war auch die theoretische Fassung der betrachteten Fähigkeiten offen und wurde erst mit der Zeit und den Workshops entwickelt. Die Workshops waren insgesamt davon geprägt, dass unerwartete Erfahrungen und Befunde auch die Vorstellungen und Bilder der Durchführenden selbst zum Thema Autismus immer wieder infrage gestellt haben. Durch die Wiederholung der Workshops entstand so, einem evolutionären Prozess vergleichbar, eine Collage, die sich sukzessive einem Gesamtbild annähert, sowohl der in den Workshops thematisierten Fähigkeiten als auch des Phänomens Autismus insgesamt.

Die Arbeit mit und in den Workshops ist von Beginn an vielschichtig gewesen. Neben den Workshops selbst beinhaltete sie eine Fülle unstrukturierter Notizen, Diskussionen in der Gruppe derjenigen, die als Erfahrene an den Workshops teilnahmen, Gespräche mit Teilnehmenden und teilweise ihren Angehörigen oder Betreuenden aus anderen Organisationen und nicht zuletzt den Vorträgen und Artikeln des Autors, die auf die in den Workshops gemachten Erfahrungen aufbauten. In diesem Gesamtsetting betrachtet können die Workshops als eine Forschung im Sinne einer Grounded Theory betrachtet werden. Um allerdings die Voraussetzung einer wissenschaftlichen Forschung zu erfüllen, müssen grundlegende Fragen beantwortet werden. Nach den bislang entwickelten Überlegungen entspricht das dafür geeignete Forschungsparadigma einer »interpretierenden Weltsicht« (siehe hierzu die tabellarische Darstellung in Gasson, 2003, S. 90). Die Durchführung der Workshops und die damit verbundenen Diskussionen und Vortragstätigkeiten sind sehr eng mit dem Autor und damit dem Forschenden verbunden. Daher stellt die Aufgabe, die Forschung so durchzuführen, dass sie von diesem hinreichend unabhängig ist, eine besondere Herausforderung dar. Um dieser Aufgabe nachzukommen, werden in der vorliegenden Arbeit mehrere Perspektiven dargelegt, neben den Workshops auch Beobachtungen, Interviews, Diskussionen in einer Fokusgruppe mit autistischen Menschen, die zum Teil selbst solche Workshops durchgeführt haben, und auch die des Autors. Die Beobachtung der Rolle des Autors nimmt aus diesem Grund eine zentrale Stellung in der Forschung ein und wird anhand – teilweise als sogenannte »graue Literatur« – veröffentlichter Texte vorgenommen.

Die Erfahrungen des Autors, über 100 durchgeführte Workshops, über 50 Vorträge und entsprechend viele Gespräche, Diskussionen und unstrukturierte Aufzeichnungen, sind viel zu umfangreich, als dass sie alle in die Analyse einer Forschung einbezogen werden könnten. Der Autor erlebt sie in ihrer Gesamtheit als außerordentlich konsistent und versucht diese

Konsistenz darzulegen, indem er strikt die »100%-Regel« nach Gerhard Kleining befolgt (Kleining, 2007, S. 6). Das heißt, in die Analysen gehen sämtliche Beobachtungen, Aufzeichnungen und Interviews ein, die im Kontext dieser Arbeit durchgeführt wurden; und zwar jeweils auch vollständig. Insbesondere wurde auch ein einziger vorab ausgewählter Workshop aufgezeichnet und ausgewertet. Das wesentliche Kriterium für die Auswahl des Workshops war das Einverständnis aller Teilnehmenden für die Aufzeichnung. Tatsächlich führt der offene Charakter der Workshops dazu, dass die Teilnehmenden in der Regel nicht wünschen, dass von dem Geschehen etwas nach außen dringt, auch nicht in anonymisierter Form. Die hier dargelegte Forschung ist daher nur ein »Schlaglicht« auf das untersuchte Thema, eine Momentaufnahme eines Prozesses, der sich über mehrere Jahre entwickelt und entfaltet hat. Eine Momentaufnahme, die aber durch eine Variation an Perspektiven und Datenerhebungen Schlussfolgerungen für die in den Workshops gesammelten Erfahrungen zulässt. Dabei sind nicht nur die Workshops eine Quelle der Erfahrungen, sondern auch eine Reihe anderer Tätigkeiten im Kontext des autWorker-Projektes: Begleitungen autistischer Menschen bei ihrem Einstieg in ein selbstständiges Leben, Freizeitveranstaltungen und Beratungen.

Ein zentrales Merkmal der Grounded Theory besteht darin »daß die Vorgehensweisen (Theoretical Sampling, vergleichende Analyse, Sättigung der Theorie, Sortieren der Memos usw.) in jedem Forschungsabschnitt miteinander kombiniert und ausgetauscht werden können« (Strauss, 1991, S. 53). Der hier dargestellte Forschungsprozess besteht aus einem beständigen Wechsel zwischen Datenerhebung, den verschiedenen Analyseebenen und Theoriebildung als weitgehend paralleler Prozess. Das kann der Skizze des Forschungsgangs im Anhang 1a entnommen werden. Wichtig ist dabei natürlich, im Auge zu behalten, dass die Forschung auch wirklich zielführend ist, insbesondere die Theoriebildung sich verdichtet, und die Daten im Sinne einer Forschungsökonomie optimal verwendet werden:

> »As the twin foundations of grounded theory, the processes of constant comparison and theoretical sampling guide the development of the emergent theory. The purpose of constant comparison is to see if the data support and continue to support emerging categories« (Holton, 2010, S. 277).

Die theoretische Sättigung der Analysen wird implizit an den zahlreichen Gesprächen und Diskussionen, vor allem rund um die Vortragstätigkeiten des Autors, überprüft. Auch das geschieht nicht als ein in sich abgeschlossener Forschungsteil, sondern in einem weitgehend kontinuierlichen Prozess. Um dies in einer für die Untersuchung adäquaten Weise darzulegen, wird am Ende, nachdem die Theoriebildung weitgehend abgeschlossen ist, die Forschung im Kreis einer Gruppe autistischer Menschen mit Erfahrungen im Forschungsfeld erörtert. Dafür nutzt der Autor eine von ihm begründete Fokusgruppe, die im Themenfeld »Autismus und Forschung« tätig ist.

Die Codierung des erhobenen Materials erfolgt in mehreren Stufen, orientiert an den Codierungsverfahren nach Anselm Strauss und Juliet Corbin (1998, Teil 2, S. 55ff.; Corbin & Strauss, 1990, S. 12ff.). Zunächst werden die Daten in kleine Einheiten aufgeteilt, für die offene Codes vergeben werden, beispielsweise *Autismus: Auseinandersetzung zu Hause*. Diese Codes werden in einem folgenden Schritt zu thematischen Einheiten zusammengefasst und mit Überschriften versehen. Anhand dieser kategorisierten Codes werden zunächst die Geschichten rekonstruiert, die den erhobenen Daten zugrunde liegen, sowie die Anliegen der Interviewten oder Workshopteilnehmenden wie auch die der Urheber der Texte, die für die Untersuchung verwendet werden. Zu letzteren gehört auch der Autor selbst. Schließlich erfolgt eine weitere Abstraktion der vorkategorisierten Codes im Sinne einer axialen Codierung. Dabei werden auf Grundlage der Codes die Themenfelder erkundet, die aus den erhobenen Daten ermittelt werden konnten. Dieser Schritt erfordert immer wieder die Rückkehr in die originalen Daten. Die Analysearbeit geht schließlich nahtlos über in die selektive Codierung, in der die wesentlichen Kategorien ermittelt und sukzessive theoretisch zusammengefasst werden. In die Verdichtung des Materials durch die selektive Codierung gehen auch die Analysen der bis dahin jeweils untersuchten Daten ein. Dadurch wird die Theoriebildung durch die gesamte Forschungsarbeit hindurch immer weiter verfeinert und verdichtet.

Die Analysetexte, wie sie in ihrer endgültigen Fassung in die vorliegende Arbeit eingehen, stellen das Ergebnis der selektiven Codierung dar. Sie gehen den umgekehrten Weg, von dem theoretischen Sampling als (immer vorläufiges) Ergebnis der Analyseprozesse ausgehend zurück ins originale Datenmaterial. Sie sind nichts weiter als das selektierte und restrukturierte Datenmaterial, eingebettet in einen umfassenden Sinnzusammenhang, der aus den Daten analysiert wurde. Die fortschreitende Theoriebildung erfolgt nicht nur in einer sukzessiven Verdichtung der Analyseprozesse, sondern auch in einer Gegenüberstellung der unterschiedlichen Perspektiven, die durch die unterschiedlichen verwendeten Daten eingenommen werden. Letztere unterscheiden sich nicht nur in ihrer Form als Interviews, Workshopaufzeichnung, Broschürentexte und Introspektionen, sondern auch in dem kommunikativen Setting ihrer Erhebung. So wird das Erleben autistischer Menschen und auch des Autors selbst aus unterschiedlichen Blickwinkeln heraus dargestellt. Die einzelnen Codierschritte sind in dieser Arbeit nicht sequenziell erfolgt. Der Autor hat sich für den Prozess der Analyse jeweils viel Zeit genommen und ist in jedem Schritt der Codierung immer wieder in das Datenmaterial zurückgegangen. Die Codierung ging somit einher mit einem wiederholten Lesen des Ausgangsmaterials. Die wiederholte und damit sukzessive Auseinandersetzung mit dem Material war tatsächlich die treibende Kraft in seiner Verdichtung, die im Anhang anhand einzelner Codierungsschritte dargestellt wird (2c–f, 3c–d, 4c–d).

Bei der Codierung wurden in der Regel mindestens zwei Aspekte in den Fokus genommen. In den Interviews und dem aufgezeichneten Workshop wurden (im Kontext der offenen Codierung) die Geschichten rekonstruiert, die die Beteiligten erzählten. In den betrachteten Texten war es die Entwicklung einzelner Themenstränge im zeitlichen Verlauf. Der andere Aspekt war ein inhaltlicher, indem aus dem Material die relevanten Themen sukzessive herausgeschält und verdichtet wurden. Die Analyseschritte, die sich als axiale und selektive Codierung identifizieren lassen, nehmen das neue Material immer auch vor dem Hintergrund der bis dahin vorgenommenen Analysen auf, auch in Hinblick auf die analysierten Daten. Die Analyse des Workshops wird zum einen von der Analyse der Interviews und zum anderen von der Betrachtung der Broschürentexte vorbereitet, bei der der Kontext des Workshops nachgezeichnet wird. Nachbereitet wird die Workshopanalyse durch Introspektionen des Autors, bevor die Befunde der Analysen vor dem Hintergrund theoretischer Konzepte zu einer Collage zusammengeführt werden. Auf diese Weise wird das Thema der Arbeit ganz im Sinne einer Grounded Theory auch in der Arbeit sukzessive entwickelt. Dem Autor ist besonders daran gelegen, dabei immer die Geschichten, die die Beteiligten erzählt haben und an denen ihnen gelegen ist, durchscheinen zu lassen.

Ein Feld für ethnografische Forschung

Ein zentrales Merkmal autistischen Erlebens ist das Fremdsein, das Erleben einer tiefgreifenden Entfremdung von den sozialen Umgebungen, in denen autistische Menschen leben. Norman-Bain hat in den 1990er Jahren den Ausdruck »Wrong Planet Syndrome« für das Asperger-Syndrom – und stellvertretend für Autismus überhaupt – bekannt gemacht (Norman-Bain, 1995). Nicht selten, so auch beim Autor selbst, hat dieses erlebte Fremdsein dazu geführt, ein forschendes Verhältnis zur eigenen sozialen Umgebung zu entwickeln, vergleichbar dem eines Ethnologen bei der Erkundung fremder Völker – oder einer Raumschiffsbesatzung bei der Erkundung fremder Spezies. Das Gefühl, von einem anderen Planeten zu stammen, ist nicht wenigen autistischen Menschen geläufig; bekanntermaßen auch Temple Grandin im Aufsatz »An Anthropologist on Mars« (Sacks, 1995). Der Autor der vorliegenden Arbeit hat bereits als junger Erwachsener begonnen, das Schreiben als zentrales Hilfsmittel bei der Erkundung seines Verhältnisses zu seinen sozialen Umgebungen zu nutzen. Dabei zeigt seine Beschäftigung mit seiner Biografie und insbesondere mit den Aspekten, die er mit Autismus verbindet, in ihrer Dialektik von Annäherung und Distanz Parallelen zu einer ethnografischen Forschung:

> »Das Schreiben leistet nicht nur die Versprachlichung der Beobachtungen, sondern auch deren analytische Durchdringung. Die Beschreibung führt möglichst nah heran an das interessierende Geschehen, macht es nachvollziehbar und versetzt die Leserin geradezu hinein in die Szene und das Feld; zugleich sind entscheidende Prozesse der Distanzierung und Analyse unmittelbar an den Akt des Schreibens geknüpft. Gerade die schreibende Annäherung an das Phänomen ermöglicht interessanterweise die reflexive Distanzierung« (Breidenstein, 2012, S. 33).

Die vorliegende Arbeit stellt ein Zwischenergebnis in einem Prozess dar, in dem der Autor ein forschendes Verhältnis in Hinblick auf sein spezifisches Erleben, das er im Wesentlichen als von seinem Autismus geprägt wahrnimmt, immer weiter analytisch und reflexiv zu durchdringen versucht. Diese Bewegung hin zu einer Arbeit, die den Anspruch erheben darf, als wissenschaftlich zu gelten, lässt zugleich auch die Fragestellungen zunehmend explizit werden: ausgehend von der noch diffusen Frage nach den Spezifika des eigenen Erlebens über die nach den autistischen Anteilen darin bis hin zur Frage, wie Kommunikation und Interaktion in autistischen Gruppenkontexten funktionieren. Zugleich aber weitet sich insbesondere in der Phase, die hier dokumentiert ist, das Themenfeld wiederum aus: hin zu den Spezifika autistischen Kommunizierens und Interagierens über die Frage nach dem Wie von Kommunikation und Interaktion überhaupt bis zur Einordnung der Befunde in einen größeren historischen Zusammenhang. Tatsächlich ändert sich bei diesen Bewegungen nicht die Fragestellung selbst, sondern vielmehr die Perspektive auf die Erfahrungen im Forschungsfeld, auf die dabei generierten und hinzugezogenen Texte und auch auf die Effekte, die die Forschungstätigkeit des Autors im Feld nach sich ziehen. Die Distanz des Autors zum Forschungsfeld stellt dabei nur einen Aspekt der unterschiedlichen Perspektiven dar.

Diese Perspektivwechsel gehen häufig auch mit einem »Wechsel von ›writing mode‹ in den ›reading mode‹ als entscheidenden Schritt für die Aktivierung des analytischen Blicks« einher (Breidenstein, 2012, S. 33). Aber häufig auch mit einem Wechsel von »analysing mode« und »acting and watching mode«, da der Autor während der gesamten Forschungszeit autistische Menschen in Gruppensituationen erlebt und diese Gruppen in der Regel auch moderiert. Das jeweils nachträgliche Analysieren der Beobachtungen eines Workshops stellt dabei die Vorbereitung für den nächsten dar. Die Erfahrungen des Autors lassen sich sehr treffend mit den Worten Georg Breidensteins charakterisieren: »Mit diesem Wechsel wird man zum Leser oder zur Leserin der eigenen Protokolle und beginnt über das nachzudenken, was man beschrieben hat und wie man es beschrieben hat« (ebd., S. 33). Es bleibt nicht aus, dass auch der Autor selbst sich durch die Analyse- und Reflexionstätigkeiten im Verlauf eines Forschungsprozesses verändert. Solche Erfahrungen sind ihm durchaus vertraut, wie er es in dem Vorwort zum autobiografischen Roman *Jan-Jan oder anders anders* beschreibt:

> »Ich erfand mich damit [dem Schreiben des Romans] sozusagen neu. Parallel dazu erfand ich meinen literarischen Zwilling, Johannes, neu, dessen Biografie ich beim Schreiben entwickelte – nach dem Vorbild natürlich meiner eigenen. Die Grenzen zwischen diesem literarischen Zwilling und mir verwischten zunehmend, sodass ich bereits, bevor ich den ersten Band ›Jan-Jan oder anders anders‹ geschrieben hatte, manchmal durcheinander kam und nicht wusste, bin ich der Johannes, der sich später Jan nannte, oder der Hans-Joachim, der später Hajo hieß? Inzwischen bin ich beides« (Seng, 2018 [2009], S. 10).

Der Autor hatte in den Workshops »Autistische Fähigkeiten« häufig den Eindruck, dass die Teilnehmenden die jeweils anderen beobachteten und dabei »ihren Autismus« – so wie er in den Workshops zum Ausdruck kam – mit dem eigenen Erleben verglichen. Dies wird im Kapitel »Workshops ›Autistische Fähigkeiten‹« anhand diverser Texte näher beleuchtet. Dieses Beobachten und Abgleichen kommt einem Fremdverstehen im Sinne einer ethnografischen Forschung recht nahe. Insgesamt liegt die Bedeutung der vielen Selbsthilfegruppen, die seit Beginn der 2000er Jahre entstanden sind, darin, dass hier autistische Menschen ihr eigenes Erleben als autistisch anhand der Erfahrungen anderer autistischer Menschen verstehen. Durch die thematische Verdichtung auf »Autistische Fähigkeiten« wird dieser Effekt in den hier betrachteten Workshops noch verstärkt. Die Forschungsarbeit im Sinne einer ethnografischen Forschung durchzuführen, heißt also, so etwas wie eine »natürliche«, bereits vorgefundene Forschungsbewegung aufzugreifen und methodisch zu festigen. Eine Forschungsbewegung in einem weiteren Sinne natürlich, die darauf abzielt, das eigene Erleben zu erfassen und das spezifisch Autistische darin zu identifizieren. Der Autor selbst stellte sich bei seinen ersten Begegnungen mit anderen autistischen Menschen in erster Linie die Frage, was an ihm (seinem Erleben) spezifisch autistisch sei und somit von anderen geteilt wurde, und was er davon eher als individuelle Persönlichkeitsmerkmale betrachten konnte. Er hat den Eindruck, dass viele Teilnehmende in den Workshops sich in ähnlicher Weise befragten.

Das Ziel dieser Arbeit ist es, die hier entwickelten Fragestellungen und Themen, die Autismusverständnisse, die beim Autor, in den Interviews und dem untersuchten Workshop in Erscheinung treten, rekonstruierbar werden zu lassen. Da alle drei Perspektiven in sehr weitgehender Weise kontextabhängig sind, ist eine solche Rekonstruktion keineswegs trivial. Eine zentrale Rolle spielen dafür die Workshops »Autistische Fähigkeiten«, die der Autor mehr als 100 Mal als ein Kontext rekonstruiert hat, in dem ein solches Autismusverständnis zutage tritt. Der Autor hat begleitend zu den dargelegten Untersuchungen Ansätze entwickelt, diese spezifischen Kontexte, insbesondere auch die der Workshops, anderen Menschen zu vermitteln. Dafür hat er als erweitertes Format einen »Lehrworkshop« entwickelt, der die Teilnehmenden insbesondere für die Spezifika des Workshops »Autistische Fähigkeiten« sensibilisiert. Für die Untersuchung sind es drei grundlegende methodische Aspekte, die die Rekonstruierbarkeit der Ergebnisse ermöglichen sollen: das Fremdverstehen als der wichtigste dieser Aspekte, eine Variation von Perspektiven und schließlich eine weitgehende Reflexion der Analysen und der Perspektive des Autors in dem untersuchten Feld.

Auf den ersten Blick scheint hier der Ansatz eines Fremdverstehens damit im Konflikt zu stehen, dass dem Autor das Thema der Forschung, Autismus, in keiner Weise fremd ist. Diese Arbeit unterscheidet sich damit grundlegend von Forschungen, in denen die Forschenden ein ihnen zunächst fremdes Feld betreten und untersuchen. Umgekehrt eröffnet gerade die Tatsache, dass der Forschende mit seinem Forschungsfeld nicht nur vertraut ist, sondern sich selbst als Teil desselben betrachten muss, die Möglichkeiten einer Forschung wie die vorliegende. Tatsächlich ist der Widerspruch zwischen Vertrautheit und Fremdverstehen kein zwangsläufiger – vorausgesetzt, der Forschende versteht es, die Fremdheit in dem untersuchten Feld herzustellen. Dies kann nur gelingen, indem er sich als Person, als Teil des untersuchten Feldes und des untersuchten Gegenstandes wahrnimmt und auch explizit reflektiert. Jan Kruse sieht eine solche Form der Reflexion geradezu als zentrales Element eines Fremdverstehens, denn

> »Fremdverstehen ist somit grundsätzlich eine Deutung von Fremdem. Aber es bleibt stets eine Selbstdeutung, eine Selbstauslegung, da wir eben nur mit unserem Relevanzsystem verstehen können. […] Wenn wir keine andere Möglichkeit haben, als nur mit unserem eigenen Relevanzsystem zu verstehen, ist es notwendig, soweit wie möglich zu versuchen, unser eigenes Relevanzsystem zwar nicht zurückzustellen, was nicht möglich ist, aber zurückzunehmen. Dies ist allerdings nur möglich, wenn man sich für das eigene, semantisch-indexikale Relevanzsystems reflexiv sensibilisiert« (Kruse, 2009, S. 8f.).

Die Forschungstätigkeit des Autors ist somit notwendig damit verbunden, dass er sich nicht nur dem eigenen Vorwissen und Vorverständnis, sondern auch den eigenen Erfahrungen und der eigenen Biografie entfremdet. Dies entspricht, wie zuvor dargelegt, durchaus auch der Art und Weise, wie er sich mit seiner eigenen Biografie auseinandersetzt. Dabei spielt die Verschriftlichung, wie sie sich in seinen Veröffentlichungen widerspiegelt, eine zentrale Rolle (das ist auch in der Veröffentlichungsliste des Autors im Anhang 1b dokumentiert). Diese schriftlichen Zeugnisse der Auseinandersetzung mit der eigenen Biografie und insbesondere auch den als autistisch markierten Aspekten darin, wird der Autor als Grundlage seiner Reflexionen zur vorliegenden Forschung nutzen. Damit folgt er den Darlegungen Kruses zum Befremden im Kontext ethnografischer Forschungen:

»Die im Rahmen des ethnografischen Paradigmas herausgearbeitete ›Befremdung der eigenen Kultur‹ bedeutet also auch nicht, wie bereits ausgeführt, das Zurückstellen der eigenen Vorannahmen und eine theorielose oder theorieabstinente Forschung. Es verdeutlicht – wie alle anderen angeführten Konzepte – die Notwendigkeit der reflexiven theoretischen Sensibilisierung auf die eigenen präsuppositiven Konzepte, um so Offenheit zu ermöglichen« (ebd., S. 10).

Dieses Befremden fördert der Autor auch durch die zeitliche Distanz zwischen einzelnen Forschungsschritten, Datenerhebung, Codierung und Analyse. Die zeitlichen Distanzen ergeben sich dabei durch eine zyklische Forschungsbewegung im Sinne einer Grounded Theory von selbst (dargelegt im Forschungsverlauf, s. Anhang 1a).

Eine methodische Herausforderung besteht in der Bestimmung der betrachteten Perspektiven. Nach Kleining stellt die »maximale strukturelle Variation der Perspektiven« eine der vier Grundregeln einer heuristischen Methodologie dar. Die anderen drei Grundregeln sind Offenheit des Forschenden und des Forschungsgegenstandes sowie die Analyse von Gemeinsamkeiten (Kleining, 1995, S. 228). Dabei geht es darum, »daß der (vorläufige) Forschungsgegenstand von so vielen verschiedenen Seiten betrachtet wird, wie sie der Gegenstand besitzt« (ebd., S. 236). Der Forschungsgegenstand besteht aus mehreren Aspekten, die mit jeweils unterschiedlichen Perspektiven verbunden sind. Es sind die Workshops »Autistische Fähigkeiten« selbst, dann die in den einzelnen Workshops zutage tretenden autistischen Fähigkeiten und schließlich die Autismusbilder, die sich mit der Zeit im Kontext der Workshops gebildet haben.

Die Breite der Fragestellung lässt es nicht zu, beispielsweise alle in den Workshops vorhandenen Perspektiven gemäß Alter, Geschlecht, konkrete Autismusausprägung, weitere psychische Gegebenheiten, Interessen, Schulbildung etc. zu berücksichtigen. Zu groß sind hier die Unterschiede, zu vielfältig die Aspekte, die es dabei zu erörtern gäbe. Bei einer »maximalen Variation« all dieser Perspektiven würde die Untersuchung zu einem Lebenswerk geraten. Der Autor hat sowohl in den Workshops als auch in anderen Zusammenhängen mit autistischen Menschen die Erfahrung gemacht, dass die ihm wichtigen Aspekte, wie das Erleben des eigenen Denkens und Wahrnehmens sowie die Auseinandersetzungen mit dem sozialen Umfeld, am deutlichsten bei Jugendlichen und jungen Erwachsenen zu erkennen sind Das hat sicherlich auch damit zu tun, dass hier die Erfahrungen und das Erleben, um das es in dieser Untersuchung geht, noch nicht den Grad an Reflexion und Abgleich mit der vorhandenen Literatur erreicht haben, wie es bei älteren Erwachsenen der Fall ist.

Die zweite Herausforderung dieser Arbeit, die enge Verzahnung des Autors mit dem Forschungsfeld, lässt sich nicht umgehen. Man könnte sogar so weit gehen, dass sie für den Forschungsgang, der hier dargestellt wird, unerlässlich ist. Diese Forschung wäre nicht möglich gewesen, wäre der Autor den Interviewten oder den Teilnehmenden des analysierten Workshops nicht als Betreuer oder Moderator bekannt gewesen. Wesentlich ist hierbei, dass der Interviewer oder teilnehmende Beobachter von den Beteiligten als autistisch wahrgenommen wird und sich zu einer entsprechenden Identifikation eignet. Dabei ist es für eine Forschung – wie auch für die Workshopmoderation – unerlässlich, die zwangsläufig damit verbundene Rückkopplung in den Griff zu bekommen. In einem psychoanalytischen Setting würde man von Übertragung und Gegenübertragung sprechen. Hier wird diesen Effekten dadurch begegnet, dass der Analytiker sich seiner psychischen Strukturen weitgehend bewusst ist, sodass er die Übertragungsmechanismen erkennen kann. Im Hinblick auf die Gegenübertragung ist es wichtig, die Analysierten auf ihre eigenes (u. U. verborgenes) Erleben zu verweisen. In einer vielleicht weniger strikten Weise gilt Analoges für die Rolle der Moderierenden in den Workshops »Autistische Fähigkeiten«. Es wäre ja wenig hilfreich, wenn am Ende direkt oder indirekt hauptsächlich die Fähigkeiten der Moderierenden behandelt würden. Der Autor hat dabei viel Wert daraufgelegt, im Hinblick auf sein eigenes autistisches Erleben die Strukturen zu klären. In der Regel macht er sie in den Workshops deutlich erkennbar, etwa indem er sie konkret anspricht. Hier widmet er sich diesem Aspekt im Kapitel »Annäherung an die eigene Biografie«, wo er eigene und teilweise als »graue Literatur« veröffentlichte Texte einer strukturierten Reflexion unterzieht, bei der die für die Untersuchung relevanten Signifikanten herausgearbeitet und ihre jeweiligen Kontexte als Signifikantenfelder erarbeitet und analysiert werden.

Kleining rät neben der Variation der Perspektiven im Hinblick auf den Forschungsgegenstand auch zur Variation der Methoden und ihrer Aspekte sowie der an der Forschung beteiligten Personen (Interviewende, Analysierende etc.) (Kleining, 1995, S. 237ff.). Sowohl die Fragestellungen als auch der Forschungsrahmen lassen hier nur eine Variation der Forschungsperspektiven zu (aufgrund der Tatsache, dass es sich um eine Dissertation handelt, die der Autor neben einer Erwerbstätigkeit in einem ganz anderen Bereich, Bibliotheks-IT, erarbeitet hat). Kleining hält diese Variation auch zentral für eine heuristische Sozialforschung: »Immer sollten die Methoden variiert werden, mindestens zwei, besser drei, immer die Befragtengruppen – wenn die Befragungsmethode eingesetzt wird – und immer die Fragen« (ebd., S. 238). Eine solche Variation ist gegeben durch das Heranziehen von Literatur (einmal um das Forschungsfeld zu erkunden, ein weiteres Mal zur theoretischen Einbettung der Ergebnisse), durch die Interviews, durch die Betrachtung von Beobachtungen und Beschreibungen (Workshopbroschüren und -texte), durch ein Gruppengespräch (dem aufgezeichneten Workshop) und eine Introspektion des Autors selbst. Die Introspektion dient dabei nicht nur der Reflexion seines Einflusses auf die Forschung, sondern trägt auch dem Umstand Rechnung, dass die Erfahrungen des Autors ebenfalls als eine weitere Perspektive angesehen werden können – und sollten. In Hinblick auf methodische Zugänge zum Erleben schreibt Kleining: »Die drei Zugänge zum Erleben entsprechen den Bereichen, in denen alltägliches Erleben sich ereignet: im eigenen Subjekt, bei der Beobachtung von anderen Menschen besonders bei der Interaktion mit ihnen und in der Auseinandersetzung mit Objekten« (zit. n. Burkhart et al., 2010, S. 211). In den Workshops entspricht dies den Reflexionen der Teilnehmenden (und auch des Autors), der gegenseitigen Interaktion während des Workshops und der Beschäftigung mit dem Themenfeld »Interessen und Fähigkeiten«, in denen es zentral um den Umgang mit Objekten geht, um davon auf die eigenen Denkstile und den damit verbundenen Fähigkeiten zu schließen. Auch wenn das Heranziehen mehrerer Workshops eine größere Variation sowohl der beteiligten autistischen Menschen als auch der darin angesprochenen Aspekte zur Folge hätte, hat sich der Autor auf die Analyse eines einzigen Workshops beschränkt. Nach Einschätzung des Autors zeigen sich die grundlegenden Strukturen, die er hier herausarbeiten möchte, in den meisten Workshops, die er bislang gegeben hat. Das Heranziehen weiterer Workshops wäre auf praktische Schwierigkeiten gestoßen, vorrangig, weil die Teilnehmenden, wie bereits beschrieben, in aller Regel nicht mit der Aufzeichnung des Workshops einverstanden wären, und nur in wenigen Workshops alle Teilnehmenden nachweislich eine Autismus-Diagnose haben. In der Regel genügt für die Teilnahme die Selbsteinschätzung, autistisch zu sein. Vor allen Dingen aber hätte die Aufzeichnung den Effekt, die für die Workshops zentrale Offenheit der Teilnehmenden zu stören. Der Autor hat sich daher vorab vergewissert, dass die Aufzeichnung von sämtlichen Teilnehmenden als problemlos wahrgenommen wurde und beim Aufkommen auch nur geringer Zweifel auf die Aufzeichnung verzichtet. Tatsächlich war geplant, einen weiteren Workshop aufzuzeichnen, das war aber aufgrund der genannten Aspekte nicht möglich. Dass jeder der vom Autor durchgeführten Workshops dafür geeignet wäre, wird durch die Anwendung der »100%-Regel« an die Auswahl des Workshops untermauert.

Für die Analyse der Interviews und des Workshops genügt es nicht, alleine das »Was« des Gesagten zu betrachten – genauso wenig wie in den Workshops selbst. Die Moderation dieser Workshops hängt entscheidend davon ab, nicht nur aufzunehmen, was die Teilnehmenden sagen, sondern auch, *wie* sie es sagen; gemäß Barbara Asbrand und Ralf Bohnsack, auf den sie sich bezieht, muss sie davon ausgehen, »dass sozialer Kommunikation bzw. Gespräche als autopoietische, sich selbst steuernde Systeme ein gemeinsamer Rhythmus, eine habituelle Übereinstimmung der Beteiligten zugrundeliegt, der sich auch performativ – in der Art und Weise, wie miteinander kommuniziert wird – dokumentiert« (Asbrand, 2011, S. 5). In den Workshops ist dies in mehrerlei Hinsicht der Fall, insbesondere auch, weil in der Art und Weise, wie sich Teilnehmende ausdrücken, ihr spezifischer Sprachgebrauch und darin ihre spezifischen Denkstile zum Ausdruck kommen. Davon macht der Autor in seiner Rolle als Moderator bei der Erstellung der Kurzberichte Gebrauch. Diese fließen in die Untersuchungen dieser Arbeit mit ein. Tatsächlich ist der Autor davon überzeugt, dass sich aus der Betrachtung des Sprachgebrauchs und der Sprachgewohnheiten autistischer Menschen viel über die spezifischen Merkmale und Ausprägungen ihres jeweiligen Autistischseins erfahren lässt. Dasselbe gilt auch für die Art und Weise, wie Menschen ihre eigenen Interessen verfolgen. Die Teilnehmenden der Workshops »Autistische Fähigkeiten« werden daher explizit angeleitet, nicht nur das »Was« ihrer Interessen zu reflektieren, sondern vor allem auch das »Wie«. In der Betrachtung, wie den eigenen Interessen nachgegangen wird, werden in der Regel die ihnen zugrunde liegenden Fähigkeiten erkennbar. Dieser Aspekt wird im Kapitel »Workshops ›Autistische Fähigkeiten‹« anhand von Workshopbeschreibungen näher beleuchtet werden.

Für die konkrete Umsetzung dieser Beobachtung greift der Autor einen Aspekt der Dokumentarischen Methode nach Bohnsack auf: »Der Wechsel vom ›Was‹ zum ›Wie‹ wird mit der Unterscheidung zwischen formulierender und reflektierender Interpretation vollzogen« (zit. n. Asbrand, 2011, S. 4). In den Workshops selbst überprüft der Moderierende sein Verständnis, indem er das von den Teilnehmenden Geäußerte in seinen eigenen Worten formuliert und wieder in die Diskussion gibt. Greifen die Teilnehmenden die Interpretationen des Moderierenden wieder auf und knüpfen daran an, kann das als Bestätigung aufgefasst werden, da sie diese Interpretationen mit ihrem eigenen Erleben verbinden können. Dass sich die Teilnehmenden in den Workshops verstanden fühlen und mit dem, was sie zusammen mit dem oder den Moderierenden erarbeitet haben, identifizieren können, ist ein wesentliches Merkmal der Workshops. Somit ist diese Form der Bestätigung auch eine wichtige Kontrolle – und Legitimation – der vorliegenden Arbeit, in der das Fremdverstehen des Forschers durch zwei methodische Aspekte gestützt wird, die den gerade geschilderten analog sind:

> »Dies ist zum einen die [...] komparative[n] Analyse und zum anderen die Diskussion der Interpretationen in Forschungswerkstätten und Interpretationsgruppen. Letztere dient dazu, die Standortgebundenheit der einzelnen Forscherin bzw. des einzelnen Forschers zu kontrollieren, indem die Nachvollziehbarkeit der Interpretation in einer größeren Gruppe zur Diskussion gestellt wird« (Asbrand, 2011, S. 5).

Eine solche Diskussion der Interpretationen findet nicht nur in den Workshops statt, sondern auch durch Diskussionen der Erfahrungen aus den Workshops im Kontext von Vorträgen und für die vorliegende Arbeit auch in einer dokumentierten Form innerhalb einer Fokusgruppe, die aus autistischen Menschen mit Erfahrungen in Peer-to-Peer-Kontexten besteht.

Die Analyse erfolgt im Wesentlichen in zwei Schritten, einmal eher deskriptiv, um die »Geschichten«, die die jeweiligen Personen erzählen wollten, herauszuarbeiten, und dann komparativ im Sinne einer Analyse auf Gemeinsamkeiten. In dieser Analyse auf Gemeinsamkeiten werden auch immer die Unterschiede herausgearbeitet, die als unterschiedliche Perspektiven auf die jeweils betrachteten Aspekte verstanden werden. Der Autor macht mit Abstrichen Verwendung von einem minimalen gesprächsanalytischen Transkriptionssystem nach Bohnsack. Insbesondere vermeidet er eine Überfrachtung durch metasprachliche Ausdrücke, damit die Texte lesbar bleiben.

Autistische Introspektionen

Eine in den Workshops »Autistische Fähigkeiten« immer wieder gemachte Beobachtung ist, dass die Teilnehmenden sehr konzentriert und reflektiert sind, offen und wertfrei miteinander umgehen und die Kommunikationssituation als deutlich barriereärmer empfinden als in anderen

Gruppensituationen, die sie kennen. Das wird im Kapitel »Autistische Fähigkeiten« im Detail herausgearbeitet. Insofern gleichen diese Workshops Introspektionsgruppen. Diese werden hier im Sinne der von Burkhart und Kollegen (2010) erarbeiteten Introspektionsverfahren verstanden. Die Gruppen funktionieren gemäß folgender vier Regeln:

> »1. Kritik oder wertende Kommentare, auch solche nonverbaler Art, sind unerwünscht.
> 2. Jeder [der] Teilnehmenden kann das von seinem beobachteten Erleben mitteilen, was er möchte, im Extrem auch gar nichts.
> 3. Unterbrechungen eines Introspektionsberichts, auch solche für Nachfragen oder Diskussionen, sind nicht gestattet.
> 4. Falls während des Introspektionsberichtes der anderen Gruppenmitglieder Erlebenselemente erinnert werden, die der Teilnehmende noch nicht mitgeteilt hat, kann er sie später in einer zweiten Runde berichten« (ebd., S. 49).

Die Workshops unterscheiden sich von diesen Introspektionsgruppen lediglich darin, dass hier keine Introspektionsberichte vorgetragen werden, sondern sich die Teilnehmenden spontan äußern. Auch sind abweichend von der dritten Regel (vorsichtig geäußerte) Nachfragen erlaubt. Aber sowohl die Workshops als auch die Dialogische Introspektion zielen auf das Erleben der Teilnehmenden ab, das dann einer Analyse unterzogen wird – in den Workshops allerdings nicht explizit. Wie die Dialogische Introspektion setzt ein Workshop »am subjektiven Erleben der Individuen an und führt dann durch die Analyse auf Gemeinsamkeiten zu allgemeinen, überindividuell geltenden Aussagen« (ebd., S. 35). Wie bereits geschildert findet die Analyse auf Gemeinsamkeiten in den Workshops implizit statt und wird von dem in der Regel vorhandenen Interesse der Teilnehmenden getragen, ihr eigenes Erleben mit dem der anderen zu vergleichen. In der vorliegenden Arbeit wird diese implizite Analyse durch die explizite des Autors ergänzt. Nach Burkhart und Kollegen

> »[zielt die] Methode [der Dialogischen Introspektion] […] auf eine Überwindung der Nachteile der Alltagsintrospektion, die oftmals selektiv, unsystematisch, einseitig und wertend eingesetzt wird, versucht aber ihr heuristisches Potenzial zu bewahren, das im unmittelbaren, natürlichen und ergiebigen Zugang zum Erleben besteht« (ebd., S. 38).

Dass die Workshops »Autistische Fähigkeiten« dieselbe Zielrichtung haben, wird ebenfalls im Kapitel »Workshops ›Autistische Fähigkeiten‹« dargelegt werden.

Die Rolle des Moderierenden (der Autor dieser Arbeit) ist sowohl für die Untersuchung als auch für die Workshops selbst von großer Bedeutung und wird daher auch genau beobachtet und diskutiert werden. Dabei kann es nicht darum gehen, seinen Einfluss auf beides zu minimieren oder in irgendeiner Form »herauszurechnen«, sondern darum, den Einfluss transparent zu machen und zu verstehen. Dass die Workshops einen besonderen Rahmen bilden, insbesondere im Hinblick auf die darin stattfindende Kommunikation, ist Voraussetzung für die vorliegende Forschungstätigkeit. Gerade deswegen muss natürlich auch überprüft werden, ob sie tatsächlich so einen Rahmen bilden. Vorbild für diese Workshops bilden die sogenannten »Balintgruppen«, wobei die Teilnehmenden hier (in der Regel) keine Psychologen oder Ärzte sind. Balintgruppen sind Expertengruppen, die durch eine offene, reflektierte, wertfreie und spontane Gesprächsatmosphäre eine Art demokratisierte Psychoanalyse darstellen, wie auf der Website[3] der Balintgesellschaft dargelegt. Als Methode betrachtet sind sie dialogischen Introspektionsgruppen sehr ähnlich. Zentral für diese Balintgruppen

> »ist dabei die gelöste, im besten Sinn spielerische Atmosphäre, die sich durch Offenheit und Unvoreingenommenheit auszeichnet und die auch unvorhergesehenen Einfällen und Zufällen Raum gibt. In dieser Atmosphäre wird lebendig erfahren, was Wechselwirkung und Wechselspiel zwischen unterschiedlichen Erlebenszentren ist, wie sich die Ideen folgen, wie sie aufgegriffen oder übergangen werden und wie sich schliesslich ein Faden herausentwickelt, der zu einem gewissen Konsens führt, aber doch auch vieles in offener Schwebe lässt. Das Einander-Zuhören und Miteinander-Sprechen, das Sich-gegenseitig-Wahrnehmen und -Ernstnehmen in seinen Äusserungen, das Sich-Auseinandersetzen ohne nachhaltige Feindschaft, das Innehalten und Schweigen, dies alles und mehr wird in der Gruppe erlebt und geübt, wobei es selbstverständliche Voraussetzung bleibt, dass das Unvollkommene zu unserer Wirklichkeit gehört« (Trenkel, 1984, S. 4).

Genauso könnte auch das Leitbild für die Workshops »Autistische Fähigkeiten« beschrieben werden. Dass solche Gruppengespräche oder Work-

3 http://www.balint.ch

shops funktionieren und das Potenzial haben, Erkenntnisse zu generieren, am besten auch wissenschaftlich bearbeitbar, setzt ein bestimmtes Menschenbild voraus. Nämlich,

> »dass der Mensch in der Gruppe als soziales Wesen auftritt, das in einer symbolisch vermittelten und auf Kommunikation beruhenden, von anderen geteilten Umwelt lebt. Nur in dieser Perspektive kann man relevante Daten erheben, genau daran setzt Introspektion an – und genau darauf läuft nicht nur das Menschenbild des Symbolischen Interaktionismus, sondern auch das der Cultural Studies hinaus« (Burkhart et al., 2010, S. 210f.).

Es wurde bereits dargelegt, dass sich die Cultural Studies sehr gut als eine Alternative zu einer Forschung eignen, von der sich autistische Menschen häufig verkannt fühlen. Eine alternative Perspektive setzt dabei auch einen alternativen Kontext voraus, alternativ zu einer in analoger Weise verkennenden Umwelt. Der Diskurs über »Autistische Fähigkeiten«, auch die Wirklichkeit solcher Fähigkeiten, ist unmittelbar an geeignete (soziale) Kontexte geknüpft; das Fehlen oder das Vorhandensein solcher Kontexte bestimmt, was als Autismus in Erscheinung tritt. Thomas Armstrong widmet diesem Umstand sechs von acht Prinzipien der Neurodiversität, nämlich drei bis acht:

> »›Human Competence Is Defined by the Values of the Culture to Which You Belong‹, ›Whether You Are Regarded As Disabled or Gifted Depends Largely on When and Where You Were Born‹, ›Success in Life Is Based on Adapting One's Brain to the Needs of the Surrounding Environment‹, ›Success in Life Also Depends on Modifying Your Surrounding Environment to Fit the Needs of Your Unique Brain (Niche Construction)‹, ›Niche Construction Includes Career and Lifestyle Choices, Assistive Technologies, Human Resources, and Other Life-Enhancing Strategies Tailored to the Specific Needs of a Neurodiverse Individual‹, ›Positive Niche Construction Directly Modifies the Brain, Which in Turn Enhances Its Ability to Adopt to the Environment‹« (Armstrong, 2010, S. 9ff.).

Dieser Zusammenhang zwischen einem Kontext und dem, was darin in Erscheinung tritt, steht daher im Zentrum der hier dargelegten Untersuchungen.

Soziale oder kommunikative Kontexte, die für autistische Menschen in diesem Sinne geeignet sind, können sich durchaus auch in der Qualität der darin stattfindenden Kommunikation unterscheiden. Die Vermutung, dass (sprachlich vermittelte) Konzepte und Wahrnehmungsinhalte bei autistischen Menschen anders organisiert sind als bei nichtautistischen Menschen, wird immer wieder geäußert. Diese Vermutung ist insbesondere durch Temple Grandins Hypothese, Autisten seien Bilderdenker, bekannt geworden (Grandin, 1995; Grandin & Panek, 2013). Darauf wird später noch näher eingegangen. Auch der Autor dieser Untersuchung hat im Hinblick auf sein eigenes Erleben eine derartige Vermutung aufgeworfen:

> »Diese Suche [nach sich selbst] hängt natürlich eng zusammen mit der Frage nach der Verbindung zwischen den beiden Wirklichkeiten in mir, der autistischen und der nichtautistischen. [...] Dieser autistischen Dualität entspricht eine grundsätzliche Dualität dieser Gesellschaft: der von – wie es in chinesischen Philosophien heißt – Zeichen und Bild. Eine einsame, nicht aus sich heraustretende Welt von Bildern und die Sprache: Zeichen, durch die sich eine (mit-)teilbare Welt erst herstellt. Die Möglichkeiten eines Umgangs in einer solchen Dualität reichen offensichtlich von einem fast vollständigem Verdrängen des Bilder-Ich aus dem Bewusstsein bis zu einem völlig von der Bilderwelt eingenommenen ich, das keine äußeren Verbindungen mehr kennt« (»Autismus« aus dem Jahr 1995 in Seng, 2016 [1999], S. 408f.).

Es sollte an dieser Stelle aber festgehalten werden, dass solche Hypothesen nur schwer in einem wissenschaftlichen Sinne überprüft werden können.

In der zu Beginn dieses Kapitels umrissenen Dualität der Erkenntnis stehen sich zwei Paradigmen gegenüber, die sich scheinbar nur schwer vermitteln lassen: das auf Konzepten beruhende, in der Sprache verwurzelte disziplinierte Denken, in dem sich eine Erkenntnisgewissheit im Augenblick einstellt, und ein auf Bildern beruhendes, in der Wahrnehmung und im Erleben verwurzeltes wildes Denken, in dem sich Erkenntnis immer nur in der Zeit, als Prozess, einstellt. Das disziplinierte Denken produziert Wissen zu einzelnen Aspekten, die sich am Ende nur schwer zu einem konsistenten Gesamtbild zusammenfügen lassen; in diesen Aspekten spiegeln sich vielmehr die großen Unterschiede wider, die es zwischen autistischen Menschen gibt. Das Erleben autistischer Menschen und auch ihre Erfahrungen etwa in Selbsthilfegruppen vermitteln eher ein Gesamtbild des Autistischseins, eines allerdings, was sich nur schwer fassen lässt und besser als Collage beschrieben werden sollte. Diese beiden Paradigmen finden ihren Ausdruck in eher formelhaften Beschreibungen einerseits, wie etwa den Diagnosekriterien nach ICD beziehungsweise DSM, andererseits in Geschichten, etwa den inzwischen zahllosen autobiografischen Veröffentlichungen autistischer Menschen. Beides miteinander zu verbinden, miteinander kommunizieren zu lassen, ist nun nicht nur für eine Untersuchung wie die vorliegende grundlegend, die den Anspruch hat, wissenschaftlich zu sein. Es ist auch ein Anliegen autistischer Menschen, die in einer Gesellschaft leben, in der unter Umständen grundlegende Aspekte des Wissens und Erlebens anders strukturiert sind, als bei ihnen. Lévi-Strauss schreibt: »[A]rt lies half-way between scientific knowledge and mythical or magical thought. It is common knowledge that the artist is both something of a scientist and of a ›bricoleur‹« (1962, S. 22). Wissenschaft im Sinne einer Vermittlung zwischen verschiedenen Welten ist immer auch Kunst, nämlich die Kunst, aus den ermittelten Einzelerkenntnissen ein konsistentes Gesamtbild entstehen zu lassen.

Forschungsdesign und Gliederung

Die Forschungsarbeit gliedert sich in drei Bereiche: Als erstes wird die Bedeutung der eingenommenen Perspektive für das Thema Autismus dargelegt und eine Perspektive bestimmt, in der ein für autistische Menschen spezifisches Erleben erkennbar wird. Dies erfolgt zunächst in der Erörterung der eingesetzten Methoden (»Forschen und Teilhaben«). In »Perspektiven in der Autismusforschung« werden anhand von Literatur die spezifischen Perspektiven der Autismusforschung dargelegt und die Grenzen dieser Perspektiven erörtert. Dabei werden auch Perspektiven aufgezeigt, die von autistischen Menschen selbst dargelegt und in den wissenschaftlichen Diskurs eingebracht werden. Der zweite und zentrale Teil der Arbeit beschäftigt sich in einer sukzessiven Annäherung mit dem Thema »Autistisches Erleben«. Im Kapitel »Autistisches Anderssein« erfolgt eine erste Bestimmung einer »autismusspezifischen« Perspektive anhand von sechs Interviews mit jungen autistischen Menschen. Im folgenden Kapitel »Workshops ›Autistische Fähigkeiten‹« werden die Geschichte und der Charakter der Workshops »Autistische Fähigkeiten« mithilfe von Workshopberichten und Broschürentexten nachgezeichnet. In »Autistisches Erleben« werden anhand einer Aufzeichnung eines Workshops mit sechs jungen autistischen Teilnehmenden zunächst der betrachtete

Workshop in seinem Verlauf und dann die Teilnehmenden mit ihren Äußerungen analysiert. Im dritten und letzten Teil wird die Collage entwickelt und im Kontext ausgewählter Theorieansätze erörtert. In »Annäherung an die eigene Biografie« ist zunächst der Autor der vorliegenden Arbeit und seine Auseinandersetzung mit seinem »spezifisch autistischen« Erleben Gegenstand der Untersuchungen. Dies geschieht anhand seiner teilweise im Eigenverlag getätigten Veröffentlichungen. Schließlich werden im letzten Kapitel, »Was ist Autismus?«, die Ergebnisse der Forschung zu einer Collage zusammengefügt. Dabei wird der Versuch unternommen, aus den gewonnenen Erkenntnissen ein Gesamtbild zu entwickeln. In »Autismusforschung von innen« wird vor dem Hintergrund der Erfahrung mit der dargestellten Forschungstätigkeit der Forschungsansatz selbst betrachtet. Hier werden auch Ausblicke für weitere Forschungstätigkeiten im Sinne der vorliegenden Arbeit dargelegt. Am Ende steht dann auch die bis dahin entwickelte Fragestellung der Arbeit, denn »[e]s ist schwieriger die richtigen Fragen zu finden, als sie zu beantworten. Charakteristisch für die Fragestellungen der Ethnographie ist daher ihre anfängliche Nicht-Festgelegtheit und Offenheit« (Breidenstein et al., 2013, S. 47).

Perspektiven in der Autismusforschung

Neben der wissenschaftlichen Forschung über Autismus gibt es zahllose biografische Veröffentlichungen von autistischen Autorinnen und Autoren oder deren Angehörigen. Das zeigen beispielsweise die Ergebnisse der Suche bei Amazon im Kapitel »Forschen und teilhaben«. Wissenschaftliche Forschung und – insbesondere autobiografische – Veröffentlichungen autistischer Autoren repräsentieren zwei unterschiedliche Perspektiven auf oder in das Thema Autismus. Die beiden Perspektiven zeigen dabei sehr unterschiedliche Autismusbilder, die lange Zeit ziemlich unvermittelt nebeneinander standen. Erst in jüngerer Zeit werden die autobiografischen Erfahrungen zunehmend in der Autismusforschung aufgegriffen, wenn auch nur vereinzelt (Theunissen, 2016, S. 8). *Autismus verstehen. Außen- und Innensichten* (Theunissen, 2016) ist ein Sammelband, der dieses Thema in einer fundierten Weise darstellt. Er kommt der Sichtweise des Autors sehr nahe und kann daher als Referenz für die im Folgenden dargelegten Gedanken gelten. Diese beiden Perspektiven werden hier in einer umfassenden wie systematischen Form dargelegt. Dabei wird das Thema Innen- und Außenperspektive in einer Weise beleuchtet, die die Gemeinsamkeiten der beiden Perspektiven in den Vordergrund stellt. Für die Charakterisierung von Autismus werden sieben Bereiche betrachtet: Wahrnehmungsbesonderheiten, unübliches Lernverhalten, fokussiertes Denken, atypische Bewegungsmuster, Bedürfnis nach Regelmäßigkeit, Schwierigkeiten sich sprachlich auszudrücken und Sprache zu verstehen sowie Schwierigkeiten zu interagieren und soziale Interaktion zu verstehen. Diese Bereiche entsprechen den sechs Merkmalen, die das Autistic Self Advocacy Network (ASAN) zur Charakterisierung von Autismus aufgestellt hat (ASAN, 2009; siehe auch Theunissen, 2014, S. 18ff.):

1. »We think differently.«
2. »We process our senses differently.«

3. »We move differently.«
4. »We communicate differently.«
5. »We socialize differently.«
6. »We might need help with daily living.«

Diese Kriterien berücksichtigen auf der einen Seite Erfahrungen autistischer Menschen mit ihrem Autistischsein, eignen sich auf der anderen Seite aber auch für eine Charakterisierung aus einer neuropsychologischen Perspektive. Das zeigt deutlich ein Vergleich mit den acht Bereichen, die Tebartz van Elst (2016a, S. 70ff.) für eine Charakterisierung von Autismus betrachtet:

1. »Qualitative Beeinträchtigung der sozialen Wahrnehmung, Interaktion und Kommunikation«
2. »Stereotypien und zwangsartige Verhaltensweisen«
3. »Sonderbegabungen und Besonderheiten der Aufmerksamkeitsregulation«
4. »Besonderheiten der Wahrnehmung«
5. »Fehlende Sprachpragmatik«
6. »Besonderheiten der Affektregulation«
7. »Motorische Besonderheiten«
8. »Alltagspraktische kognitive Besonderheiten«

Dagegen repräsentieren die Diagnosekriterien nach den psychologischen Manualen ausschließlich eine Perspektive von außen. Diese Manuale sind der International Classification of Diseases (ICD) der WHO und des Diagnostic and Statistical Manual of Mental Disorders (DSM) der American Psychiatric Association (APA) entnommen. Neben ICD gibt es die International Classification of Functioning, Disability and Health (ICF) mit einem Verständnis, das sich eher am Begriff der Behinderung orientiert als an dem der Krankheit, und damit auch das Umfeld in die Betrachtungen einbezieht (APA, 2018; WHO, 2018a, 2018b). In diesen Manualen werden im Wesentlichen Defizite in Kommunikation und sozialer Interaktion sowie repetitive Verhaltensmuster oder eingeschränkte Interessen als Kriterien herangezogen. Die Sichtweise der Manuale, die die Grundlage für eine Diagnosestellung bilden, erscheint vor allem auch vor dem Hintergrund der recht vielschichtigen Beschreibungen von Asperger und Kanner als ausgesprochen verkürzt. Das trifft insbesondere auf Asperger zu. Der Begriff »Autismus« stammt ursprünglich von Eugen Bleuler (1978

[1911]), der damit einen Aspekt der Schizophrenie bezeichnete, den Rückzug aus der Wirklichkeit. Asperger und Kanner grenzen den von ihnen beschriebenen Autismus davon ab. So schreibt Kanner:

> »While the schizophrenic tries to solve his problem by stepping out of a world of which he has been a part and with which he has been in touch, our children gradually compromise by extending cautious feelers into a world in which they have been total strangers from the beginning« (1968 [1943], S. 249).

Diese Diagnosekriterien verfolgen auch bis heute eine kategoriale Sichtweise, obschon sich seit den 1970er Jahren die Vermutung erhärtet, dass Autismus eher dimensional gefasst werden muss. Eine kategoriale Sicht bedeutet, dass es zumindest theoretisch Kriterien gibt, nach denen sich eindeutig feststellen ließe, ob Menschen autistisch sind oder nicht. Eine dimensionale Sichtweise geht dagegen von einem Spektrum aus, einem fließenden Übergang von sehr stark bis sehr schwach ausgeprägten autistischen Merkmalen; für eine solche Sicht hatte sich bereits Asperger ausgesprochen. Auch wenn sich schon seit Jahrzehnten Hinweise häufen, die diese dimensionale Sicht unterstützen, gibt es erst seit jüngerer Zeit Studien, die das auch wissenschaftlich belegen (etwa Constantino & Charman, 2015). Obschon im DSM-5 eine dimensionale Sichtweise angelegt ist, wird sie dort nicht konsequent umgesetzt. Eine dimensionale Fassung erhärtet vor allem auch ein Verständnis von Autismus als eine Variante menschlichen Denkens und Wahrnehmens und nicht als (krankhafte) Abweichung von einer Norm. Ein solches Verständnis wird auch von dem Befund gestützt, dass Autismus zu einem sehr hohen Anteil genetisch bedingt ist, allerdings unter Beteiligung von bis zu 1.000 Genen (Fritz Poustka; zit. n. Pollak, 2015, S. 1ff.). Eine derartig weit verteilte genetische Veränderung deutet klar auf eine breite Verankerung im menschlichen genetischen Pool hin, da bei Vorliegen eines genetischen Defekts dieser deutlicher im Genom lokalisierbar wäre.

Zur Charakterisierung von Autismus muss allerdings auch der Umstand betrachtet werden, dass Autismus gemäß den psychologischen Diagnosekriterien ein Sammelbegriff für Phänomene unterschiedlichen Ursprungs ist. Tebartz van Elst unterscheidet einen primären (idiopathischen) von einem sekundären (symptomatischen) Autismus. Zu ersterem schreibt er, »dass weitere Familienmitglieder sehr ähnlich strukturiert sind wie der

Indexpatient«; ein Befund, den bereits Asperger und Kanner beschrieben haben (Tebartz van Elst, 2016a, S. 97). Dass Autismus nicht auf der Grundlage einer ursachenbezogenen Betrachtung gefasst wird, ist für die Entwicklung eines wissenschaftlichen Autismusverständnisses außerordentlich hinderlich. Als weiterer erschwerender Umstand muss auch gelten, dass die Unschärfe von Autismus-Diagnosen als sehr hoch gelten. Nach dem Wissen des Autors weisen Studien auf falsche positive Diagnosen im Bereich von 25 % bis 33 % hin (Bachmann et al., 2016). Allerdings muss auch erwähnt werden, dass die Marburger Klinik bekannt ist für eine besonders »strenge« Auslegung der Diagnosestandards. Dennoch ist diese Höhe der Fehldiagnosen schon aus rein statistischen Erwägungen heraus nachvollziehbar. Der Autor geht davon aus, dass auch falsche negative Diagnosen in einer vergleichbaren Höhe vorkommen.

Ein entscheidendes Kriterium wissenschaftlicher Forschung ist die Reproduzierbarkeit der Ergebnisse. Je nach Wissenschaftsbereich und Forschungsrichtung gibt es eine Fülle von Methoden, um diesem Kriterium Rechnung zu tragen. In der medizinischen, das heißt psychologischen Autismusforschung bestehen die Methoden überwiegend aus Experimenten, die in kontrollierten Settings stattfinden und statistisch ausgewertet werden. Denn die Reproduzierbarkeit von Forschungsergebnissen setzt ihre Eindeutigkeit voraus; sie beinhaltet die Vorstellung, dass unter gleichen – oder vergleichbaren – Bedingungen immer die gleichen oder vergleichbare Ergebnisse zu erwarten sind. Dadurch unterscheidet sich wissenschaftliche Erfahrung grundlegend von Alltagserfahrungen, die ja durch Uneindeutigkeiten und Ambivalenzen geprägt sind. Wissenschaftliche Erfahrung gilt daher auch als »objektiv« oder zumindest als »intersubjektiv«, während Alltagserfahrungen als »subjektiv« gelten, also von der Perspektive des Subjekts abhängig, das diese Erfahrungen macht und beschreibt. »Objektiv« soll hier als »nicht von einem konkreten Subjekt abhängig« verstanden werden, um einer Diskussion der Subjekt-Objekt-Dichotomie aus dem Weg zu gehen. »Intersubjektiv« bedeutet dann »von einem konkreten Subjekt abhängig, das aber beliebig austauschbar ist«. Ob oder inwiefern »intersubjektiv« und »objektiv« das Gleiche bedeuten, soll im Folgenden offen bleiben. Passend zu dieser Dichotomie finden sich Erfahrungen autistischen Erlebens, die meistens von autistischen Menschen beschrieben werden, in autobiografischen und autobiografisch angelehnten Artikeln oder Monografien wieder.

Wissenschaftliche Forschung und Beschreibungen autistischen Erlebens stellen somit zwei verschiedene Perspektiven dar, die eine objektiv, von außen betrachtend und beobachtend, die andere subjektiv, von innen erlebend. Diese beiden Perspektiven unterscheiden sich sehr voneinander; schon alleine, weil die Autismusforschung in weiten Teilen autistische Kinder und Jugendliche im Blick hat, während autobiografische Darstellungen in der Regel von Erwachsenen geschrieben werden. Aber auch der Umstand, dass die autistischen Menschen in der Forschung sich meistens in einem »künstlichen« Setting, etwa in einer Klinik, befinden, trägt dazu bei, dass beide Perspektiven recht unterschiedliche Autismusbilder zeigen. Erst seit wenigen Jahren entstehen Veröffentlichungen, die versuchen, beide Perspektiven anzunähern, sowohl von der Wissenschaft als auch von autistischen Erwachsenen ausgehend, etwa Theunissen (2016) oder Tebartz van Elst (2016a). Die vorliegende Arbeit hat ebenfalls das Ziel, zwischen diesen beiden Perspektiven zu vermitteln und insbesondere für eine autistische Innenperspektive einen Weg in den wissenschaftlichen Diskurs aufzuzeigen. Die Perspektive der (neuro-)psychologischen Autismusforschung ist damit auch ein Bezugspunkt dieser Arbeit und soll im Folgenden beleuchtet werden. Diese Betrachtung ist keineswegs vollständig, sondern soll lediglich eine Vorstellung von dem Diskursrahmen geben, in dem sich diese Arbeit befindet.

Die Perspektive der psychologischen Autismusforschung wird im Wesentlichen durch ihre Methoden festgelegt. Das sind Tests, damit verbundene Beobachtungen oder, seltener, Befragungen, die am Ende statistisch ausgewertet werden. Dabei kommen häufig auch bildgebende Verfahren zum Einsatz, um Aktivitäten im Gehirn zu messen. Ein solche Perspektive ist weitgehend statisch und für eine Interpretation auch darauf angewiesen, Normbereiche für das Gemessene zu definieren. Zu Normbereichen siehe auch das Kapitel »Was ist normal?« in Tebartz van Elst (2016a, S. 20ff.). In der Regel wird bei den Auswertungen eine Normalverteilung der Ergebnisse angenommen. Zur Ermittlung der Norm dient in der Regel eine »Kontrollgruppe«. Die Frage, inwieweit signifikante Abweichungen von der Norm als Teil einer Varianz oder als Abweichung von einer Norm betrachtet werden können, bleibt offen. Sie kann mit solchen Methoden nicht beantwortet werden. Im Unterschied dazu zeigen autobiografische Darstellungen, dass Lebenswege autistischer Menschen sehr dynamisch sein können. Sie zeigen auch eine große Varianz autistischen Erlebens. Beide Perspektiven haben ihre Grenzen: Die neuropsychologische Autismusforschung, die versucht, möglichst allgemeingültige Aussagen über

Autismus zu finden, verliert sich in einer Fülle partikularer Ergebnisse und vermag es nicht, Autismus verständlich zu machen. Darauf wird im folgenden Absatz näher eingegangen. Die Biografien zeichnen in ihrer Fülle zwar eine Art Gesamtbild, eine Collage, in der ein Bild erkennbar ist. Sie vermögen aber nicht, das Allgemeingültige, das hinter den vielen verschiedenen autistischen Erfahrungen steckt, deutlich werden zu lassen. Das entspricht durchaus auch der Erfahrung, die der Autor und auch viele andere erwachsene Autisten etwa aus autistischen Selbsthilfezusammenhängen kennen: Die Menschen, ihre Erfahrungen, Biografien und auch ihr Autismus erscheinen ausgesprochen vielfältig und dennoch gibt es das starke Gefühl, etwas mit ihnen gemeinsam zu haben – was allerdings schwer zu fassen zu sein scheint.

Obschon Autismus auf physiologische Unterschiede im Gehirn zurückgeführt wird, sind bislang keine physiologischen Kriterien gefunden worden, anhand derer sich Autismus klar abgrenzen ließe. Die Diagnostik setzt daher wie die neuropsychologische Forschung auf kontrollierte Befragungen und Beobachtungen. Als Standards in der Autismusdiagnostik gelten die Kombination von einem standardisierten Interview der Eltern oder anderer Bezugspersonen (ADI-R) und eine standardisierte Beobachtungsskala (ADOS) (LeCouteur et al., 2003 [ADI]; Lord et al., 2000 [ADOS]). Die Beobachtung autistischer Menschen zielt auf deren Verhalten ab. Die Autismusforschung steht damit vor dem Dilemma, auf der einen Seite Autismus als eine Art Wahrnehmungsbeeinträchtigung zu verstehen, andererseits aber zu einem großen Teil nur über das Verhalten autistischer Menschen beobachten zu können. Umgekehrt berichten die Beschreibungen autistischer Autorinnen und Autoren meistens über ihre Wahrnehmungs- und Denkweisen. Da, wo sie ihr eigenes Verhalten reflektieren, wirkt es oft, als würden ihre Eltern oder Psychotherapeutinnen und -therapeuten sozusagen aus ihnen sprechen. So stellt etwa Gernsbacher in einer Studie fest: »The experiments reported here demonstrate that, contrary to some assertions, autistic participants are adept at self-reporting their autistic traits. Indeed, these experiments demonstrate that autistic participants might be even more adept than non-autistic participants at self-reporting their autistic traits« (Gernsbacher et al., 2017, S. 24). In einer Perspektive, die autistisches Verhalten im Blick hat, verschwimmen die spezifischen Wahrnehmungs- und Denkweisen der beobachteten Menschen. Konsequenterweise werden Verhaltensweisen dabei so interpretiert, als würden ihnen keine unterschiedlichen Wahrnehmungen zugrunde liegen. Es ist etwa Gee Veros zentrales Anliegen aufzuzeigen, wie eine andere Wahrnehmungsverarbeitung zu einem anderen Verhalten führt und der Schlüssel für ein Verstehen autistischen Verhalten ist (Vero, 2014). Umgekehrt verschwimmt das Verhalten in der Perspektive autistischer Wahrnehmung und autistischen Denkens, sodass die dadurch entstehenden Erklärungslücken durch einen Blick von außen gefüllt werden.

Erkenntnisse über Autismus, seien sie in kontrollierten wissenschaftlichen Settings gewonnen oder anekdotisch mitgeteilt, befinden sich in einem Spannungsfeld zwischen (beobachtetem) Verhalten und (erlebtem) Wahrnehmen und Denken. Diese beiden Aspekte können durchaus als komplementäre Perspektiven aufgefasst werden, in einer Analogie zur Komplementarität in der Quantentheorie. Im strengen Sinne bezeichnet Komplementarität in der Quantentheorie das paarweise (duale) Auftreten von Messgrößen, die zusammen eine vollständige Beschreibung des zugehörigen Phänomens darstellen, sich aber nicht zugleich beliebig genau messen lassen; je genauer eine der beiden Größen gemessen wird, desto ungenauer (»unschärfer«) erscheint die andere. Diese Komplementarität zwischen Verhalten und Wahrnehmen scheint in gewisser Weise das Phänomen Autismus zu charakterisieren: So wie nichtautistischen Menschen autistisches Wahrnehmen und Denken verschlossen scheint, fällt es autistischen Menschen schwer, nichtautistisches Verhalten zu entschlüsseln. Ein dafür eindrückliches Zeugnis liefert das Buch *Unwritten Rules of Social Relationship* von Temple Grandin und Sean Barron (2005).

Nach Grandin führen diese zwei Perspektiven bei autistischen Menschen zu zwei miteinander konkurrierenden Selbstwahrnehmungen, die sie mit »thinking self« und »acting self« bezeichnet, was der Autor mit »Wahrnehmungs-Ich« und »Verhaltens-Ich« übersetzen würde. Aus Sicht des Autors macht es im Hinblick auf Autismus Sinn, Wahrnehmen und Denken immer zusammen zu betrachten. Autismus ist mit einer spezifischen Verbindung von Wahrnehmen und Denken und damit mit einer spezifischen Wahrnehmungsverarbeitung verbunden. Grandin bezieht sich dabei auf ein Gespräch, das sie mit dem nichtsprechenden Autisten Tito Mukhophadyay hatte, der ihr diese beiden Aspekte seiner Selbstwahrnehmung darlegte: »That self, his thinking self is ›filled with learnings and feelings.‹ [...] The acting self runs around a library flapping his arms. The thinking self observes the acting self running around a library flapping his arms« (Grandin & Panek, 2013, S. 79). Während gerade bei nichtsprechenden Autisten das »thinking self« Außenstehenden oft verborgen bleibt, repräsentiert das

»acting self« deren Blick auf einen Menschen, dessen Verhaltensweisen unverständlich wirken und oft auf Unverständnis treffen. Zwischen diesen beiden Aspekten der Selbstwahrnehmung, nämlich Denken (und Wahrnehmen) und Verhalten, beziehungsweise Innen- und Außenperspektive, besteht bei autistischen Menschen eine oft sehr tiefe Kluft. Sie kann leicht zu einem Konflikt um das »wirkliche Ich« führen und nicht zuletzt um die Wirklichkeit insgesamt. Dadurch, dass sich im Verhalten des beobachteten autistischen Menschen eben nicht das Denken und Wahrnehmen und insbesondere nicht die Persönlichkeit widerspiegelt, entsteht ein Vakuum, in dem sich die Betrachtenden selbst spiegeln. Der Autor der vorliegenden Arbeit schreibt dazu: »Ein solches direktes Spiegeln hätte auch zur Folge, dass die Gefahr, in der Kommunikation mit Autisten das widergespiegelt zu bekommen, was man als Vorverständnis oder Vorurteil in die Begegnung hineinlegt, sehr groß ist« (Seng, 2010, S. 16). Hier zitiert der Autor auch Uta Frith: »Die autistische Wortwörtlichkeit [hält] denjenigen den Spiegel vor, die eifrig ›intentionalisieren‹. Hier macht das Gespür für unterschwellig mitgeteilte Intentionen uns einmal alle zum Narren« (Frith, 1991). Hintergrund ist die von Frith eingeführte Hypothese, dass autistische Menschen weniger dazu neigen, Bedeutungen, Absichten etc. in Betracht zu ziehen, die sozusagen »hinter« dem Gesagten stehen – oder stehen können. Diese geringere Neigung wird mit einer schwächer ausgeprägten Fähigkeit in Verbindung gebracht, solche »Subtexte« intuitiv zu erfassen. Im Umgang mit Autismus und autistischen Menschen ist daher nach Ansicht des Autors allergrößte Vorsicht und Selbstkritik in Hinblick auf die eigene Vorurteilsbildung geboten.

An den Grenzen der Autismusforschung

Im Jahr 2016 beklagt das amerikanische Autistic Self Advocacy Network (ASAN), dass nur ein sehr geringer Anteil der Forschungsgelder in die Bereiche Services (2 %) und Erwachsene (1 %) investiert wird (ASAN, 2016). Die Veröffentlichung basiert auf Zahlen des National Institutes of Health zu den Jahren 2011 und 2012 (IACC, 2015). Ari Ne'eman wird dort mit den Worten zitiert:

> »The decision by NIH and other autism research funders to invest such low sums in the two highest priority areas for autistic people and our families –

> research and services issues – shows a shocking lack of interest in aligning scientific investment in autism research to the priorities of the most important stakeholders: autistic people ourselves.«

Tatsächlich wird am meisten in die biologische Autismusforschung investiert (39 %), gefolgt von Therapieforschung (fast 19 %), Ursachenforschung (16 %), Diagnostik (13 %) und Infrastrukturforschung (11 %). In ihrer Studie »What Should Autism Research Focus On« stellt Pellicano fest, dass die Forschungsgelder in Großbritannien noch ungleichgewichtiger verteilt sind; zu Ungunsten von Forschung mit lebensweltlicher Relevanz für autistische Menschen und ihre Angehörigen (Pellicano et al., 2014). Interessanterweise stellt sie in Hinblick auf die vier von ihr befragten Interessensgruppen (autistische Menschen, Eltern, Therapeuten, Wissenschaftler) fest: »With the exception of one researcher, all stakeholder groups expressed disappointment with the emphasis on biomedical research, although researchers did so to a lesser extent« (Absatz »Results« – »Focus-groups/interviews« – »Views on pattern of UK funding«, S. 761 bzw. S. 5 im Online-Artikel). Dabei merkt sie auch an: »Some autistic adults noted that the priorities as illustrated by the pattern of funding represented ›neurotypical priorities regarding us – not autistic people's priorities‹« und: »Other stakeholders emphasised that the research bias towards basic science meant that there was ›not a lot about what actually helps‹« (ebd.). Die Interviewten würden in weiten Teilen eine andere Prioritätensetzung bevorzugen: »All stakeholders, especially autistic adults, parents and practitioners, prioritised research into issues of immediate practical concern. They wanted ›to see real change and real things happening‹ for themselves, their families and for the people they work with« (ebd., Absatz »Participants' priorities for future UK autism research«).

Fragwürdig ist aber nicht nur die Verteilung der Forschungsmittel zugunsten einer Grundlagenforschung, der in weiten Teilen nur wenig Praxisrelevanz zugesprochen wird. Diese Grundlagenforschung hat obendrein ein grundlegendes Problem, das sich wohl nur schwer lösen lässt: Audrey Thurm und Susan E. Swedo stellen in Hinblick auf bestehende genetische Befunde fest, »the research indicates that the etiology and pathophysiology of ›look-alike‹ conditions may be quite different, and these heterogeneities must be identified before treatments are developed for the larger class of patients with ASD and related disorders« (2012, S. 220). Dennoch verfolgt der Großteil der Forschung einen »phenotype-down«-

Ansatz statt »genotype-up« (ebd.). Ein »genotype-up«-Ansatz würde einen biologisch oder psychologisch sinnvoll abgegrenzten Autismus-Subtypen als Forschungssample wählen und Unterscheidungskriterien, die genetisch beeinflusst sind, nämlich Wahrnehmung, Wahrnehmungsverarbeitung und Denken. Die Diagnosekriterien für Autismus orientieren sich dagegen am Verhalten – »phenotype-down«. Ausgerechnet der am besten finanzierte Teil der Autismusforschung steckt in einem Dilemma zweier unterschiedlicher und scheinbar miteinander inkompatibler Perspektiven.

Die beiden Autorinnen kommen in ihrem Artikel zu einer wenig schmeichelhaften Bewertung der Autismusforschung:

> »Publication of small, underpowered clinical trials and studies with flawed research designs has made it difficult to interpret the autism literature and to judge the clinical significance of the findings, whether negative or positive. Published studies often describe ›preliminary data‹ and statistical trends that provide false leads, obscure the true pathology of ASD, or are not generalizable beyond the small number of subjects studied« (ebd., S. 221).

Diese Feststellung bestätigt auch die Erfahrung des Autors, die er auf wissenschaftlichen Autismuskonferenzen machen konnte. Nicht selten hat er auf ein und derselben Konferenz Vorträge mit einander widersprechenden Ergebnissen gehört. Gernsbacher stellt diese Unschärfe der Forschungsergebnisse ins Zentrum ihrer Kritik. Sie kritisiert insbesondere auch den Raum für Interpretation, der dabei gelassen und bereitwillig gefüllt wird:

> »[W]hen one research study reported that autistic persons have thicker cortices than non-autistic persons, the finding was interpreted as an autistic deficit […]. When other research studies reported the opposite finding, autistic persons have thinner cortices, that finding was also interpreted as an autistic deficit […]. In neither case, was the effect size larger than what is observed between average males and females, but such heads you lose, and tails you also lose interpretations that pervade the neuroimaging-of-autism literature« (Gernsbacher, 2015, S. 2).

Sie führt dazu eine Metastudie über Autismusforschung durch bildgebende Verfahren (»neuroimaging«) ihrer Doktorandin Jennifer Stevenson an mit dem Ergebnis:

> »There were inconsistent findings among the functional imaging studies; there were inconsistent findings among the structural, volumetric, imaging studies. Not one brain region showed a consistent pattern across studies. But, whenever a difference between autistic and non-autistic participants was reported, even if the direction of the difference conflicted with the finding of another study, the difference was always interpreted as an autistic deficit« (ebd., S. 32).

Als Gegenstudie führt sie eine Studie von Haar et al. (2014) an, in der nach Untersuchung von fast 1.000 aus bildgebenden Verfahren gewonnenen Daten keine signifikanten Unterschiede zwischen autistischen und nicht-autistischen Gehirnen gefunden wurden.

Ein grundlegendes Problem in der Autismusforschung ist, dass Autismus eine Sammelklassifikation ist, unter der verschiedene Gegebenheiten zusammengefasst werden. Tebartz van Elst erklärt dies damit, dass

> »[d]ie Definitionen psychischer Störungen [...] in gesundheitspolitischen Gremien erarbeitet [werden], in denen Konsens und die Vermeidung von Streit zwischen Schulen aus pragmatischen Gründen eine Rolle spielen. Das Prinzip des politischen Kompromisses und des kleinsten gemeinsamen Nenners hat zur weitgehenden Aufgabe kausaler Organisationsprinzipien von Klassifikationssystemen nach ICD und DSM geführt« (2016a, S. 43).

Dieses Problem wurde bereits in den 1970er Jahren von Asperger adressiert (siehe hierzu Rödler, 1983, S. 38). Die Klassifikationen auf der Basis von »weitestgehend deskriptive[n] und kausalfreie[n] Konzepte[n]« führen nach seiner Analyse dazu, »dass die entsprechenden Krankheitsbegriffe aus der Perspektive kausal denkender Menschen zu Sammelbegriffen geworden sind« (Tebartz van Elst, 2016a, S. 151). Dabei kommt er zu ähnlichen Schlussfolgerungen wie Gernsbacher: »Wie verheerend sich dies z. B. in der Forschung auswirkt, kann man daran erkennen, dass in den letzten Dekaden trotz des immensen methodischen Fortschritts der Neurobiologie keine einheitlichen und replizierbaren Befunde zu all diesen Scheinkategorien erarbeitet werden konnten« (ebd.).

Dieser Befund legt nahe, dass die Fassung von Autismus als »Persönlichkeitsstörung« oder – ohne Wertung – als Persönlichkeitsmerkmal im Widerspruch zur Fassung als Krankheit steht:

> »Persönlichkeit kann also als ein Cluster von psychobiologischen Eigenschaften verstanden werden, welches wesentlich durch eine multifaktorielle Genetik mitgeprägt wird und sich dementsprechend als für vertraute Menschen gut erkennbares Eigenschaftenprofil schon früh in der Entwicklung zeigt. Ob sich daraus Probleme und dann reaktive psychische Symptome [...] entwickeln, hängt ganz wesentlich von den familiären, interpersonellen, schulischen, arbeitsplatzbezogenen und gesellschaftlichen Rahmenbedingungen ab« (ebd., S. 67).

Vielmehr befinden sich alle Persönlichkeiten »irgendwo auf der Achse zwischen holistischer und autistischer psychobiologischer Informationsverarbeitungsstruktur« und »jeder Mensch [ist] mehr oder weniger autistisch, so wie jeder Mensch mehr oder weniger groß ist« (ebd., S. 128). Für die (von der Wissenschaft) betroffenen Menschen kann diese Vermischung von Krankheitsbegriff und (untypischer) Persönlichkeitsstruktur aber verheerende Folgen haben. Hier weist Tebartz van Elst darauf hin, dass

> »[d]ie Gesundheit [...] nach meiner Wahrnehmung in unserer Gesellschaft transzendentale konnotative Qualitäten bekommen [hat]. Sie wird zu einem Heilsversprechen. [...] Und der Krankheitsbegriff avanciert zum Gegenpol. [...] Wer krank ist und nicht mehr gesund werden kann, dem darf man helfen, sich zu töten« (ebd., S. 158).

Auch Gernsbacher appelliert in scharfer Form an das Gewissen der Wissenschaftler, wenn sie feststellt, wie leicht manchmal einer Menschengruppe, die nicht in das theoretische Konzept passt, ihr Menschsein abgesprochen wird: »Sixteenth-century theologians, Victorian anthropologists, and 20th-century Nazis are not the only ones who have deemed various groups of humans ape-like or nonhuman; some current-day American psychological scientists are just as guilty of this crime« (Gernsbacher, 2007, o. S.). In demselben Aufsatz fragt sie:

> »Why are humans dehumanized? [...] [H]umans are dehumanized when they are perceived as a threat. What threat do humans with Williams syndrome and autistic humans pose to psychological scientists? A threat to the universality of the scientists' theories, a threat to their ability to accept human diversity?« (ebd.).

Dies bleibt auch für autistische Menschen nicht ohne Folgen, denn »[d]ifferences get framed as deficits, and such negativity enables stigma« (ebd., 2010, S. 687). Tatsächlich sind es diese Aus- und Rückwirkungen der Forschung auf die Lebenswelten autistischer Menschen, die den Autor dazu bewogen haben, sich mit Autismusforschung zu beschäftigen und sich in wissenschaftliche Diskurse »einzumischen«. In »Im Spiegel der Autismusforschung« stellt er fest:

> »Die Desintegration autistischer Menschen spiegelt sich aber auch in der Autismusforschung wider. Das bleibt natürlich nicht ohne Folgen für die Autisten, die ihren Autismus als etwas Defizitäres gespiegelt bekommen und ihn als Grund für ihre mangelnden gesellschaftlichen Chancen verstehen sollen: Auch sie begreifen am Ende sich und ihr Autistischsein dann häufig als defizitär. Sie haben oft nicht die Möglichkeit, zu erfahren, dass ihr Anderssein je nach Kontext nicht zwangsweise als Defizit erscheinen muss, sondern sogar ein Potenzial darstellen kann, das sich sehr vorteilhaft für das eigene Leben entfalten kann« (Seng, 2010, S. 20).

Anhand der Analysen und der Kritik insbesondere von ASAN, Pellicano, Gernsbacher und Tebartz van Elst wird deutlich, dass die neurobiologische und neuropsychologische Autismusforschung in einer Sackgasse steckt. Dafür ist in erster Linie der Umstand verantwortlich, dass die Diagnosekriterien für Autismus nach ICD oder DSM auf der Grundlage von wissenschaftspolitischen Erwägungen erstellt wurden, während in der Wissenschaft selbst Autismus als ein biologisches beziehungsweise psychologisches Phänomen betrachtet und behandelt wird. Auf diese Weise werden weitgehend normativ geprägte Vorstellungen als objektive Befunde angesehen. Das führt dazu, dass die Autismusforschung eine zunehmende Fülle von zum Teil widersprüchlichen Befunden dokumentiert und sich zugleich immer weiter von einem konsistenten Gesamtbild ihres Forschungsgegenstandes, Autismus, entfernt. Es führt auch dazu, dass der Großteil der Autismusforschung kaum Ergebnisse produziert, die für autistische Menschen und deren Angehörige relevant sind. Im Gegenteil festigt sie nicht selten die Stigmatisierung und Ausgrenzung autistischer Menschen. Diese Befunde, insbesondere die von Pellicano und Gernsbacher, stützen sich mittlerweile auf eine breite empirische Grundlage von Metastudien über Forschungspublikationen, sodass sie nach Ansicht des Autors gut geeignet sind, die Grenzen der Perspektiven neuropsychologischer Autismusforschung angemessen und umfassend darzustellen.

Perspektiven wechseln, Grenzen überschreiten

Während sich die Theorieansätze, die in Theunissen (2016) beschrieben werden, alle auf neuropsychologische Ideen beziehen, sind in Rödler (1983), wo ebenfalls die damals aktuellen Autismustheorien aufgeführt werden, keine neuropsychologischen Ideen zu finden. Rödler führt dagegen im Wesentlichen psychoanalytische, in einem weiteren Sinne psychologische und verhaltenstherapeutische Ansätze an. Zu den von ihm aufgezählten Ansätzen schreibt er:

> »Betrachtet man die verschiedenen heutigen Theorien, kann man als einziges gemeinsames Merkmal wohl nur feststellen, daß die Autoren im wesentlichen von der Sicht Kanners ausgehen […]. Die autistische Psychopathie Aspergers wird zwar als Teilgruppe oft miterwähnt, ist aber für den heutigen Stand der Theorien irrelevant« (ebd., S. 158).

Aber den ebenfalls von ihm beschriebenen Ansatz von J.K. und Lorna Wing trifft die Kritik, nur den Kanner'schen Autismustypus zu sehen, nicht richtig. Zwar bezieht er sich auf ihr Buch *Frühkindlicher Autismus* aus dem Jahr 1977 (Original 1975), betrachtet aber ihren Artikel »Asperger's syndrome: a clinical account« aus dem Jahr 1981, der das Werk Hans Aspergers im englischsprachigen Diskurs bekannt machte, nicht. Aber auch 1977 beziehungsweise 1975 ist bereits der Blick auf den hochfunktionalen Autismus deutlich zu erkennen. Der Fokus von Wing und Wing auf die Wahrnehmung und Wahrnehmungsverarbeitung (die hier im Unterschied zu Verhaltensauffälligkeiten als primäre Symptome gesehen werden), lässt einen Blick auf »besondere Fertigkeiten« autistischer Menschen zu. Eine Ausnahme bildet bei Rödler der Ansatz Georg Feusers, den er als »materialistischen Ansatz« klassifiziert. In seiner Erörterung der unterschiedlichen Ansätze gibt er dem Ansatz Feusers den Vorzug, weil er »[m]it der Einführung des Begriffs der ›GESAMTSITUATION‹ […] [den] Begriff Krankheit, der bei allen anderen Theorien durch deren Beschränkung auf Teilbereiche des ›In-der-Welt-Seins‹ ihrer Klienten zumindest implizit noch im Zentrum der Bemühungen stand, [aufhebt]« (Rödler, 1983, S. 184). Als »zentrale Aussagen« Feusers beschreibt er, »den Behinderten als SUBJEKT im pädagogischen Prozeß durch Orientierung an seiner GESAMTSITUATION und nicht an seiner Defektivität« zu betrachten (ebd., Großschreibungen wie im Original). Allerdings kritisiert Rödler an

Feuser, dass er »in seinen konkreten Überlegungen von einer Vorstellung von ›normalem‹ Verhalten geleitet ist« (ebd., S. 187). Diese Kritik sieht er im Kontext eines allgemeinen sonderpädagogischen Problems: dass die Praxis nach ihren praktischen Ergebnissen beurteilt wird und nicht nach der Theorie (ebd., S. 246). Siehe dazu auch Feuser (1979), auf den sich Rödler bezieht.

Wie beschrieben zeigt die Darstellung Rödlers einen Stand in der Autismusforschung oder -theorie, der sich in den darauffolgenden Jahren deutlich änderte. Die in den 1980er Jahren zunehmende Dominanz der Neurowissenschaften geht damit einher, dass der hochfunktionale Autismus oder das Asperger-Syndrom vom Rand in die Mitte der Betrachtungen rückt. Was dennoch geblieben ist, ist die Betrachtung von Autismus als Defekt. Feuser stellt in einem Jubiläumsvortrag für den Verein »Hilfe für das autistische Kind« fest, dass

> »es unserer Gesellschaft in der Zeitspanne der 60 Jahre, die seit den Erstbeschreibungen des ›frühkindlichen Autismus‹ durch Kanner (1943, 1944) und der ›Autistischen Psychopathie‹ durch Asperger (1944, 1968) bis heute vergangen sind, noch nicht gelungen ist, in Bezug auf autistische Menschen eine grundsätzlich subjekt- und personorientierte Position einzunehmen« (Feuser, 2001, o. S.).

Er führt dabei weiter aus:

> »Simon Baron-Cohen (2000) stellt zu Beginn einer Schrift, mit der er engagiert vorträgt, daß kein überzeugender Grund dafür besteht, Menschen mit Asperger-Syndrom oder ›high-functioning autism‹ als behindert zu etikettieren, fest, daß wir uns längst daran gewöhnt haben, Autismus als eine ›psychiatrische Kategorie‹, eine ›Störung‹, eine ›Unfähigkeit‹, eine ›Behinderung‹ zu beurteilen. [...] In der Folge resultiert eine Wahrnehmung des autistischen Menschen, die [...] die an ihm beobacht- und beschreibbare ›Merkmale‹ [...] als ›Eigenschaften‹ des betroffenen Menschen bewertet, als sein innerstes psychisches Wesen, d. h. als die ihm eigene ›Natur‹. In der Folge wird diese Bewertung in den gesellschaftlichen Normen unserer Erwartungen darüber gespiegelt, was ein Mensch eines bestimmten Alters zu leisten hätte und wie er sich in einer bestimmten Situation zu verhalten habe. So erscheint uns dieser Mensch schließlich als ›pathologisch‹. Er ist für uns dann so, wie wir meinen, daß er sei« (ebd.).

Durch die Dominanz der Neuropsychologie in der Autismusforschung seit den späten 1980er Jahren dringt eine so umfassende Sichtweise wie die Feusers nicht mehr in den wissenschaftlichen Diskurs vor. Die psychologische Sichtweise sucht den Autismus im Individuum; das soziale und kommunikative Umfeld autistischer Menschen wird methodisch als »Störfaktor« begriffen, sodass die Forschung im Wesentlichen in der Klinik stattfindet. Durch die Befunde, etwa die von Simon Baron-Cohen, die Feuser zitiert, dringt sie dennoch hier und da in das Forschungsfeld ein und trifft auf Wissenschaftler, die für sie – methodisch – blind sind. Um das zumindest ein wenig zu beleuchten, lohnt es sich, die Entwicklung der Neuropsychologie in der Autismusforschung, wenn auch nur grob umrissen, zu betrachten.

Die Neuropsychologie in der Autismusforschung

Ab Mitte der 1980er Jahre entstand ein neuropsychologisches Erklärungsmodell für Autismus, das drei »Kernmerkmale« des Autismus identifiziert: eine wenig entwickelte »Theory of Mind«, eine schwache »Zentrale Kohärenz« und schwach ausgebildete »Exekutive Funktionen«. Neben anderen geht das neuropsychologische Erklärungsmodell insbesondere auf Frith und Baron-Cohen zurück. Dieses Erklärungsmodell entwickelte sich nicht nur zu einem »Erfolgsmodell« in der Autismusforschung, sondern spielte auch für die Entwicklung der Neuropsychologie zu einer wissenschaftlichen Disziplin eine entscheidende Rolle. Frith beschreibt den von ihr »cognitive view« genannten Ansatz: »The cognitive view to put it simple maintains that between behaviour and brain there is a legitimate level of description: the mind. [...] the cognitive approach attempts to explain behaviour by a set of mental processes and mechanisms« (Frith, 1991, S. 16). Der Autor der vorliegenden Arbeit ist sich nicht sicher, wie diese Wissenschaftsdisziplin adäquat benannt werden kann. Das, was Frith mit »cognitive view« bezeichnet, entspricht dem, was der Autor unter »Neuropsychologie« versteht. In einer Abgrenzung zur Neurobiologie genauso, wie es in dem Zitat beschrieben wird.

Das Erklärungspotenzial dieses Ansatzes wächst in der Folgezeit noch deutlich, weil immer mehr und präzisere bildgebende Verfahren in der Lage sind, solche mentalen Vorgänge mit Aktivitäten einzelner Hirnareale in Verbindung zu bringen. Einen »populistischen« Höhepunkt erreichte diese Wissenschaftsdisziplin Ende der 1990er Jahre mit der Entdeckung der »Spiegelneuronen«. Manche, insbesondere populärwissenschaftliche Veröffentlichungen erweckten den Eindruck, mit dieser Entdeckung die menschliche Psyche entschlüsselt zu haben. Hier wog für autistische Menschen die später widerlegte These schwer, dass sie über keine Spiegelneuronen verfügen sollten. Gemeinsam mit der Vorstellung, dass Spiegelneuronen das sind, was Menschen menschlich mache, erzeugte dies ein ausgesprochen problematisches Autismusbild.

Es wurde bereits aufgezeigt, dass die Befunde bildgebender Verfahren über das Gehirn gedeutet werden müssen, um Erkenntnisse zu liefern. Das gilt sicherlich nicht nur für den Autismusbereich. Tatsächlich bildet die Variation menschlicher Gehirnaktivitäten, wie sie durch die bildgebenden Verfahren in Erscheinung treten, ein Rauschen, in dem es nicht leicht zu sein scheint, spezifisch autistische Muster zu identifizieren. Baron-Cohen (2003) skizziert die zu seiner Zeit gefundenen Kriterien für autistisches Denken aus neuropsychologischer Sicht. All diese Kriterien haben aber das Manko, nicht direkt mit Befunden aus bildgebenden Verfahren verknüpft werden zu können. Es bleibt eine Erklärungslücke zwischen neuropsychologischen und neurobiologischen Forschungsbefunden.

Dennoch ist es bis in die heutige Zeit weitgehend unbestritten, dass die Autismusforschung eine neuropsychologische Forschung sein soll. Es gibt eine Reihe weiterer Ansätze, für die bestehenden Befunde einen passenden neurobiologischen Theorierahmen zu finden (Theunissen [2016] gibt einen umfassenden Überblick darüber). Mit diesen Ansätzen wird vor allem auch versucht, eine Alternative zur Vorstellung zu finden, Autismus ließe sich als Abweichung von einer Normalität menschlichen Denkens verstehen. Wenn auch oft nicht explizit, ist diese Vorstellung in der neuropsychologischen Forschung noch recht verbreitet. Nicht umsonst veröffentlichte Tebartz van Elst (2016a) ein Buch, in dem er diese Grundeinstellung infrage stellt. Interessanter Weise lassen all diese neuropsychologischen Befunde auch nichtdefizitäre Deutungen zu. Frith schreibt dazu:

> »Theory of Mind oder Mentalisieren wird besser als Prozess verstanden, der auf zwei Wegen stattfindet: Entweder als unbewusstes und automatisches Verfolgen von mentalen Zuständen (z.B. Wünsche, Absichten, Gedanken) oder als bewusste und absichtliche Zuschreibung solcher Zustände. [...] Die Idee der Weak Central Coherence konnte langfristig nicht bestätigt werden. Sie wird nun als besonderer Informationsverarbeitungsstil (Detailfokussierung) konzeptionalisiert« (Frith, 2019, S. 21).

Das lässt sich analog auf andere neuropsychologische Konzepte übertragen, die mit Autismus in Verbindung gebracht werden. Neben Frith ist wohl Baron-Cohen einer der bekanntesten Verfechter solcher nichtdefizitärer Deutungen neuropsychologischer Erklärungsansätze.

Seit einiger Zeit tauchen mit zunehmend verfeinerten bildgebenden Verfahren Befunde auf, die Autismus im Kontext der neuronalen Vernetzung verschiedener Hirnareale fassen. Auf diese Befunde wird am Ende der Arbeit näher eingegangen werden; gut beschrieben sind sie etwa in Theunissen (2016) im Kapitel »Theorie der neuronalen Hyperkonnektivität«. Die Befunde werden unter dem Begriff »Funktionale Konnektivität« beziehungsweise »functional connectivity« zusammengefasst. An den meisten dazu veröffentlichten Arbeiten sind ganze Wissenschaftlerteams beteiligt. Auch wenn die Forschungen in diesem Bereich bei Weitem noch nicht abgeschlossen sind, zeichnet sich ab, dass sich die neuropsychologischen Ansätze darin einbetten lassen. Tebartz van Elst (2016a) greift diesen Befund der neuronalen Vernetzung ebenfalls auf und liefert eine neuropsychologische Erklärung: er versteht menschliches Denken in einem Spektrum zwischen »holistischem« und »autistischem« Denken. Dem holistischen Denken entspricht dann das Gehirn, in dem entfernte Bereiche dichter vernetzt sind, dem autistischen Denken das eher lose vernetzte. Tebartz van Elst verfolgt einen dimensionalen Ansatz zum Autismusverständnis. Autismus ist demnach ein Denken, das sich auf der autistischen Seite des Spektrums befindet; wo dabei der »Cut-off« zu finden ist, die Grenze, ab der von Autismus gesprochen werden kann, ist dabei aus wissenschaftlicher Sicht willkürlich gesetzt.

Krankheit, Störung oder Persönlichkeitsmerkmal?

Eng mit der Frage der Dimensionalität hängt auch die Frage zusammen, ob oder wie weit Autismus als menschliche Variation betrachtet werden muss – und die damit einhergehenden Behinderungen als Barrieren einer Mehrheitsgesellschaft. Das Buch *Asperger's Syndrome* von Tony Attwood (1997) gehört wohl mit zu den ersten, die ein autistisches Anderssein explizit nicht als Defizit interpretieren. Attwood betrachtet hier (hochfunktionale) autistische Menschen als Menschen eines bestimmten Persönlichkeitstyps, die weniger eine Therapie als eine integrierende Haltung ihrer sozialen Umgebung benötigen. Er schlägt vor, die Diagnose durch ein

»Coming-out« vergleichbar mit dem homosexueller Menschen zu ersetzen. Nur wenige Jahre später schlägt Baron-Cohen als Konsequenz seiner neuropsychologischen Überlegungen vor, Autismus als ein Persönlichkeitsmerkmal und nicht als »Störung« anzusehen. Im Englischen gibt es hierfür den Begriff »condition«, den Baron-Cohen anstelle von »disorder« verwendet (siehe Baron-Cohen, 2003; zum Störungsbegriff auch Tebartz van Elst, 2016a, S. 37ff.). Auch wenn sich diese Sichtweise zumindest im hochfunktionalen Bereich langsam verbreitet, ist die Frage, ob Autismus als Persönlichkeitsmerkmal oder »Störung« verstanden werden soll, unter Autismusforschern nach wie vor umstritten. Auf diversen wissenschaftlichen Tagungen machte der Autor die Erfahrung, dass in Keynotes von namhaften Wissenschaftlern die Sicht als Persönlichkeitsmerkmal eingefordert wurde, in den wissenschaftlichen Vorträgen aber die Sicht als »Störung« vorherrschte.

Anders die neuropsychologische Forschungsgruppe »The Montreal Cognitive Neuroscience Autism Research Group« um Laurent Mottron.[4] Ein zentrales Thema dieser Forschungsgruppe ist, autistisches Denken als ein »bottom-up«-Denken zu verstehen, das aus einzelnen Phänomenen die Konzepte erst entwickelt, im Unterschied zu dem gängigeren »top-down«-Denken, das Phänomene in bereits vorhandene Konzepte einordnet. Dabei meint »bottom-up« von konkreter Wahrnehmung ausgehend zu (sprachlich gefassten) Konzepten, »top-down« das Umgekehrte. Autistisches Denken wird hier als ein Denkstil verstanden, als eine Präferenz für ein bestimmtes Denken, der keine Unfähigkeit zugrunde liegt. Diese Gruppe forscht zwar in einer klassischen neuropsychologischen Weise, veröffentlichte aber eine Reihe bemerkenswerter Befunde, die einem Grundverständnis vieler Autismusforscher widersprechen. Neben den autistischen Denkstilen betrifft dies auch die Intelligenz niedrigfunktionaler und insbesondere nichtsprechender Autisten oder den Sinn und Inhalt von Frühförderungen.

Darüber hinaus gibt es noch weitere Ansätze in der Autismusforschung, die versuchen, die skizzierten Grenzen der »klassischen« neuropsychologischen Forschung zu überwinden. Sie knüpfen ebenfalls an die Neurowissenschaften an, weichen aber in Hinblick auf verwendete Methoden oder Veröffentlichungsformen von den Standards einer medizinisch psychologischen Forschung ab. Zu nennen sind hier insbesondere Ansätze

4 http://www.autismresearchgroupmontreal.ca

einer Forschungsgruppe um Wendy Lawson oder von den Makrams. Die Gruppe um Lawson stellt insbesondere die Beobachtung ins Zentrum ihrer Betrachtungen, dass autistische Menschen oft einen recht engen Wahrnehmungsfokus zeigen (Lawson et al., 2005). Kamilla und Henry Makram, Eltern eines autistischen Sohnes, gehen in ihrem Ansatz von der Hypothese aus, dass autistische Menschen zu viel zu intensiv wahrnehmen und von einer Welt überfordert werden, die zu viel (unterschiedlichen) sensorischen Input liefert (Makram & Makram, 2012). Beiden Ansätzen liegen Modelle zur Funktionsweise der Wahrnehmungsverarbeitung zugrunde, die Überlegungen aus der Kybernetik einbeziehen. Auch wenn es noch nicht gelungen ist, solche Überlegungen in einem streng wissenschaftlichen Sinne auf neurobiologische oder -psychologische Befunde zu beziehen, ermöglichen sie ein Verständnis für die Dynamik der Vorgänge, die sich im Gehirn beobachten lassen. Daher regt auch André Zimpel (2009) die Verwendung von Erkenntnissen aus der Kybernetik zum Verständnis von Wahrnehmungs- und Informationsverarbeitung an. Er hat neben seinen pädagogischen Ausbildungen auch eine als Mathematiker. Auch in der Forschungsgruppe um Wendy Lawson und Dinah Murray befindet sich mit Mike Lesser ein Mathematiker. Interdisziplinarität ist offenbar ein Weg, die Perspektiven einer Forschungsrichtung zu erweitern.

Diese Ansätze verstehen autistische Denk- und Wahrnehmungsweisen als Teil einer vorhandenen Varietät menschlicher Denk- und Wahrnehmungsweisen. Aus dieser Idee heraus hat sich um die letzte Jahrtausendwende die mit dem Begriff »neurodiversity« verbundene Idee entwickelt, menschliche Variation auch hinsichtlich neurologischer Aspekte zu betrachten. Der Begriff »neurodiversity« geht auf Judy Singer (1998) zurück, die ihn in einer Radiosendung verwendet hatte. Als umfassende Darstellungen sind hier auch Armstrong (2010) und Silberman (2015) zu nennen. Hier wird über Autismus hinaus ein Spektrum an menschlichen Denk- und Wahrnehmungsweisen gesehen, die als Teil einer »natürlichen« Varietät verstanden werden sollen. Ein solcher Ansatz eröffnet auch neue Perspektiven in der Forschung: Wird Autismus als eine Variation menschlichen Denkens und Wahrnehmens verstanden, die nur eine kleine Minderheit ausgebildet hat, stellt sich unweigerlich die Frage nach den sozialen Umgebungen, in denen autistische Menschen leben. Diese werden aller Wahrscheinlichkeit nach den Denk- und Wahrnehmungsweisen der Mehrheit angepasst sein. Das Denken und Wahrnehmen der Mehrheitsbevölkerung wird so zu einer Barriere für Menschen, deren Denken und

Wahrnehmen sich grundlegend davon unterscheidet. Dass dies gravierende Auswirkungen auf die Sozialisation autistischer Menschen haben kann, ist naheliegend. Zimpel vergleicht in Kleiner et al. (2016) recht anschaulich die Barrieren, die autistische Menschen erfahren, mit denen von Menschen, die auf einen Rollstuhl angewiesen sind. Es erscheint auch naheliegend, dass solche Aspekte der Sozialisation in einem unpassenden sozialen Umfeld durchaus prägend dafür sein können, wie Autismus konkret in Erscheinung tritt. Insgesamt sind solche Aspekte der Sozialisation autistischer Menschen bislang nur wenig erforscht.

> »Tempel Grandin, selbst Autistin, deren Aussagen weltweit Gehör finden, stellte auf einer Autismuskonferenz in Toronto von 1998 die Frage danach, was passieren würde, wenn alle Autismusgene aus dem Genpool eliminiert wären und antwortete, daß man dann eine Gruppe von Leuten hätte, die herumstehen, plaudern und Kontakte knüpfen und nichts mehr zustande bringen. Baron-Cohen meint, daß dies auf nette Weise verdeutlicht, daß Autismusgene vielleicht zu einer Bandbreite unterschiedlichster kognitiver Strukturen führen, die einen enormen praktischen Wert haben« (Feuser, 2001, o. S.).

Dieses Zitat Feusers erstaunt, und zwar deswegen, weil heute, fast zwei Jahrzehnte später, die psychologische Autismusforschung an demselben Punkt zu stehen scheint, wie zur Zeit des Vortrags. Dabei ist die Frage, wie Autismus und autistische Menschen betrachtet werden, alles andere als marginal. In demselben Vortrag zitiert Feuser Martin Buber: »›Der Mensch wird am Du zum Ich‹ […]. Das aber bedeutet, daß er zu dem Ich wird, dessen Du wir ihm sind!« (ebd.).

Forschende in eigener Sache

Grandin gehört wohl zu den ersten und bekanntesten autistischen Menschen, die sich zum Thema Autismus äußerten (Grandin, 1983). Ihre früheren Veröffentlichungen gründen im Wesentlichen auf ihren eigenen Erfahrungen und ihrem eigenen Erleben, während in den späteren Veröffentlichungen zunehmend Erfahrungen anderer autistischer Menschen miteinfließen (siehe hierfür exemplarisch Grandin, 1995, 2000). In Grandin und Panek (2013) fasst sie ihre Ideen über autistisches Denken und autistische Denkstile, wie beispielsweise Denken in Bildern, in einer prägnanten Form zusammen. Manche dieser späteren Veröffentlichungen tätigte sie zusammen mit anderen autistischen Autoren und fügte so ihrer eigenen eine weitere Perspektive hinzu. Grandin wurde vor allem mit ihrer These bekannt, dass autistische Menschen Bilderdenker seien. Aufgrund von Widersprüchen insbesondere von autistischen Menschen modifizierte und erweiterte sie diesen Ansatz mit der Zeit, indem sie das Bilderdenken als eines von drei autistischen Denktypen einordnete (darauf geht sie in Grandin & Panek, 2013 ein). Interessant ist dabei auch, dass der »Bilderdenker«-Ansatz auch in der neurobiologischen Forschung auftaucht. So gibt es neurobiologische Forschungen, die darauf hindeuten, dass autistische Menschen mehr dazu tendieren, ihre visuellen Bereiche des Denkens zu nutzen, und dies mit einer schwächeren funktionalen Interkonnektivität in Zusammenhang bringen (siehe dazu exemplarisch Sahyoun, 2010). Somit hat der Ansatz der funktionalen Konnektivität zwischen entfernten Bereichen des Gehirns auch das Potenzial, Grandins Thesen zu erklären. Darauf wird am Ende noch näher eingegangen.

Neben Grandin gibt es nur noch wenige weitere autistische Menschen, die sich in irgendeiner Form an Autismusforschung beteiligen. Bereits genannt wurden die Forschungsgruppe um Lawson und die um Mottron in Montreal, die mit einem 2006 veröffentlichten Ansatz zur Autismusforschung bekannt wurde, in dem Autismus nicht mehr als Defizit verstanden wurde (Mottron et al., 2006). Die stringent neuropsychologische und -biologische Arbeit dieser Gruppe genießt weltweit hohes Ansehen. Mit ihrem Ansatz, Autismus unter dem Aspekt einer erweiterten Wahrnehmungsverarbeitung zu verstehen, ist es dieser Forschungsgruppe gelungen, ein nichtdefizitäres Autismusverständnis zu entwickeln, das gut zu den neurobiologischen Befunden der funktionalen Interkonnektivität passt. Dies wird am Ende der vorliegenden Arbeit aufgegriffen. Auch die Forschungsgruppe Wendy Lawson, Mike Lesser und Dinah Murray hat einflussreiche Veröffentlichungen getätigt, von denen insbesondere die Monotropismustheorie zu nennen ist (Lawson et al., 2005). In dieser Gruppe sind Wendy Lawson und wohl auch Mike Lesser autistisch; Dinah Murray hat einen autistischen Sohn. In Deutschland ist vor allen Dingen die Autismus-Forschungs-Kooperation (AFK) zu nennen, die 2008 gegründet wurde.[5] Der Autor hat die Gründung mitverfolgt und ist Mitglied der AFK. Interessant

5 http://autismus-forschungs-kooperation.de

ist ihr Ansatz, Forschungen durchzuführen, die für den Alltag autistischer Menschen relevant sind, und mithilfe der Ergebnisse Änderungen herbeizuführen. So wurde beispielsweise eine Studie über Autismusvorstellungen von Ärzten durchgeführt und die Ergebnisse wiederum Ärzten zu Verfügung gestellt, um ihre Kompetenzen im Autismusbereich zu erhöhen.

Weitere autistische Menschen nehmen auf Forschungsergebnisse und -theorien Bezug und evaluieren sie vor dem Hintergrund ihrer eigenen Erfahrungen mit anderen autistischen Menschen. In Deutschland ist neben dem Autor vor allem auch Christine Preißmann zu nennen, die seit 2006 zahlreiche Artikel und zwischen 2013 und 2018 sechs Monografien veröffentlicht hat. Besonders erwähnenswert sind *Glück und Lebenszufriedenheit für Menschen mit Autismus* (2015) und *Asperger: Leben in zwei Welten: Betroffene berichten: Das hilft mir in Beruf, Partnerschaft & Alltag* (2018).[6] In beiden Werken kommen jeweils mehrere autistische Menschen zu Wort, sodass die behandelten Themen aus unterschiedlichen autistischen Perspektiven betrachtet werden. In etwas anderer Weise berücksichtigt Torbjörn Andersson verschiedene autistische Perspektiven in seinen Büchern, die sich an Fachkräfte im Autismusbereich wenden. Er sammelt zu seinen Statements jeweils mehrere, teilweise recht unterschiedliche Zitate aus einem großen Internetforum für autistische Menschen. Die Bücher wurden zwischen 2009 und 2016 im Eigenverlag veröffentlicht.[7] Bei den Veröffentlichungen handelt es sich um Unterrichtsmaterial für die Kurse, die seine Firma »ASPI Utbildning AB« für Fachkräfte im Autismus- und ADHS-Bereich anbietet.[8] Diese Firma beschäftigt insgesamt fünf autistische Menschen in Göteborg (Stand 2019).

Zuletzt soll noch der britische Soziologe Damian Milton Erwähnung finden, der sich für eine partizipative Forschung mit autistischen und lernbehinderten Menschen einsetzt. Er war als Gastdozent an diversen Universitäten in Großbritannien tätig und leitet seit 2017 Forschungsmodule in autismusbezogener Sozialpsychologie am Tizard-Center der University of Kent.[9] Er ist auch im Netzwerk »Participatory Autism Research Collective

6 Zu Christine Preißmann siehe https://preissmann.com

7 Siehe dazu http://andet.se (Bücher wie Website sind nur auf Schwedisch verfügbar.)

8 https://aspi.se

9 »Social Psychology of Autism«; siehe https://www.kent.ac.uk/tizard/staff/acadstaff/damian_milton.html und http://damianmiltonsociol.wixsite.com/dmilton-autism (beides 15.12.2018).

(PARC)« aktiv und hat für *Autonomy, the Critical Journal of Interdisciplinary Autism Studies* mehrere Artikel verfasst.[10]

Es ist wahrscheinlich, dass es über das Genannte hinaus weitere Projekte oder Menschen gibt, die aus autistischer Perspektive Autismusforschung gestalten, beeinflussen oder selbst durchführen. Die hier genannten sind die, die dem Autor bekannt sind, mit denen er sich beschäftigt und die ihn beeinflusst haben. Alle haben einen beträchtlichen Hintergrund an Erfahrungen und Reflexionen mit anderen autistischen Menschen. Insgesamt aber sind es welt- wie deutschlandweit nur sehr wenige; leise Stimmen in einer Zeit, in der laute Diskurse Konjunktur haben. Die Wissenschaftliche Gesellschaft Autismus Spektrum hat seit 2010 einen autistischen Beisitzer, seit 2018 sogar zwei, eine Vertreterin der AFK und einen Vertreter von Aspies e.V. (Hajo Seng). Auch wenn immer mehr namhafte Autismusforschende fordern, autistische Menschen (als Subjekte) in die Forschung einzubeziehen, sind partizipative Forschungsansätze nach wie vor sehr selten.

---

10 https://participatoryautismresearch.wordpress.com und http://www.larry-arnold.net/Autonomy/index.php/autonomy/index (beides 15.12.2018).

Autistisches Anderssein

Die Untersuchungen im Feld beginnen mit einer Analyse von sechs Interviews mit Teilnehmenden einer Freizeitveranstaltung von autistischen Menschen für autistische Menschen. Die Zelt- und Kanufreizeit fand mit insgesamt 13 Teilnehmenden in Schweden statt und dauerte zehn Tage. Unter den Teilnehmenden waren sieben Jugendliche, beziehungsweise junge Erwachsene, die keine Betreuungs- oder Organisationsfunktion innehatten; sechs davon konnten in einer Weise kommunizieren, dass es möglich war, Interviews zu führen. Der siebte führte im Wesentlichen innere Dialoge und reagierte nur sporadisch auf Ansprachen.

Sechs Interviews

Freizeiten, die von autistischen Menschen für autistische Menschen organisiert werden, gibt es in Deutschland seit 2005. Der Autor hat diese mit ins Leben gerufen und seither an etwa zehn Freizeiten selbst teilgenommen. Vom Grundansatz waren diese Freizeiten ursprünglich so konzipiert, dass die Trennung zwischen Betreuenden und Betreuten aufgehoben ist. Bei manchen Freizeiten, auch bei der in Schweden 2013, ist eine solche Trennung wieder eingeführt worden, um auch jüngeren und schwerer betroffenen Interessenten eine Teilnahme zu ermöglichen. Aber auch hier ist der Übergang zwischen den Rollen fließend und nicht bei allen Teilnehmenden klar, welche Rolle sie in welcher Situation innehaben.

Die Interviews in dem Camp wurden mit allen sechs Teilnehmenden geführt, die dort einen Status als Betreute hatten und die über eine für das Interview notwendige Sprechkompetenz verfügten. Sie wurden gegen Ende des Camps jeweils einzeln mit den Teilnehmenden geführt. So hatten alle die spezifische Erfahrung, eine Freizeit ausschließlich zusammen mit autistischen Menschen verbracht zu haben, oder Menschen, die zumindest dem autistischen Spektrum sehr nahe sind. Eine Freizeit, die auch davon geprägt war, dass alle Teilnehmenden sich an der Organisation und Gestaltung der Rahmenbedingungen beteiligen mussten – alle nach ihren Möglichkeiten. Den Höhepunkt des Camps stellte eine viertägige Kanutour dar mit Übernachtungen an einfachen Zeltplätzen, ohne Wasser oder Strom. An dieser Tour nahmen bis auf Sönke alle Interviewten teil; Jonas brach die Tour nach zwei Tagen ab, weil er sich davon überfordert fühlte.

Fragestellung und Ziel der Interviews

Sechs Interviews sind nun keine hinreichend große Stichprobe, um auch statistisch valide Aussagen zu generieren. Das ist aber auch nicht die Aufgabe dieser Interviews. Es geht dem Autor dabei, wie in dieser Arbeit insgesamt, vielmehr um das Spezifische, das spezifisch Autistische. Es tritt dann in Erscheinung, wenn sich die Menschen im dafür geeigneten Kontext, insbesondere auch in einer geeigneten Kommunikationsumgebung befinden. Wenn es in Erscheinung tritt, genügen wenige Aussagen und daher auch wenige Interviews, um es zu charakterisieren. Es sind letztlich die Interviews selbst, die in dem Sinne für sich sprechen, dass sie etwas Spezifisches in Erscheinung treten lassen.

Die Camps sind auch im Hinblick auf den diagnostischen Status der Teilnehmenden insofern offen, dass das Vorhandensein einer validen medizinischen Autismus-Diagnose keine Voraussetzung für die Teilnahme ist. Voraussetzung für die Teilnahme ist vielmehr, dass sich die Teilnehmenden in irgendeiner Weise im autistischen Spektrum verorten und vor allen Dingen in der Lage sind, Teil einer für autistische Menschen kompatiblen sozialen Umgebung zu sein. In den Interviews selbst wird erkennbar sein, dass es bei Einzelnen in dem Camp durchaus Unsicherheiten bezüglich ihrer Diagnose gab (konkret bei zwei der Erwachsenen), dies aber nicht als problematisch empfunden wurde. Die sechs interviewten Teilnehmenden verfügen aber alle über eine »offizielle« Autismus-Diagnose; darüber berichten sie in den Interviews.

Die Interviews wurden als Leitfadeninterviews geführt. Da es in den Interviews in erster Linie darauf ankam, den Interviewten Raum zu geben für das, was sie zum Themenfeld erzählen wollten, schien dies eine geeignete Form der Interviewkonzeption zu sein. Der Interviewer hatte die

Leitfadenaufzeichnungen bei den Interviews dabei, verwendete sie aber nicht, sondern führte die Interviews sozusagen auswendig. Der Leitfaden sieht sechs Fragebereiche vor: Die ersten Auseinandersetzungen mit dem eigenen Autismus (»Wie hast du erfahren, dass du autistisch bist?«), die eigene Sicht auf das Thema Autismus (»Was heißt es für dich, autistisch zu sein?«), Erlebnisse auf Freizeiten (»Welche Reisen oder Freizeiten hast du bislang mitgemacht?«), Erlebnisse auf der aktuellen Freizeit (»Schildere, wie du dich hier im Camp fühlst«), das Verhältnis zu anderen Teilnehmenden (»Schildere dein Verhältnis zu den anderen Teilnehmenden«) und die Bedeutung dieser Erfahrungen für die eigene Sichtweise auf das Thema Autismus (»Was heißt es hier im Camp für dich, autistisch zu sein?«) (der Leitfaden ist im Anhang 2a zu finden). Es zeigte sich in den Interviews, dass der letzte Aspekt nicht vermittelt werden konnte und zumindest nicht direkt beantwortet wurde.

Die Längen der Interviews reichen von knapp über zehn bis fast 35 Minuten. Sie spiegeln im Wesentlichen das Redeverhalten der Interviewten wider. Das mit Abstand längste Interview ist mit 34 Minuten und 34 Sekunden (34'34") das von Timo. Er sprach zum einen sehr langsam und in teilweise langen Redewendungen, zum anderen antwortete er auch vergleichsweise ausführlich. Etwa halb so lang waren die Interviews von Sönke (15'46") und Henning (15'06"). Im Unterschied zu Timo sprachen beide sehr schnell; beide hatten neben ihrer Autismus-Diagnose eine ADHS Diagnose und nahmen entsprechende Medikamente. Das Interview von Jonas war mit 13'40" etwas kürzer, was der Interviewer darauf zurückführt, dass er auch sonst eher still war und ihm die Interviewsituation unangenehm zu sein schien. Am kürzesten waren schließlich die Interviews von Melanie (10'49") und Adrian (10'14"), die beide auch sonst während der Freizeit mit Abstand die Ruhigsten waren. Melanie wirkte bei dem Interview ähnlich distanziert wie Jonas, während Adrian durchaus interessiert wirkte. Ihm fiel es aber schwer, Silben deutlich auszusprechen, weswegen er insgesamt nur ungern sprach.

Der Interviewer (= Autor dieser Arbeit) war als Betreuer in der Freizeit tätig und wurde von den Interviewten auch als solcher wahrgenommen. Während der Freizeit wurden die Erwachsenen deutlich als »autistische Vorbilder« wahrgenommen, als Menschen, die im Hinblick auf ihr Verhalten auch als Maßstäbe angesehen wurden. Der Interviewer hat den Eindruck, dass die Interviewten die Interviews auch nutzten, um ihr Autistischsein unter Beweis zu stellen beziehungsweise bei Jonas, zu zeigen, dass sie ihren Autismus erfolgreich überwunden hatten. Es war ihnen offensichtlich auch wichtig, als kompetente Interviewpartner zu erscheinen und ihre Expertise zu ihren Autismuserfahrungen zu zeigen. Die Interviews fanden auf einem Bootssteg in der Nähe der Zelte statt. Sie konnten dort weitgehend ungestört stattfinden; die Interviewpartner waren gerade außer Hörweite von den anderen Teilnehmenden entfernt. Die Interviewten wurden vor dem Interview über dessen Zweck und die mögliche Verwendung des Interviews unterrichtet. Sie erfuhren am Anfang auch, auf welche Dauer sie sich in etwa einzustellen hatten und wie viele Fragen gestellt wurden. Alle Interviews waren sehr selbstläufig. Da der Interviewer längere Gespräche als sehr anstrengend empfindet, insbesondere, wenn er dabei konzentriert sein muss, war er bestrebt, die Interviews kurz zu halten. Zumindest manchen der Interviewten kam dies sicherlich entgegen.

Im Analyseprozess wurden die Interviews in Blöcke von je einer Frage oder Anmerkung des Interviewers und einer Antwort aufgeteilt und mit einer Codierung versehen (s. Anhang 2b). Die Blöcke sind hierbei für jeden Interviewten durchnummeriert, sodass *A 01* für den ersten Block im Interview mit Adrian steht. Bei der Codierung wird beispielsweise Adrians Aussage »[…] dass ich behindert meinetwegen bin […]« (A 09) in zwei Bedeutungszusammenhänge eingegliedert: *Adrian > Anders-Sein > behindert sein, Unterscheidung zwischen autistischem Sein und Verhalten* und *Anders-Sein > Aspekt: Behinderung > behindert sein (Adrian), Hyperaktivität ist das eigentliche Problem (Henning)* (s. Anhang 2c–e). Aus dieser anfänglichen Codierung wurden Themenfelder entwickelt (bspw. Diagnose, Sprachgebrauch, Zeitgefühl, Innen und Außen etc.) und nach einer kritischen Bewertung der Codierung wurde ein Codebaum zur Analyse erstellt; je einer für jedes Interview und einer für die sechs Interviews insgesamt (s. ebd.). Dem Autor war es dabei wichtig, dass die Codierungen das Gesamtbild widerspiegeln, das er von den Interviews hatte, vor allem auch die Intentionen der Interviewten, die Geschichten, die sie in den Interviews erzählten, wiedergeben. Der Codierungsprozess war das Hilfsmittel, diese Gesamtbilder und Erzählungen deutlich werden zu lassen. Bei der finalen Analyse, bei der auch dieser Text entstand, arbeitete der Autor daher auch frei mit den Analysen und ging immer wieder in die Transkripte, um die herausgelösten Codes wieder im Zusammenhang der Gesamtinterviews zu bewerten. Die Namen der Interviewten wurden anonymisiert, die Referenzen zu den Zitaten beziehen sich auf Anhang 2b.

In den Interviews lassen sich zwei zentrale Themenbereiche identifizieren (die detaillierten Analyseschritte werden im Anhang 2b–f dargelegt). Der erste Themenbereich »Anderssein« wird in allen sechs Interviews explizit angesprochen. Es ist allen sechs Interviewten ein zentrales Anliegen, ihr Anderssein und ihren Umgang damit zu thematisieren. Bei Adrian und Jonas ist es die Diagnose, durch die sie sie sich wegen ihres Anderssein stigmatisiert fühlen. Melanie und Timo erfahren ihr Anderssein im Wesentlichen in Gruppen von Gleichaltrigen, zu denen sie sich positionieren, und Henning und Sönke im Kontext des sozialen Rahmens, den sie in ihrer jeweiligen Schule vorfinden. Das Thema Anderssein lässt sich sehr gut anhand dieser drei Aspekte erörtern. Dabei ist auch hilfreich, dass sich in jedem Aspekt jeweils zwei sehr unterschiedliche Umgangsstrategien aufzeigen lassen.

Der zweite zentrale Bereich betrifft das Verhältnis von Innen- und Außenwahrnehmung, das in den Interviews eher implizit auftaucht, ohne direkt genannt zu werden. Dennoch sind die Interviews von diesem Themenbereich durchzogen. In der Analyse der Interviews lassen sich alle in den Interviews angesprochenen Themen einem dieser beiden Bereiche (manchmal auch beiden) zuordnen. Im Zentrum steht hier das Thema »Verstehen und verstanden werden«, was von Sönke und Timo sehr explizit angesprochen wird, aber auch von den anderen, wenn auch weniger explizit. Verstehen bedeutet dabei vor allem, die Differenz von Innen- und Außenwahrnehmung zu überbrücken. Im Sprachgebrauch fallen die Interviews mit Henning und Timo auf, in deren Sprechen ihr jeweils spezifisches Denken deutlich durchscheint. Aber auch Adrian und Sönke fallen durch ihr Sprechen auf, indem sie recht undeutlich oder sehr schnell sprechen. Jonas und Melanie zeigen hier zwar keine Auffälligkeiten, thematisieren beide aber Unterschiede in ihrem Sprachgebrauch, etwa zu Mitschülern. Schließlich fällt in sämtlichen Interviews auf, dass der Interviewer und auch die Interviewten die Interviews insbesondere durch Wiederholungen strukturieren.

Insgesamt ergeben sich aus den Analysen also die zwei zentralen Themenfelder, »Anderssein« und »Innen- und Außenwahrnehmung«; letzteres untergliedert sich in die Bereiche »Verstehen und verstanden werden« und »Sprechen«.

Geschichten vom Anderssein

Allen sechs Interviewten war ihr Anderssein, wie es zu bewerten ist und wie sie damit umgehen, ein zentrales Anliegen. Sie empfanden insbesondere ihre Diagnose als Stigmatisierung, durch die ihr Anderssein, das sie als Teil ihrer Persönlichkeit betrachteten, pathologisiert wurde. Die Interviewten selbst sahen teilweise eher ihr Umfeld (Schule, Familie) als Ursache dafür, dass ihr Anderssein zu einem Problem wurde, als sich selbst. Anhand der sechs Interviews konnten drei Aspekte dieses Befunds herausgearbeitet werden. Die Zuschreibung eines Andersseins, das von den Interviewten als solches nicht so wahrgenommen wurde (Adrian und Jonas), die Frage nach der Akzeptanz eines Andersseins in Gruppenkontexten und ihrer Peergroup (Melanie und Timo) und der Einfluss der Umwelt auf die Art und Weise, wie das eigene Anderssein gelebt werden kann (Henning und Sönke). Insgesamt fällt in den Interviews auf, dass allen auch ihr Verhältnis zu anderen Menschen ein wichtiges Anliegen war. Obwohl dies in den Interviewfragen nur indirekt, in Form ihrer Erfahrungen in und mit Gruppen, angesprochen wurde, kamen die Interviewten im Verlauf der Interviews immer wieder darauf zu sprechen.

Diagnose als Konfliktlösung (Adrian & Jonas)

Adrian und Jonas waren zur Zeit des Interviews 18 bzw. 17 Jahre alt und gingen beide auf ein Gymnasium. Adrian zeigte während des gesamten Camps allen Teilnehmenden gegenüber ein freundliches, aber auch distanziertes Kommunikationsverhalten. Jonas distanzierte sich von Anfang an recht deutlich von der gesamten Gruppe und sprach öfter herablassend über und auch mit anderen Teilnehmenden. Beiden war ein gewisser Privatraum in Form eines Extrazeltes wichtig, das sie allerdings nur sporadisch nutzten; meistens schliefen sie zusammen mit den anderen Teilnehmenden in einem Gruppenzelt. Adrian hatte sich intensiv auf die Freizeit vorbereitet, genaue Geländekarten besorgt und sich mit der Gegend bereits im Vorhinein vertraut gemacht. Während der viertägigen Kanutour war er für die Navigation zuständig. Jonas zeigte während des Camps immer wieder Anzeichen einer Überforderung; er trug sich die meiste Zeit über mit dem Gedanken, vorzeitig abzureisen. Die viertägige Kanutour brach er am zweiten Tag ab, weil er sich überfordert fühlte, obwohl er zu Beginn die Einschätzung hatte, eher besser als die anderen mit dem viertägigen Aufenthalt in der Wildnis zurechtkommen zu können. Hier, wie auch bei anderen Gelegenheiten, zeigte sich bei ihm eine deutliche Diskrepanz zwischen seinen

Selbsteinschätzungen und seinem tatsächlichen Umgang mit den entsprechenden Situationen.

Jonas sprach während des Interviews bedächtig und mit langen Pausen; sein Sprachgebrauch war auffallend korrekt. Adrian dagegen nuschelte sehr und war teilweise schwer zu verstehen. Beide hatten in den Interviews keine besonderen Interessen erwähnt. Adrian hatte allerdings ausgeprägte Spezialinteressen, über die er während der Freizeit auch sprach; neben dem öffentlichen Nahverkehr war es auch das Navigieren in der Landschaft mithilfe von Landkarten und GPS. Das konnte er während der Fahrt gut zur Anwendung bringen. Jonas' Interessen sind dagegen bis zum Ende der Freizeit unklar geblieben.

Adrian und Jonas berichteten beide, dass ihre Diagnose quasi missbraucht worden sei, um innerfamiliäre Konflikte zu lösen. Adrian war in der sechsten Klasse, als er seine Diagnose erhalten hatte: »Ja, als es zu Hause nicht mehr so funktioniert mit meinen Eltern zusammen, weil da gab's viel Streit und dann kam ich auch in ein Krankenhaus mit einmal« (A 02). Jonas erhielt seine Diagnose, als er in der dritten Klasse war: »[D]a war es so, dass meine Mutter ähm mit mir einige Tests also, meine Mutter ähm im Allgemeinen so verschiedene Sachen überlegt hat, die erklären sollten, was mit u., ihren Kindern, also mir und meine Schwester und so, ich sag mal allgemein, das Problem ist« (J 01). Als Anlass für die Diagnose gab er an, »dass sie [seine Mutter] gerade ein Buch über Autismus gelesen hat« (J 02). Beide empfanden ihre Diagnose durchaus als stigmatisierend und als Zuweisung, die eher fragwürdig erschien. Adrian sagte im Hinblick auf den ihm gewährten Nachteilsausgleich in der Schule: »Aber manche denken auch, manche Lehrer, das liegt an meiner, dass ich eine LRS habe, die anerkannt ist oder ob ich die richtig hab', ist auch die Frage, aber steht jetzt in meinem Zeugnis auch immer« (A 07). In Hinblick auf seine Erfahrungen mit seinem Autistischsein schilderte er: »[I]ch glaub', ich bin jetzt schon anders, also in der Schule gibt's schon also einige, die dann mich ärgern [...] weil meine Klasse weiß, was ich habe, und ich weiß ja nun nicht, ob es nur deshalb ist oder ob es an meinen autistischen Störungen liegt oder weil ich mich nur anders verhalte« (A 09). Jonas benennt diese Stigmatisierung explizit: »Ich finde es [das Autistischsein] verbindet sich vor allen Dingen mit der Erfahrung, ähm ausgeschlossen zu sein. Also ich sag mal, ich weiß nicht, ob es das Wort gibt, Exklusion« (J 06).

Jonas verbindet mit seiner Autismus-Diagnose, »dass ich vielleicht mal ein bisschen Schwierigkeiten habe, auf andere Leute zuzugehen, also diese bekannte Schüchternheit manchmal« (J 03). Konkret, dass er »eher weniger Blickkontakt« halte (J 03) und »mal eben so die üblichen Probleme mit ähm unterschwellig Ironie verstehen« könne (J 09). Unterschiede erkannte er nicht nur in der Kommunikation oder in seinem Verhalten, sondern auch in Hinsicht auf seine Wahrnehmung: »Ansonsten vielleicht eine leichte Lernschwierigkeit, also dass ich eben auf andere Dinge zuerst achte« (J 03). Jonas' Beschreibungen seines Autistischseins wirken, als wenn sie ihm von außen nahegelegt worden wären. Auch seine Wahrnehmungspräferenzen beschrieb er als Unterschied zu einer Norm und bezeichnete sie mit »Lernschwierigkeit«, einem Begriff, der aus einem therapeutischen Kontext stammt. Ins Gewicht fielen bei ihm aber die sozialen Effekte, die er mit seinem Autismus verband, »also dass es eine isolierte Zone [zwischen ihm und den ›Grüppchen‹] gibt, also [...] dass ich nicht als normal angesehen werde« (J 06). Für seine Gruppenerfahrungen, die er aus seiner Perspektive beschrieb, verwendete er ein räumliches Bild: »isolierte Zone«.

Adrian hatte sich offenbar noch nicht sehr intensiv mit seiner Autismus-Diagnose auseinandergesetzt. Auf die Frage, ob er sie als passend empfinde, antwortete er: »Hab' ich mir noch nicht so überlegt« (A 08). Im Umgang mit den anderen Autisten im Camp fielen ihm vor allen Dingen die »anderen« Verhaltensweisen als Gemeinsamkeit mit den anderen auf: »[A]lso wir verhalten uns ja auch anders; das ist mehr so ein Verhalten, wie das anders ist« (A 23). Das einzige, was sich für ihn durch die Diagnose geändert hat, war, »dass ich, man wusste, mein Verhalten manchmal erklären konnte, warum ich so bin« (A 06). Geändert hat sich dadurch offenbar eher die Umgebung, die jetzt sein Verhalten einordnen konnte. In der Schule schien er dabei eher weniger Schwierigkeiten zu haben: »[L]iegt auch an der Klasse, die ja recht nett ist. [...] Kommt immer auf die Leute an« (A 13). Adrian nutzte die Freizeit, um sich mit seiner Diagnose auseinanderzusetzen. Als es um die Unterschiede seiner Erfahrungen auf der aktuellen Reise zu Klassenreisen ging, sagte er, »auch über Autismus hab' ich mich unterhalten ganz lange mit, lange unterhalten auch gestern Abend auch noch« (A 26). Er kommt dabei zum Schluss: »Also schon, ich ja auch, ich gehör auch dazu, aber ... Ein gewisser Unterschied ist schon da« (A 22). Durch den Austausch mit anderen Autisten kann er sich zunehmend in der eigentlich als äußere Zuschreibung empfundenen Diagnose wiederfinden.

Anders Jonas. Er versuchte, seinen Autismus zu überwinden, den er weniger als Teil seiner Persönlichkeit sah, sondern eher als eine episodische Angelegenheit in seinem Leben. Zur Frage, wie er sich im Camp zusammen mit anderen Autisten fühlt, antwortete er, dass »ich will nicht sagen, man selbst sein kann, weil ich bin auch nicht unbedingt immer autistisch« (J 14). Laut ihm kann man autistische Verhaltens- und Wahrnehmungsweisen durch Üben überwinden: »[I]ch denke, dass ich darin mittlerweile ziemlich gut bin, also auch selbst Ironie oder sowas anzuwenden, als auch ähm, es bei anderen herauszulesen« (J 09). Er glaubte auch, schon recht weit gekommen zu sein: »[I]ch [bin] meistens ein bisschen genervt [...] von den Verhaltensmustern, die ich auch, ich auch ein bisschen von mir kenne, und dann denke, wieso machen sie die, machen sie quasi die gleichen Fehler, die ich vor ein paar Monaten noch gemacht habe?« (J 16). Seine Motivation war dabei, die Position, die er anderen gegenüber innehatte, zu verbessern: »Weil ich hier [im Camp] quasi ähm nicht relativ weit unten bin, sondern eher relativ weit oben« (J 17). Seine Vorbilder waren die anderen, von denen er sich ausgeschlossen fühlte: »[B]ei anderen ist es eher so, dass ich die quasi mehr so ein bisschen bewundert habe, von wegen wenn sich da irgendwelche Grüppchen gebildet haben von ganz alleine« (J 17).

Adrian und Jonas nahmen beide ihre Autismus-Diagnose als eine Zuschreibung wahr, die weniger mit ihnen selbst als mit ihrer Umwelt zu tun hatte. Ihnen fiel es schwer, diese Diagnose mit einem eigenen Erleben zu verbinden; stattdessen verband sie sich mit dem, was ihnen von außen als Verhaltensauffälligkeiten vermittelt wurde. Während Adrian sich in seinem schulischen Umfeld gut angenommen fühlte, empfand sich Jonas als ausgeschlossen. Seine Strategie, damit umzugehen, bestand aus Versuchen, seinen Autismus durch das Erlernen von Kommunikationstechniken zu überwinden. Adrian dagegen wirkte eher suchend und nutzte das Camp, um mehr über seinen Autismus herauszufinden.

Gruppenerfahrungen (Melanie & Timo)

Melanie war zur Zeit des Camps Anfang 20; das genaue Alter ist dem Interviewer nicht bekannt. Sie absolvierte gerade eine berufsvorbereitende Maßnahme und hatte eine deutliche Vorliebe für Pferde, was sie aber nur selten thematisierte. Ihre Autismus-Diagnose hatte sie im Alter von 14 Jahren erhalten. Timos Autismus-Diagnose war zur Zeit des Camps recht frisch; er hatte sie im Jahr zuvor erhalten. Er hatte gerade die Abiturprüfung hinter sich gebracht und beabsichtigte, in einem Berufsbildungswerk eine Ausbildung zu beginnen. Er beschäftigte sich am liebsten mit Mathematik, worüber er häufig sprach. Timo sprach langsam und bedächtig, hatte teilweise einen kreativen Umgang mit der Grammatik, um seine Gedanken in Worte zu fassen, und versicherte sich mehrmals, dass er in dem Interview alles richtig machte und die Fragen korrekt beantwortete. Melanie sprach auffallend korrekt und manchmal sehr leise. Im Vergleich zu den anderen Teilnehmenden wirkten beide eher erwachsen und manchmal auch abgeklärt.

Timo hatte seine Diagnose aufgrund von Schwierigkeiten in der Schule erhalten; sein Weg zur Diagnose war bis dahin recht lang. Es ging vor allem darum, sein Anderssein adäquat einzuschätzen. Die Einschätzung vor der Diagnose war: »[I]ch wurde nicht geärgert damals, weil ich anders war, sondern ich bin anders geworden, weil ich geärgert wurde« (T 01). Sein Anderssein war dagegen unbestritten: »Ja, das war seit meiner Kindheit; ich war immer komplett anders« (T 03), nur die Einordnung war unsicher: »[D]ie waren nicht der Meinung, dass ich anders war, sondern, ich verhalte mich anders« (T 03). Aufgrund seines Andersseins hatte er in der Schule Schwierigkeiten mit seinen Mitschülern: »[D]amals wurde ich ja von jedem einzelnen ja eigentlich in der Klasse geärgert« (T 33). Auch Melanie hatte ihre Diagnose aufgrund ihres Verhaltens erhalten, »weil ich in der Schule wieder auffällig geworden bin. Das war halt nicht ganz normal mein Verhalten« (M 02). Anders als Timo hat sie weniger Probleme mit anderen Menschen erlebt: »Ich komm auch durchaus mit den Normalen schon einigermaßen zurecht« (M 07). Daher ist für Melanie ihr Anderssein nicht problematisch: »[Ich] bin halt anders, aber das ist für mich nicht so schlimm, also es geht« (M 07).

Timo begegnete den Ausgrenzungen, die er erlebte, mit rationalen Erklärungen, die ihn selbst in die Position des Stärkeren setzten: »[I]ch les' ›Welt der Wunder‹, da drinne steht zum Beispiel mit der Mobbing-Geschichte, […] das ist von denen eigentlich gar keine Stärke, man fühlt ja immer, oh, die sind stärker, man selbst ist schwächer. Aber es ist genau andersrum« (T 27). Er sah diese Ausgrenzungen als Teil sozialer Dynamiken, über die diejenigen, die ihn ärgerten, auch keine Kontrolle hatten: »[I]ch wurde geärgert, aber von vielen wurde ich nicht mit Absicht geärgert, die haben nur mitgeärgert, damit sie selbst nicht geärgert werden« (T 26). Als Konsequenz war er am Ende alleine: Im Sportunterricht beispielsweise,

»da wurd' ich immer als letztes gewählt oder auch gar nicht« (T 49), weswegen er von »den Lehrern« von Gruppenaktivitäten freigestellt wurde. »[D]ann arbeite ich in der Gruppe sozusagen alleine. [...] Dann bin ich halt meine Gruppe« (T 49).

Melanie dagegen erlebte soziale Situationen eher positiv, als Bereicherung ihrer Erfahrungen: »Ich habe Jungs im Team verstanden, die ich sonst in der Schule nie hätte verstehen können« (M 16). Gruppen boten aus ihrer Sicht Möglichkeiten zum Kontakt mit anderen Menschen, die ansonsten nicht so gegeben waren:

> »Ja, das waren so; die Lehrer haben das auch so gemacht, dass auch, dass sie auch Leute; die haben auch 'ne Rally gemacht, und dann haben sie die Leute, ähm, dann in die Gruppe genommen, wo man, wo sie, hm, die verstehen sich vielleicht nicht so gut, aber die sollen mal versuchen, sich als Team zu verstehen« (M 15).

Teams bilden hier einen übergeordneten Rahmen, dem sich individuelle Verständnisbarrieren unterzuordnen haben, und damit auch einen Rahmen, der Menschen mit Schwierigkeiten, sich mit anderen zu verstehen, entgegenkommen kann.

Eine gute Voraussetzung, mit anderen Menschen in Kontakt zu kommen, sind gemeinsame Interessen. Melanie gab auch an, sie verstünde sich »mit einigen ganz besonders gut, weil auch ich dann auch eben ähnliche Interessen habe« (M 20). Auch Timo kannte diese Erfahrung: »[D]a wir das gleiche Interesse haben, konnte man sich untereinander auch wieder besser verstehen« (T 19). Für ihn kam dabei noch der Wunsch dazu, anderen zu helfen: »Vor allem helf' ich da sehr gerne, damit die nicht wegen ihrer Schwäche geärgert werden« (T55). Die Ausgrenzungserfahrungen, das Geärgertwerden, war für ihn zu einem Interesse geworden, dem er viel Aufmerksamkeit widmete; auch in dem Interview kam er immer wieder darauf zu sprechen. Dabei war ihm auch sehr wichtig zu betonen, dass er sich dem Anpassungsdruck, der durch dieses Ärgern erzeugt wurde, nicht beugte. »Wenn man immer so bleibt wie man ist, dann kommt man besser durch«, schilderte er seine Erfahrungen (T 64). Anders als Melanie, die in Gruppen einen Rahmen finden konnte, der geeignet ist, anderen Menschen näher zu kommen, waren für Timo Gruppen Orte der Ausgrenzung, denen er eine eigene »innere Stärke« entgegenzusetzen versuchte.

Auf die Umgebung kommt es an (Sönke & Henning)

Henning und Sönke hatten im Hinblick auf die Integration in ihre jeweiligen sozialen Umgebungen sehr unterschiedliche Erfahrungen gemacht. Beide hatten eine ausgeprägte Hyperaktivitätsthematik; so erzählte Sönke, dass »ich sehr unruhig war früher immer, so zappelig, mich nicht konzentrieren konnte« (S 04). Während Sönke die Vorstellung hatte, sie weitgehend im Griff zu haben, nahm sie Henning nach wie vor als Problem wahr: »[E]rst die Hyperaktivität kann manchmal Probleme verursachen« (H 08). Beide nahmen deswegen Medikamente. Auch während des Interviews sprachen sie sehr schnell und manchmal auch etwas undeutlich. Henning und Sönke waren 17 bzw. 19 Jahre alt und machten eine Ausbildung in einem Berufsbildungswerk. Sönke musste das Berufsbildungswerk allerdings kurz vor der Freizeit verlassen, da seine Leistungen nicht ausreichten, wie für ihn zuständige Betreuende aus dem Berufsbildungswerk erzählten. Für beide war während des Camps die eigene Selbstständigkeit ein zentrales Thema und auch ein potenzielles Konfliktfeld. Sie reagierten sensibel auf Situationen, in denen sie sich bevormundet fühlten.

Während des Interviews kam Sönke immer wieder darauf zu sprechen, welche Nachteile und Ausgrenzungen er aufgrund seiner Diagnose erfahren hatte. Dafür führte er mehrere Beispiele an: »[B]ei meinem zweiten [Schulbegleiter] durfte ich fast gar nichts mehr mit den andern zusammen machen« (S 05). »Dann hat er mich vom Florballtunier auf einmal abgeholt. […] [Ich] sollte 'ne Mathearbeit nachschreiben, weil ich angeblich 'ne sechs hatte« (S 07, S 08). Diese Extrabehandlung gründete seiner Einschätzung nach nicht nur auf der Diagnose, sondern auf seinem Anderssein überhaupt: »Und ich wurde früher immer als behindert, Behinderter abgestempelt auch schon. […] Auch schon vor der Diagnose mal, ja« (S 13, S 14). Insbesondere seine Schulzeit war von derartigen Erfahrungen geprägt; am Ende musste er in einer Förderschule seine Mittlere Reife machen, weil er in der Regelschule weder mit den maßgeblichen Lehrern noch mit den Mitschülern zurechtkam. »[D]ie [Lehrerin] wollte keine Verantwortung für mich übernehmen. Deswegen durft ich nicht auf die Klassenfahrten mit« (S 30). Aus seiner Sicht hatten die Interventionen in der Schule seine soziale Ausgrenzung verschärft, waren sogar die Ursache dafür. »Ab der Achten konnt ich gar nicht mehr auf die Klassenfahrt mit. […] Weil ich anders war, angeblich anders sei« (S 35, S 37). Sein Anderssein nahm er als eine Zuschreibung wahr, die seinen Ausschluss von gemeinsamen Aktivitäten legitimieren sollte.

Henning dagegen machte ganz andere Erfahrungen in der Schule: »Ich hatte ja den großen Vorteil an einer dänischen Schule und im dänischen Schulsystem zu sein, wo ich sagen muss, dass man da wesentlich, wesentlich besser akzeptiert wird, muss ich sagen« (H 06). Entsprechend war für ihn sein Autistischsein weitgehend positiv besetzt: »Also ich hab' schon vorher [vor der Diagnose] ein bisschen gewusst, dass ich irgendwas hab', irgendwas besonderes hab'« (H 01). Von seiner Umgebung bekam er auch seine Stärken widergespiegelt: »[M]anche Leute haben mich sogar aus Spaß ›wandelndes Lexikon‹ genannt, als Spaß. Also bisschen Komp..., schon als Kompliment« (H 07). Er kann zu seinem Anderssein stehen und es als Ausdruck seiner Besonderheiten und seiner Individualität verstehen: »Autistisch heißt für mich zu sein, besonders zu sein und so zu sein, wie ich halt bin« (H 08).

Henning und Sönke hatten beide ausgesprochene »Lieblingsthemen«, über die sie gerne sprachen. Bei Henning waren es Themen, die durchaus als Spezialinteressen gelten können, so wie sie für Aspergerautisten nicht unüblich sind. Das Interesse, das er während des Interviews ansprach, galt »Pen-&-Paper«-Spielen, die er ausführlich erläuterte (H 16 bis H 19). Diese »Pen-&-Paper«-Spiele schilderte Henning als Spiele, in denen das »mit der Kommunikation halt sehr wichtig [ist]« (H 19). Sönkes Interesse galt der Kommunikation und dem Kontakt mit anderen Menschen. Dabei analysierte er oft genau Alltagssituationen und spiegelte anderen diese Analysen zurück. Beispielhaft mögen hierfür seine Äußerungen über Leute sein, die er während der Freizeit kennenlernte:

> »Und sie haben auch gesagt, wenn ich denen zu viel rede, würden sie Bescheid sagen; bis jetzt haben sie es noch nicht gemacht. Von daher stört sie das nicht. [...] Die; ich war auch eben grade oben, hab' der Frau ›Guten Morgen‹ gesagt, das fand sie sehr nett. [...] Hat sie wortwörtlich gesagt. Sie findet das höflich, dass ich extra zum ›Guten Morgen‹ sagen hoch komm'« (S 58, S 59).

So zeigten beide ein großes Interesse an sozialen und Kommunikationssituationen, wobei dies bei Henning in den Bereich von Onlinespielen verlagert war, wo es als Stärke und als Kommunikationsmittel mit anderen Mitspielern erschien. Sönke analysierte soziale Situationen auf eine rationale Weise und besonders im Hinblick auf die Frage, ob er von den anderen akzeptiert wird oder nicht.

Autismus heißt, anders zu sein

Alle Interviewten betrachteten ihre Autismus-Diagnose als Ausdruck eines Andersseins, das an sich mit keinem Defekt verbunden ist. Erst in konkreten Umgebungen kommt dieses Anderssein zum Vorschein. Sönke berichtete auch, dass er bereits vor seiner Autismus-Diagnose als behindert »abgestempelt« wurde. Dieses »Behindertsein« machte sich bei ihm neben dem Autismus und seiner Hyperaktivität auch an seiner (starken) Brille und seinen Hörgeräten fest, die seine Geräuschfilterung unterstützen sollten. Das Anderssein, das er seit frühester Kindheit erlebte, war mit mehreren Diagnosen und Hilfen verbunden, von denen er die Autismus-Diagnose als Hauptdiagnose betrachtete. Für die Interviewten bedeutete, autistisch zu sein, in einer umfassenden Art und Weise anders zu sein. So sagte Timo, »[i]ch bin total anders« (T 01), oder Melanie, »seh mich jetzt auch nicht unbedingt als was Besonderes, sondern bin halt anders« (M 07).

Einzig Jonas sah in seinem Autismus etwas, was eher weniger mit seiner Persönlichkeit zu tun hatte. Allerdings sind seine Schilderungen in dieser Beziehung nicht konsistent:

> »Ja, also insofern find ich es hier [...] einfacher, weil man hier ähm nichts verbergen muss. Und [...] ich will nicht sagen, man selbst sein kann, weil ich bin auch nicht unbedingt immer autistisch. Aber ich finde, man kann hier wesentlich entspannter [...] sein Verhalten ausdrücken und [...] wesentlich direkter Sachen ansprechen« (J 14).

Für Jonas erhielt das Thema Autismus erst durch die Diagnose und die damit verbundene Stigmatisierung eine große Bedeutung. Anders als Henning, der sich »gar nicht richtig vorstellen [kann], wie es wohl wär', wie ich wohl ohne Autismus wäre« (H 08), konnte sich Jonas durchaus ein Leben ohne Autismus vorstellen. Das bezog sich bei ihm aber ausschließlich auf die »exkludierenden« Aspekte, die mit seiner Autismus-Diagnose einher gingen. Auch Adrian, Sönke und Timo, die ihren Autismus mit Behinderung in Verbindung brachten, sahen diese Behinderung eher als eine –

auch stigmatisierende – Zuweisung statt als eine Gegebenheit, die in ihr en selbst begründet lag. Das drückt sich sehr schön in Adrians Aussage aus er sei »behindert meinetwegen« (A 09).

Allen Interviewten war es wichtig, sich selbst zu akzeptieren und zu sich – auch als autistischer Mensch – zu stehen, auch Adrian, der diesen Aspekt zwar nicht explizit thematisierte, aber diese Akzeptanz von anderen erwartete. Timo, Melanie und Henning sprachen es explizit an, Sönke und Jonas indirekt, indem sie ihre Erfahrungen schilderten, nicht dazu zu gehören. Für Adrian war das scheinbar kein Thema; er berichtete auch nicht von konkreten Ausgrenzungserfahrungen. Er und Melanie pflegten einen eher selbstverständlichen Umgang mit ihrem Anderssein, das für sie »nichts Besonderes« darstellte. Henning und Sönke dagegen empfanden ihr Anderssein als durchaus besonders, als »krass«, wie sich Henning wiederholt äußerte. Beide hatten auch eine ausgeprägte Hyperaktivitätsthematik und sahen dies auch als ihr vorrangiges Problem (Henning) oder als vorrangige Ursache für Kontaktschwierigkeiten (Sönke). Auch Timo kultivierte sein Anderssein und verarbeitete die damit verbundenen Ausgrenzungserfahrungen, indem er sie rationalisierte und reflektierte. Jonas dagegen bemühte sich aktiv um Anpassung durch Erlernen sozialer Fertigkeiten.

Bis auf Timo, der eine lange Diagnoseodyssee durchlaufen hatte, hatten alle Interviewten ihre Diagnose in ihrer frühen Jugend erhalten. Henning und Jonas waren dabei unter zehn Jahre alt, Adrian und Sönke knapp über zehn und Melanie 14 Jahre alt. Alle gaben an, dass sie erst lernen mussten, ihre Diagnose zu verstehen. Adrian nutzte die Freizeit, um seine Diagnose für sich einzuordnen; er schilderte gegen Ende des Interviews seine Auseinandersetzungen mit seinem Autistischsein im Vergleich zu den anderen Teilnehmenden. Bei Henning, Jonas und Melanie kam das erste Wissen über Autismus aus Büchern:

> »[M]eine Eltern [haben] mir dann irgendwann so'n Buch mitgegeben für die Schulbegleitung, weil ich da nicht so richtig wusste, warum ich sie hab'. Wo es um Aspergerautismus ging und da hab' ich zum ersten mal so gesehen, ah, ich hab' Asperger« (H 01).

»Der Anlass [für die Diagnose] war, dass sie [die Mutter] gerade ein Buch über Autismus gelesen hat« (J 02). »[M]eine Mutter hat ja dann das Buch gelesen, dann hat sie, über Autismus, dann hat sie halt gedacht, sie liest ein

Buch über mich« (M 03). Auch Sönke brauchte weitere Erläuterungen, um die Autismus-Diagnose zu verstehen: »[Die Eingliederungshilfe] hat zu mir alles erklärt und dann wurde es immer weiter dann vertieft und dann hab' ich es irgendwie verstanden« (S 02). Timo lotete zu Beginn des Interviews die Aspekte aus, die bei ihm für oder gegen eine Diagnose sprechen würden, schien sich aber darüber, was die Diagnose für ihn bedeutete, im Klaren zu sein.

Adrian, Jonas und Sönke erlebten ihre Diagnose als eine Art Bevormundung, als ein Mittel, das sie in anhaltenden Auseinandersetzungen in der Schule oder zu Hause als Konfliktursache »abstempelte«. Henning und Melanie konnten ihre Diagnose als Begründung für ihr Anderssein dagegen annehmen, auch wenn bei beiden ebenfalls Konflikte in der Umwelt den Hintergrund für die Diagnose bildete. Timo war hier als ein vergleichsweise spät Diagnostizierter eine Ausnahme, da bei ihm die Stigmatisierung in der Schule der Diagnose voran ging; die Diagnose half ihm, damit einen Umgang zu finden. Bei allen aber verband sich das autistische Anderssein mit Erfahrungen der Ausgrenzung und der Frage der Zugehörigkeit zu ihren jeweiligen Peergroups in der Schule. Deutliche Unterschiede gab es bei der Frage, inwieweit die Diagnose als Erklärung hierfür als hilfreich empfunden wurde oder nicht. Die Autismus-Diagnose birgt dabei offenbar die Gefahr, Reglementierungen und ein »Abstempeln« als behindert zu rechtfertigen, aber auch die Chance, das eigene Anderssein besser zu verstehen und zu vermitteln. In den Interviews zeigte sich auch deutlich, wie ein eigenes Selbstbewusstsein und die Inklusionsfähigkeit der jeweiligen sozialen Umgebungen zusammenhingen: Adrian, Henning und Melanie erlebten ihre Schulzeit im Wesentlichen als positiv, geprägt von Erfahrungen, trotz oder wegen ihres Andersseins aufgenommen zu werden. Ihr Selbstbild wirkte auch sehr stabil und von einem »gesunden Selbstbewusstsein« geprägt. Jonas, Sönke und Timo waren dagegen wesentlich unsicherer im Hinblick darauf, wie sie sich selbst wahrnahmen. Auch in den Interviews suchten sie mehr oder weniger direkt nach (äußeren) Bestätigungen: »Bin ich jetzt von den Themen da abgekommen?« (T 31), »Sie finden mich auch nett, haben sie mir bestätigt« (S 57), »Ich weiß auch, dass es keine wirklich so gute Eigenschaft ist, aber ähm – es ist einfach, wie ich mich hier fühle« (J 13).

Das Anderssein der Interviewten war nicht notwendigerweise besonders auffällig. Insbesondere bei Jonas und Melanie äußerte es sich eher subtil: »Ich komm auch durchaus mit den Normalen schon einigermaßen zurecht, also ... Aber es fällt natürlich nach 'ner Zeit dann auf, dass ich anders bin« (M 07). Es fiel ihnen nicht leicht, dieses Anderssein einzuordnen, das ihnen von ihrer Umwelt widergespiegelt wurde. So fragte sich Adrian, ob er in der Schule als anders wahrgenommen wurde, »weil meine Klasse weiß, was ich habe, und ich weiß ja nun nicht, ob es nur deshalb ist oder ob es an meinen autistischen Störungen liegt oder weil ich mich nur anders verhalte« (A 09). Das Anderssein machte sich bei allen in erster Linie an ihrem Verhalten fest, insbesondere auch daran, »weil ich immer Nähe und Distanz nicht halten konnte« (S 04), »ich [...] keinen direkten Blickkontakt [hab']« (M 08) oder »dass ich vielleicht mal ein bisschen Schwierigkeiten habe, auf andere Leute zuzugehen« (J 03). Der Blick auf das eigene Verhalten war dabei der Blick »der anderen« auf das eigene Anderssein: »Das war auch auffällig in der Schule, also, ja, dass ich mehr für mich war, zurückgezogen« (M 22).

Als Erklärung des anderen Verhaltens wurden meist Aspekte der Kommunikation herangezogen; so berichtete Henning, dass er »manchmal leichte Kommunikationsprobleme mit meiner Umwelt« (H 03) habe, »[d]ass ich zum Beispiel nicht weiß, wie die Leute auf mich reagieren« (H 10). Timo führte das Anderssein auf unterschiedliche Weisen des »Formulierens« zurück und schloss umgekehrt, dass ein Verständnis dann möglich ist, wenn man »auf eine bestimmte Art und Weise formuliert« (T 19). Diese Art und Weise zeigte sich konkret auch in »Probleme[n] bei irgendwelchen Witzen [...]. [W]ir Autisten, [...], wir nehmen alles wortwörtlich« (T 10), etwas, was Jonas in ähnlicher Weise äußerte. Aber die Unterschiede im »Formulieren« gingen deutlich darüber hinaus: »Ich bin total anders und von meiner Formulierung her die Aufgaben, das ist immer schwer, dass ich die richtig beantworte und richtig bearbeite« (T 02). Sönke verstand es so, dass er »manchmal Fachbegriffe [benutzt], die andere gar nicht kennen, hab' ich das Gefühl« (S 17).

Neben den Auffälligkeiten im Verhalten und in der Kommunikation werden auch Lern- und Konzentrationsschwierigkeiten als Teil des eigenen Andersseins betrachtet: »Vielleicht weil ich sehr unruhig war früher immer, so zappelig, mich nicht konzentrieren konnte, glaub' ich« (S 04); »[a]nsonsten vielleicht eine leichte Lernschwierigkeit« (J 03); »[a]ber manche denken auch, manche Lehrer, das liegt an meiner, dass ich eine LRS habe« (A 07); »dass ich ein bisschen Ruhe brauche, ein bisschen Abstand brauche« (M 20). Die Äußerungen von Adrian, Jonas und Sönke zeigen deutlich, dass es sich auch hierbei um Zuschreibungen handelte, die als äußere Zuschreibungen wahrgenommen wurden. Henning hob dagegen mehr auf seine eigene Wahrnehmung der Unterschiede zu anderen ab: »dass ich 'n bisschen anders denke als normale Leute« (H 03) und konkret, dass er »halt auf einem bestimmten Gebiet ein megaintensives und sehr starkes ... sehr stark ausgeprägtes Basiswissen« hatte (H 03) und »einige ähm ... Mann ... Sinne bei mir deutlich stärker sind, wie zum Beispiel jetzt das Hören« (H 03). Aber auch Sönke verriet etwas von seiner Sicht des Andersseins: »dass ich einiges mehr weiß als in Anführungsstrichen Normalos« (S 12), was er sich aber aus den Reaktionen seiner Umwelt erschloss. Timo schilderte, dass für ihn belastend sei, was andere als erholsam empfinden: »[M]ehr Freizeit in dem Sinne, dass ich mich ausruhen kann. Ja, aber das war für mich 'ne Belastung. Ich musste viel machen, das war für mich dann entspannend« (T 03). Er erwähnte auch sein »spezielles Gedächtnis«: »Im Kopf behalten, da kann ich das eine oder andere vergessen und dann nach fünf Wochen fällt mir ein, oh das wollt' ich doch schon längst machen« (T 04), und sein »spezielles Interesse«: »Ich mag sehr gerne Zahlen und spinne dann sozusagen mit Zahlen 'rum« (T 55).

Adrian, Jonas und Melanie erzählten direkt recht wenig über ihre eigenen Perspektiven auf ihr Autistischsein. Indirekt aber durch die Beschreibung ihrer Erfahrungen mit ihrer Umwelt, sehr deutlich Jonas und Timo in der Beschreibung ihrer sozialen Erfahrungen, aber durchaus auch Adrian und Melanie in ihren Reflexionen, die sie in den Interviews schilderten. Dies wurde bereits ausführlich dargelegt.

Die Interviewten fallen alle durch einen sehr hohen Grad der Reflexionen über sich selbst und die sozialen Umgebungen auf. Dabei dominiert eine von außen, aus der Familie oder der Schule, angeregte Sichtweise. Das erklärt sich als eine naheliegende Reaktion auf das Gefühl, mit einer Markierung »autistisch« versehen und damit ausgegrenzt zu werden. Alle Interviewten stellten sich mehr oder weniger intensiv die Frage, was der Grund für die Ausgrenzung aus sozialen Umgebungen sein könnte. Aufgrund der erhaltenen Feedbacks rückte dabei das eigene Verhalten in den Fokus. Aber alleine Sönke benannte konkret, was genau an dem eigenen Verhalten andere Menschen zu einem ablehnenden Verhalten führen könnte. Auf der Grundlage dieses Erlebens entwickelten die Interviewten unterschiedliche Strategien, die eigene soziale Situation zu verbessern. Diese umfassten Versuche, sich einem wie auch immer gearteten »normalen« Verhalten anzupassen (Jonas, Sönke) oder eigene Stärken in den Vordergrund zu rücken (Henning, Timo). Neben dem Verhalten wurden die Unterschiede zu anderen Menschen vor allen Dingen im Verstehen wahrgenommen; konkret wurde hier das Verstehen von Ironie oder von spezifischen Formulierungen genannt. Anders als das Verhalten war das Verstehen nicht nur in den Feedbacks anderer Menschen verankert.

Innen- und Außenperspektiven

Die Interviewten waren während dieser Freizeit insofern in einer besonderen Situation, da sie in einem weitgehend autistischen Kontext stattfand. Für den Interviewer war daher auch die Frage interessant, ob und inwiefern sie diesen Kontext anders empfanden im Vergleich zu anderen Freizeiten. Während Adrian und Jonas zum ersten Mal eine solche Freizeit besuchten, kannten die anderen bereits diese Art von Freizeit. Adrian beobachtete dabei sehr genau die Unterschiede und Gemeinsamkeiten mit den anderen autistischen Teilnehmenden und hatte eine differenzierte Sicht darauf. Die Unterschiede zu nichtautistischen Umgebungen sah er in zwei Aspekten: »[D]as ist mehr so ein Verhalten, wie das anders ist. Und dann die Themen, die besprochen werden, oder so. Das sind auch andere« (A 23). »Also dass da mehr vielleicht auch noch Liebe oder irgend sowas noch bei normalen Klassenreisen irgendwie jetzt in diesem Alter vielleicht mehr 'ne Rolle spielen« (A 25). Henning, der seine Schule und auch die Klassenreisen sehr positiv geschildert hatte, sah dennoch einen Unterschied zu einer speziell autistischen Reise: »Also da [auf der Freizeit] versteht man sich schon innerhalb von 'ner kurzen Zeit extrem freundschaftlich und kennt sich dann in einer kurzen Zeit schon sehr gut« (H 25). Auch Melanie erzählte, dass sie in einem solchen Kontext leichter Kontakte finden konnte: »Aber hier hab' ich mehr Leute, die ich mag, also, es fällt auf. In der Schule hatte ich nie so viele Leute, die ich mag. Hier hab' ich mehr Leute, die ich mag« (M 21). Auch Jonas fand hier leichter Kontakte und begründete dies damit, dass er im Kontext der Freizeit »er selbst« sein konnte. Sönke gefiel der spezielle Kontext, »weil ich hier weiß, dass ich unter meines Gleichen sozusagen bin« (S 75), obschon er mit autistischen Menschen auch andere Erfahrungen gemacht hatte: »[A]lso da [im Berufsbildungswerk] waren auch ein paar Autisten, aber die haben mich trotzdem nur geärgert« (S 89).

Während der Freizeit fiel bei fast allen Teilnehmenden auf, dass sie oft über sich aus einer Außenperspektive sprachen. Das spiegelt sich auch in den

Interviews wider. So antwortete Adrian, als es darum ging, wie gut er sich mit den Teilnehmenden des Camps verstand: »Mit manchen mehr oder weniger besser, mit einigen besser. Merkt man ja auch, mit wem man mehr zusammen ist« (A 28). Den Zugang zu seinen Empfindungen fand er hier über die Beobachtung seines eigenen Verhaltens. Sein Empfinden gegenüber den anderen Teilnehmenden beschrieb auch Jonas aus einer Perspektive der anderen, indem er sagte, »dass ich hier auf jeden Fall auch wesentlich direkter bin, als es wahrscheinlich nichtautistische Menschen wären« (J 09). Sönke beschrieb die Wirkung seines Verhaltens auf andere in einer Weise, die diese Verschränkung von Innen- und Außensicht zum Vorschein treten ließ: »wenn ich genervt, nervig bin, dann sind die anderen rückwirkend auch zu mir nervig« (S 50), und erläuterte, »weil ich manchmal so ein bisschen […] nerviger [bin] als die andern, dass ich dann ein bisschen aneck'. Aber ich will halt versuchen, dass es weniger wird oder komplett aufhört. Gib mir da größte Mühe innerlich, aber es gelingt mir halt noch nicht so richtig« (S 48), und: »Wenn ich halt gut drauf bin, sind die ander'n auch gut zu mir drauf, hab' ich so das Gefühl. […] ich hab' auch manchmal gute Laune und nerv' dann trotzdem 'rum und dann spiegeln die das halt wider« (S 51).

Henning vermutete, dass »wenn man halt Autist ist, dann hat man quasi seine eigene Gedankenwelt und macht sich eigene, eigenes Gedankenbild« (H 08). Timo erklärte, dass »[w]enn ich etwas verstanden hab', richtig gut, dann […] kann ich ander'n das auch erklären. Das ist dann ja in mir drin« (T 59). Die Innenwelt war für sie eine eigene Welt, eine, die sie von anderen, nichtautistischen Menschen unterscheidet. Das Teilen dieser Innenwelt ist eine wichtige Voraussetzung dafür, sich verstehen zu können. So sagte Timo über seine ersten Erfahrungen bei einer Freizeit mit autistischen Teilnehmenden: »Und auf einmal wurd' ich sowas von verstanden, es war nix unklar, wir konnten sehr gut miteinander kommunizieren. Also im Autismus, alle Autisten untereinander können sich verstehen, obwohl sie anders formulieren« (T 12). Umgekehrt bedeutet dies aber auch, dass gerade die Unterschiede im Erleben der eigenen Innenwelt zu den Verständnisblockaden führen, die die Teilnehmenden erlebten.

Es erstaunt daher nicht, dass gerade bei Sönke, der als Grund seiner Autismus-Diagnose unter anderem angab, dass er »Nähe und Distanz nicht halten« (S 04) konnte, eine andere Innenwahrnehmung im Interview deutlich zum Ausdruck kam. Sehr prägnant war da eine kurze Passage, als Motorboote an dem Anleger, auf dem das Interview stattfand, vorbeifuhren (S 20 bis S 24):

I: Ah ja. Ok. Was für ... Wart' mal kurz, bis die mit den Motorbooten vorbei sind.
S: Die haben alle schon einen Sportbootführerschein.
I: Ja.
S: Kommen alle aus Deutschland hier sogar, die da.
I: Die sind aus Deutschland?
S: Ja, ich hab' mich mit denen kurz unterhalten. Alle aus Niedersachsen; Lüneburg.
I: Ah ja.
S: Und Winsen an der Luhe, aus der Ecke da hinten.
I: Ah ja.
S: Aber das nimmt's jetzt mit auf, was wir gerade so privat besprochen haben?

Privat war hier für ihn das, was nicht in den expliziten Interviewkontext gehörte. Diese Privatheit machte sich an den besprochenen Inhalten nur daran fest, dass sie nicht zu dem anfänglich Abgesprochenen gehörten.

Sönke relativierte auch seine Antworten, sobald es um Sachverhalte ging, die etwas länger zurücklagen: »[M]ehr fällt mir so spontan jetzt nichts mehr zu ein, weil es schon so lange her ist« (S 02), »Kann ich jetzt nicht mehr so Vergleich so ziehen, weil die letzte jetzt schon vier Jahre ...« (S 45) oder »Manchmal ja, manchmal nein. Kann ich nur so wiedergeben, weil das, wie gesagt, wieder schon längere Zeit her ist« (S 87). Aber auch Timo beschrieb eher unübliche Eigenheiten seines Gedächtnisses (s. T 04) und Adrian rechnete nach, als er nach der Zeit seiner Diagnose befragt wurde: »Also ich bin ja jetzt in der, komm in die zwölfte Klasse und das muss sechste Klasse gewesen sein, also vor sechs Jahren ungefähr« (A 03). Die Zeitwahrnehmung ist wesentlich davon bestimmt, ein inneres Erleben, die »subjektiv« erfahrene Zeit, mit einer kommunizierbaren Wirklichkeit in Form einer gemessenen Zeit zusammenzubringen. Das fällt umso schwerer, je weniger das eigene Erleben mit einer als äußerlich erfahrenen Wirklichkeit vergleichbar erscheint.

Über das Verstehen

Aus der Perspektive der Interviewten ist das Verhältnis zwischen autistischen und nichtautistischen Menschen durch Verständnisprobleme und gegenseitiges Missverstehen geprägt. Insbesondere, dass das eigene Verhalten nicht richtig verstanden wird, wurde als Grund für die Ausgrenzung gesehen, die die meisten der Interviewten erfahren hatten. Dabei war es ihnen nicht leichtgefallen, die Quellen der Missverständnisse konkret zu benennen. Jonas und Timo gaben als mögliche Quelle für Missverständnisse das unterschiedliche Verstehen von Ironie an (s. J 09, T 10). Darüber hinaus gab es noch weitere Aspekte der wahrgenommenen Verständnisbarrieren. So gab Timo an, dass er in der Schule Formulierungshilfen als Nachteilsausgleich erhalten hatte (T 07). Über die Verständigungsschwierigkeiten in der Schule sagte er: »[E]igentlich habe ich immer das Richtige gesagt, meinte immer das Richtige, habe es zwar anders formuliert, aber der Lehrer hatte darunter etwas ganz anderes verstanden« (T 15). Auch Sönkes Anmerkung, er hätte den Eindruck, manchmal Fachbegriffe zu benutzen, »die andere gar nicht kennen« (S 17), deutet auf Verständigungshindernisse hin, die schwer konkret zu fassen sind. Melanie formulierte es so: »[M]it den anderen, also den nichtautistischen Leuten ist es 'n bisschen anders. Da ist es nicht, manchmal ein bisschen schwierig, mit denen zu kommunizieren« (M 09). Adrian sprach dieses Thema nur indirekt an, indem er sich beim Interviewer über die unklare Kommunikationssituation während der viertägigen Kanutour, an der er teilgenommen hatte, beschwerte. Dabei identifizierte er das Problem darin, »weil die Beschreibung mit Landzunge, was ist denn 'ne Landzunge oder so, fand ich schwierig« (A 18). Zu viel Interpretationsraum stellt sich offenbar einer Verständigung entgegen, weil nicht von denselben Vorstellungen hinter den Formulierungen ausgegangen werden kann.

Einander zu verstehen und sich (gegenseitig) zu verstehen hängen eng miteinander zusammen. Melanie und Timo erzählten von Verständnisbrücken, die sie über gemeinsame Aktivitäten errichten konnten, sei es über gemeinsame Interessen (etwa T 19) oder über gemeinsame Aktivitäten im Team (M 16). Explizit thematisierte Sönke das Verstehen. Im Camp unterschied er dazu vier Gruppen, bei denen das Sich-Verstehen jeweils unterschiedlich funktionierte: Die Verwalter des Platzes, die ein wenig Deutsch sprachen, eine Gruppe belgischer Jugendlicher, die kein Deutsch sprachen, eine kleine Gruppe Angelurlauber aus Deutschland und die eigene (autistische) Gruppe. Über die belgischen Jugendlichen, mit denen er viel Zeit verbrachte, sagte er, »ich versteh' mich halt mit den Belgiern sehr gut« (S 55), ebenso mit den Angelurlaubern, über die er sagte, »[s]ind schon ein paar Kumpels, finde ich, für mich. Sie finden mich auch nett, haben sie mir bestätigt. [...] Und sie haben auch gesagt, wenn ich denen zu viel rede, würden sie Bescheid sagen; bis jetzt haben sie es noch nicht gemacht« (S 57, S 58). Auf die Frage, wie er sich verstanden fühlte, antwortete er:

> »[A]lso von den Belgiern nicht so, weil die ja nicht so richtig wissen, was Autismus ist und so. Hab' ich denen auch noch nicht gesagt, den ander'n auch noch nicht, die, den Anglern hier. Aber von denen fühl' ich mich eigentlich verstanden, weil die direkt offen auf mich zugegangen sind« (S 62).

Neben einer Offenheit war hier offenbar die (bekannte und verstandene) Autismus-Diagnose eine wichtige Voraussetzung, sich verstanden zu fühlen. Das bestätigte Sönke auch, als es um die eigene Gruppe ging: »Und von euch hier, von den meisten, ja, weil die ja selber dieselbe Diagnose haben wie ich« (S 63), wofür er noch als Beispiel seine Mutter anführte: »Bei meiner Mutter hab' ich auch das Gefühl. Die ist auch Autisten, sagt sie sogar selber« (S 65). Im Gegensatz dazu berichte er von dem Nichtverständnis, mit dem er in der Schule zu kämpfen hatte. »In der Schule hab' ich, ja, wie gesagt, Schulbegleiter gehabt, der mich dann, der den ander'n erklärt hat, was Autismus und so ist. Aber ich hab' jetzt so nicht das Gefühl, dass das jetzt alle verstanden haben« (S 68). Als Folge erfuhr er dort auch die von ihm während des Interviews immer wieder geschilderte Ausgrenzung: »[I]n der Schule haben sie es [seinen Autismus] nicht so richtig verstanden, hab' ich das Gefühl. Die haben mich schließlich auch immer weiter geärgert und so« (S 72).

Wichtig für Sönke war die Art und Weise, wie die Leute auf ihn zugegangen waren. Den »Belgiern« konnte er sich anschließen und an ihren Freizeitbeschäftigungen teilnehmen, aber sie gingen nicht auf ihn zu, um ihn etwa zu einem Spiel einzuladen. Hier gab es obendrein auch eine Sprachbarriere, die Sönke aber in dem Interview nicht erwähnte. Die »Angler« dagegen holten ihn manchmal zu gemeinsamen Aktivitäten ab. Sie konnten offenbar auch gut mit seinen Befürchtungen umgehen, andere mit seinem vielen Reden zu nerven. Offenbar äußerten sich auch die Verwalter der Campinganlage offen, was Sönke mit der Begebenheit des »Guten Morgen«-Sagens beschrieb (s. S 58, S 59). Sich verstehen und verstanden werden ist demnach unmittelbar an ein Verständnis autistischer Kommunikationsweise und autistischer Wahrnehmung sozialer Situationen gekoppelt. Das deutete auch Melanie an, als sie sagte: »Naja also, in der Schule hat man das halt nicht so richtig verstanden« (M 05).

Sprechen

Die Interviewten benutzten in unterschiedlichem Maße eine »eigene« Sprache, zum Teil mit eigenen Grammatiken und eigenen Wortschöpfungen. Sehr explizit tat dies Timo, aber auch Henning und Sönke zeigten einen durchaus kreativen Sprachgebrauch. Adrian, Jonas und Melanie fielen in dieser Hinsicht weniger auf, waren aber alle drei in ihren Ausdrucksweisen sehr überlegt und achteten auf präzise Formulierungen. Bei Adrian und Jonas brachen dabei in manchen Momenten eher unkonventionelle Wendungen oder Grammatiken durch. Im Folgenden wird versucht, solche sprachlichen »Eigenheiten« aus den Interviews herauszuarbeiten und zu einzelnen Aspekten zusammenzufassen. Im Zuge dessen konnten fünf Aspekte gefunden werden:

- Distanzierungen
- Konkretisierungen von Abstraktem
- bildlich-assoziatives Denken
- ungewöhnliche Selbstbezeichnungen
- Synchronisierung durch Wiederholung

In vier der sechs Interviews finden sich Wendungen, die deutlich machen, dass sich die Interviewten von den jeweils geschilderten Ereignissen distanzierten. Die Ausnahmen bilden hier Henning und Melanie, da beide nicht von Ausgrenzungserfahrungen berichteten. Diese Wendungen machen zumindest teilweise den Eindruck, als wenn ihr Gebrauch üblich gewesen wäre und die jeweiligen Interviewten sie auch in anderen Kommunikationssituationen verwendeten. So drückte Timo sein Befremden bei Gruppenprozessen durch die Wendung »sogenannt« aus und sprach von einer »sogenannte[n] Combo Bigband [...] an einer, wie heißt es, Theater AG« (T 18) oder von einer »sogenannte[n] Gruppenarbeit« (T 48). Sönke machte an manchen Stellen deutlich, dass er die Wahrnehmung der anderen nicht teilte, indem er sagte, »weil ich angeblich 'ne sechs hatte« (S 07) oder »[w]eil ich anders war, angeblich anders sei« (S 37). Die Frage, woran sich seine Behinderung festmache, beantwortete er mit: »Also, zum Teil wie gesagt, am Autismus, dann Brille und Hörgeräte irgendwie dann ein bisschen« (S 15), womit er zugleich auch sein »Behindertsein« relativierte. Ebenso Adrian, der sich als »behindert meinetwegen« (A 09) bezeichnete, und Jonas, als er über »sone Art, ich weiß nicht, Therapie kann man es eigentlich nicht nennen, aber ja, sowas in der Art eben« (J 04) berichtete.

Von den sechs Interviewten war Timo derjenige, der weitestgehend eine individuell geformte Sprache hatte, insbesondere auch mit »eigenen« grammatikalischen Wendungen. Seine Grammatik war von Versuchen geprägt, für abstrakte Sachverhalte und Entwicklungen konkrete Formulierungen zu finden. So verwendete er Wendungen wie »dass ich Ironie mache« (T 10) oder »dann erinnert das mein Gehirn ein bisschen die damaligen Zeiten: Wir sind ganz viele und ich werd' geärgert« (T 33). Im letzteren Beispiel gleich zwei Mal, in Form des Gehirns, das (statt er selbst) etwas erinnerte, und in Form des Erinnerungsgegenstandes, der als (knapp gefasste) Geschichte erschien. In ähnlicher Weise drückt sich in den folgenden Formulierungen das Objekt als Geschichte aus: »Und dass das Ärgern von den ander'n keine Stärke, sondern 'ne Schwäche ist, kann man jetzt nicht von heut' auf morgen sofort sich drauf einstellen« (T 68) oder »Dieses Umfallen wäre ja sozusagen, ich gebe mich geschlagen« (T 66). In weniger ausgeprägter Form finden sich auch in den Interviews mit Sönke und Henning solche Konkretisierungen: »Und Winsen an der Luhe, aus der Ecke da hinten« (S 23) oder »Das mit dem Erfahren, dass ich autistisch bin« (H 01). Henning verwendete auch Fremdwörter, die für ihn offenbar Bedeutungen hatten, die nicht den Standards entsprechen: »Oder halt quasi, wenn man jetzt die und das und das, die und die verschiedenen Basiswissensgebiete der anderen Autisten kennenlernt; dann ... kriegt man auch schon leichte Intentionen, sehr gut, schöne Intentionen und Eindrücke, muss ich sagen« (H 27).

Henning hatte an mehreren Stellen während des Interviews Mühe, für seine Gedanken passende Formulierungen zu finden. Das äußerte sich nicht nur in ungewöhnlichen Verwendungen von Fremdwörtern, etwa »auf den Klassenfahrten zum Beispiel war man sich halt quasi 'n bisschen getilt« (H 25). Auch Formulierungen wie »megaintensives und sehr starkes ... sehr stark ausgeprägtes Basiswissen« (H 03) ließen dies erkennen oder auch explizit »bei ein, einige, einige ähm ... Mann ... Sinne« (H 03). Dabei hangelte er sich manchmal an assoziativen Verknüpfungen entlang, wie etwa bei der Beschreibung einer Gruppe, die er besuchte: »Und ansonsten habe ich momentan in 'ner, einer so Autistengruppe mitgemacht, sone ganz normale Lerngruppe, kommunikativ, wie man, wie wird man kommunikativer und so« (H 16). Auf etwas andere Weise als bei Timo kann hier der Eindruck entstehen, dass Henning seine Gedanken übersetzen musste, dass sprechen für ihn auch mit einer Übersetzungsleistung verbunden war. Eine Schilderung seines Hörvermögens lässt mehr als nur erahnen, dass er die geschilderten Gegebenheiten förmlich »vor Augen« hatte:

> »[W]enn man beispielsweise auf eine große Entfernung, sagen wir mal bei mir zu Hause zum Beispiel haben wir zum Beispiel 'ne Doppelhaushälfte, wo man quasi 'reinkommt ist ein Flur, da geht es links die Treppe hoch und rechts ist dann nochmal 'ne Zwischentür, wo es dann zur Küche und zum Wohnzimmer und so geht. Und in der Küche war auch noch 'ne Tür. Und da haben dann die Erwachsenen mal über mich geredet, da war in der Küche die Tür zu, die Zwischentür zwischen Küche und Flur war zu und bei mir im Zimmer war ebenfalls die Tür zu, oben an der Treppe. Und ich hab' trotzdem ganz genau gehört, dass die meinen Namen genannt haben« (H 04).

Für sein bildhaftes Denken spricht auch die von ihm im Interview beschriebene Vorliebe für »Pen-&-Paper«-Spiele (H 18).

Auch Adrian suchte an manchen Stellen im Interview Formulierungen, indem er Assoziationsketten verfolgte: »Und man sich vielleicht auch nicht so jetzt nicht mit andern mich auch über Autismus hab' ich mich unterhalten ganz lange mit, lange unterhalten auch gestern Abend auch noch« (A 26) oder »Bloß bei manchen, ich hab' ja jetzt mein eigenes Zelt hier, seitdem auch der eine, ich mein da, abgebrochen hat zwischenzeitlich, hab ich ja mein eigenes Zelt hier« (A 27). Jonas verlor sich mitunter bei der Suche nach passenden Formulierungen: »[A]ber ähm – es ist einfach, wie ich mich hier fühle, also, dass ich einfach – klar – also« (J 13). Für die Schilderung sozialer Erfahrungen setzte er auch gerne bildliche Umschreibungen ein:

> »Schlussendlich sich so in jeder Schicht sich viele verschiedene Grüppchen bilden ähm und es bei mir immer darauf geachtet wird, also [...] darauf geachtet wird, dass es eine isolierte Zone gibt, also dass es, dass ich nicht als normal angesehen werde, so ein bisschen« (J 06).

Solche Formulierungen legen nahe, dass die entsprechenden Gedanken in Assoziationsketten vorlagen und erst während des Sprechens zu einem schlüssigen Bild zusammengefügt wurden, was mal mehr, mal weniger gut gelang.

Insgesamt zeigen sich in den Interviews Innen- oder Eigenwahrnehmungen, denen einige Charakteristika gemeinsam zu sein scheinen. Insbesondere fällt die sprachliche Distanzierung auf, die insbesondere dann sehr deutlich wurde, wenn es um eine Sicht von außen auf sich selbst ging. Auch der Hang zu konkreten Darstellungen oder Bildern für die Beschreibung von eher abstrakten Sachverhalten, besonders auch sozialen Erfahrungen, ist deutlich zu erkennen. Konkret bedeutet hier insbesondere, dass solche Sachverhalte mit direkt wahrnehmbaren Gegebenheiten assoziiert wurden. Immer wieder gab es während der Interviews Situationen, in denen deutlich wurde, dass die Interviewten ihre Gedanken regelrecht übersetzen mussten. Die dabei zutage tretenden Zwischenstufen des Übersetzungsprozesses, zeigten sich als eher assoziativ organisiert und an konkrete Wahrnehmungen gebunden. Die prägnantesten Bespiele hierfür finden sich in den Interviews mit Sönke und Timo: »[E]s ist viel rot in London und England generell. Und diese Farbe rot ist meine Lieblingsfarbe« (T 20), oder:

I: Ok. Ja. Und jetzt, ich mein' du warst ja jetzt in Schleswig ja, warst in Stralsund und in Schleswig ja mit auf dem Camp mit dabei und hier auf dem Camp ...
S: Und alles mit S fängt an (S 73).

Aber auch in den anderen Interviews, etwa mit Adrian (A 31, A 32):

I: Hast du auch das Gefühl, dass du dich da ... mit den Sachen, die dich interessieren da ... [...]
A: Ja. [...]
I: Ja? [...]
A: Doch ja.

Solche Übersetzungsanforderungen und die damit verbundenen Distanzen zeigten sich besonders deutlich bei wenigen Gelegenheiten, in denen die eigene Innenwahrnehmung thematisiert wurde, etwa in Form der eigenen Zeitwahrnehmung. Aber auch direkter, bei Sönke und Timo, die beide einen eher ungewöhnlichen Sprachgebrauch hatten. Recht prägnant etwa in Timos spielerischer Schilderung: »Sie hat sich selbst über sich geärgert und sich selbst geärgert« (T 55), und in ähnlicher Weise auch bei Sönke: »Wenn ich halt gut drauf bin, sind die ander'n auch gut zu mir drauf« (S 51). In beiden Fällen wirkt der reflexive Bezug auf sich selbst etwas unbeholfen, als wenn die Grammatik keinen Ausdruck für das kennen würde, was hier ausgedrückt werden sollte.

Synchrone Wirklichkeiten

Während der Transkription ist dem Interviewer aufgefallen, dass er sehr häufig die Interviewten bestätigte, meistens mit einem »Hm«, manchmal auch durch Wiederholung von Wendungen oder Teilen davon antwortete:

T: Sowohl als auch.
I: Sowohl als auch (T 35, T 36).
S: Leider gar nicht mehr.
I: Weißt du nicht mehr? (S 03, S 04).
J: Ja, viel mehr, ja.
I: Viel mehr (S 92, S 93).
A: Das sind auch andere.
I: Auch andere.
A: Ja (A 23, A 24).

Das war ihm während der Interviews nicht bewusst. Er hat den Eindruck, dass solche Bestätigungen dazu dienten, die Gesprächsflüsse aufrechtzuerhalten, indem sie den Interviewten signalisierten, verstanden zu werden. Besonders deutlich wird dies in Interviewteilen, in denen es um Themen geht, die den Interviewten wichtig waren, wie hier bei Sönke:

I: Das hat sie auch dir gesagt, die Begründungen, oder …?
S: Ja. Hat sie mir auch direkt gesagt, ja. Direkt vor der Klasse.
I: Vor der Klasse hat sie dir das so gesagt?« (S 39, S 40).

Manchmal wurde die Bestätigung, verstanden zu werden, von den Interviewten ausgesendet:

I: Weil es schon zu lange her ist.
S: Ja, ist schon zu lange her (S 46).
I: Ok. Also im Grunde genommen sind wir jetzt auch schon durch jetzt mit meinen Fragen, also wenn's jetzt noch von deiner Seite aus was gibt, was du da …
S: Ich hab' auch keine Fragen mehr (S 84).
I: [A]lso wenn dir hier zu dem, was wir besprochen haben, noch was einfällt, dann kannst du nochmal was sagen.
A: Dann kann ich nochmal was sagen. Ja, ok (A 36).

Autismus: Eine erste Annäherung

Die sechs interviewten Teilnehmenden der Freizeit sind natürlich nicht repräsentativ für »die Autisten«, vermutlich nicht einmal für eine wie auch immer definierte Teilgruppe. Auf den ersten Blick hat diese Gruppe mit anderen Gruppen autistischer Menschen gemeinsam, dass sie ausgesprochen heterogen wirkt. Der Autor stellt sich immer wieder die Frage, ob überhaupt sinnvollerweise von »den Autisten« gesprochen werden kann. Autistische Menschen unterscheiden sich so sehr voneinander, dass der Gedanke, die Diagnose ist im Grunde genommen das Einzige, was diese Menschen gemeinsam haben, durchaus nahe liegt. Auch wenn es nicht explizit zum Thema wurde, ist die Frage, was autistische Menschen gemeinsam haben, eine Frage, die quasi mit den explizit gestellten Fragen mitgestellt wurde. Und tatsächlich, bei allen Unterschieden zwischen den sechs Interviewten, lassen sich Gemeinsamkeiten finden, manche sehr deutlich, andere eher subtil. Diese Gemeinsamkeiten zeigen einen Autismus, der sich von dem der medizinischen Forschung – und auch von vielen eher populärwissenschaftlichen Vorstellungen – unterscheidet. Sie sind erste Hinweise, die sukzessive durch die Hinzunahme weiterer Perspektiven verfolgt werden sollen.

Alle sechs Interviewten nahmen ihr Autistischsein als ein Anderssein wahr, in erster Linie als eine andere Art, sich zu verhalten, aber auch zu denken und wahrzunehmen. Dieses Anderssein wurde ihnen durch eine Umwelt vermittelt, von der sie sich diskriminiert fühlten; auch diejenigen, die keine oder nur wenige Erfahrungen mit Diskriminierungen hatten, hoben diesen Umstand als ein besonderes Merkmal ihres Umfelds hervor. Allen sechs Interviewten ist auch gemeinsam, dass sie sich bereits in ihrer Kindheit mit ihrem Anderssein auseinandersetzten, auch dann, wenn wie bei Timo die Diagnose später erfolgte. Die Diskriminierungen, die die Interviewten schilderten, bestanden auch aus Hänseleien in der Schule. Viel vordergründiger bestanden sie aber in dem Gefühl, ausgegrenzt zu werden und nicht »dabei sein« zu können. Diese Ausgrenzungserfahrungen korrelierten mit dem Eindruck, von anderen nicht richtig eingeschätzt und auch nicht verstanden zu werden. Die Diskrepanz zwischen der Eigenwahrnehmung und den Einschätzungen in der eigenen Familie oder in der Schule war zum Teil beträchtlich. So wurde die Diagnose oft aufgrund von Anlässen gestellt, die den Interviewten nicht nachvollziehbar oder plausibel waren.

In den Interviews fiel auf, dass überhaupt eine große Diskrepanz zwischen einem Eigenerleben und Sichtweisen von außen erkennbar war. Diese Diskrepanz wurde als Quelle der erlebten Verständnisbarrieren gesehen. Sie geht naheliegender Weise auch mit einer Entfremdung von der eigenen Umgebung einher. Interessant ist, dass diese Entfremdung – genauso wie die Diskrepanz zwischen innerem Erleben und äußerlicher Einschätzung – auch von Adrian und Henning zumindest indirekt thematisiert wurde, die beide nicht von Diskriminierungserfahrungen berichteten. In diesen beiden Perspektiven, Eigenerleben und einer antizipierten Sicht von außen, manifestierten sich zwei verschiedene Welten im Erleben der Interviewten, die sich gar nicht oder nur mit großer Mühe einander vermitteln lassen. Diese Vermittlungsbarriere zeigt sich zum einen als Verständigungsbarriere zu anderen Menschen, zum anderen aber auch als Quelle von Diskriminierungs-, Ausgrenzungs- und Benachteiligungserfahrungen. Während der Freizeit machten alle Interviewten die Erfahrung, dass diese Barrieren im Umgang mit »Ihresgleichen«, mit anderen autistischen Menschen, deutlich geringer oder kaum mehr vorhanden waren. Hier stellte sich sehr schnell und viel leichter als in anderen sozialen Kontexten das Gefühl ein, von den anderen verstanden zu werden. Das Kommunikationsumfeld der Freizeit, das im Wesentlichen aus autistischen Menschen bestand, unterschied sich für alle sechs Interviewten deutlich von allen anderen; selbst für Jonas, der glaubte, den eigenen Autismus überwunden zu haben, auch autistischen Menschen gegenüber eher distanziert war.

Obschon die sechs Interviewten ihre Autismus-Diagnose in erster Linie mit ihren Verhaltensweisen in Verbindung brachten, zeigte sich in der Art und Weise, wie sie ihre Antworten formulierten, auch Aspekte eines spezifischen Denkens. Das ist wohl auch der Aspekt der Interviews, in dem das Autistischsein des Interviewers am meisten zum Tragen kam, weil die Interviewten davon ausgehen konnten, dass er sie verstand – auch die Gedanken hinter ihren Übersetzungen. In den Formulierungen der Interviewten zeigen sich häufig zum Teil recht deutliche Distanzierungen zu den sozialen Gegebenheiten und Erfahrungen, die geschildert wurden. Ihr Sprachgebrauch zeigt auch eine deutliche Neigung zur Konkretisierung abstrakter Sachverhalte und Strukturierung der Inhalte entlang assoziativer Ketten. Der Schluss, dass ihre Gedanken insgesamt eine assoziative Struktur vorweisen, liegt hier nahe. Solche intrinsischen assoziativen Verknüpfungen bestehen aber zwischen konkreten Wahrnehmungsinhalten, nicht zwischen abstrakten sprachlichen Ausdrücken und Wendungen. Dazu passt gut, dass die Interviews häufig Elemente enthalten, die dazu dienten, die Interviewverläufe zwischen Interviewten und Interviewer zu synchronisieren. Der Interviewer hat den Eindruck, dass eine beständige Synchronisation der Assoziationsketten durch gegenseitige Bestätigungen den Gesprächsfluss im Interview aufrechterhält. Dadurch wird zugleich signalisiert, dass man sich gegenseitig tatsächlich verstanden hat.

Autistischsein ist aus autistischer Sicht ein Anderssein, das schwer zu verstehen und noch schwieriger zu vermitteln ist. Es zeigt sich als subtil und tiefgreifend zugleich, als ein Unterschied, der so wenig offenkundig ist, dass er erklärt werden muss, zugleich aber auch so tiefgreifend, dass im Hinblick auf Verstehen und Verstandenwerden die Welt in zwei Teile aufgeteilt zu sein scheint, einen nichtautistischen und einen autistischen. Dieses Anderssein äußert sich am deutlichsten im Verhalten, aber deutlich auch in bestimmten Aspekten der Kommunikation, insbesondere dem »Sich-Verstehen«, sowie im Wahrnehmen und im Denken. Die Interviewten erfahren ihren Autismus eher als Diskriminierung denn als Behinderung; die Behinderung besteht im Wesentlichen aus dieser Diskriminierung. Von allen wurde ein Umfeld, das im Wesentlichen aus autistischen Menschen besteht, als eines wahrgenommen, in dem sie »sie selbst« sein können und von anderen ohne spezielle Vermittlung verstanden – und nicht diskriminiert – werden.

Workshops »Autistische Fähigkeiten«

Für die vorliegende Arbeit sind die Workshops »Autistische Fähigkeiten« der autWorker eG eine wichtige Anregung gewesen. Die hier einfließenden Erkenntnisse entstammen größtenteils den Erfahrungen, die der Autor in diesen Workshops gesammelt hat. Sie wurden im Sommer 2009 eingeführt und bis Anfang 2016 kontinuierlich durchgeführt; seit 2016 führt der Autor vereinzelt solche Workshops im Kontext von Berufsbildungswerken und Weiterbildungsträgern durch. In speziellen Kursen schult er seit Mitte 2017 andere autistische Menschen in der Durchführung von »Fähigkeitenworkshops«. Ursprünglich als Workshops eingeführt, in denen die Teilnehmenden ihre spezifischen Fähigkeiten herausarbeiten sollten, entwickelten sie sich mit der Zeit zu einem Forschungsfeld, in dem der Autor zum Thema Autismus Erfahrungen sammeln konnte. In diesen Workshops zeigte sich geradezu von selbst eine Seite des Autismus, die in der Forschungsliteratur nur selten zu finden ist. Es ist die Perspektive aus einem autistischen Erleben heraus, die Perspektive autistischer Menschen in einer weitgehend nichtautistischen Welt. Aus Sicht des Autors stellte sich heraus, dass die gefundene Form eines Kleingruppenworkshops kombiniert mit einem Fokus auf »Fähigkeiten« ein günstiges Umfeld ist, um etwas über »Autismus von innen« zu erfahren.

Als Moderator von über 120 Workshops »Autistische Fähigkeiten« mit insgesamt etwa 800 Teilnehmenden ist der Autor naturgemäß der »Kronzeuge« der in diesen Workshops gemachten Erfahrungen. Er ist aber nicht der einzige Zeuge; Zeugen sind auch die Teilnehmenden und mittelbar die Personen aus ihrem jeweiligen Umfeld, die ihre Reaktionen auf und Erzählungen über diese Workshops mitbekommen haben. Dem Autor war von Beginn an, auch unabhängig von seiner Dissertation, daran gelegen, die Erfahrungen aus diesen Workshops in die »offiziellen« Autismusdiskurse zu bringen. Dafür haben er und andere am autWorker-Projekt beteiligte

Autisten diese Erfahrungen in zahlreichen Vorträgen und Fortbildungen für Menschen dargelegt, die mit Autisten zu tun haben, aber auch für autistische Menschen selbst. Dabei hat er die Erfahrung gemacht, dass diese neue, autistische Perspektive Einzug in Diskurse gehalten hat, die weit über die direkten Kontakte des autWorker-Projekts hinausgehen. Exemplarisch zeigt sich dies etwa an den Titeln der drei jährlich stattfindenden Bundestagungen von autismus Deutschland: »Autismus im Wandel – Übergänge sind Herausforderung« (2005), »Autismus – der individuelle Weg« (2008), »Menschen mit Autismus – auf dem Weg zur Inklusion« (2011), »Autismus im Spektrum von Forschung und Gesellschaft« (2014) und »Lernen – Arbeit – Lebensqualität« (2017); in diesen Titeln drückt sich insbesondere eine Verschiebung des Fokus von Therapie hin zu Inklusion aus.[11] Erst dadurch erscheint es sinnvoll, diese Erfahrungen zum Gegenstand einer wissenschaftlichen Forschung zu machen.

In diesem Teil der Arbeit sollen die Entwicklung der Workshops »Autistische Fähigkeiten« selbst und auch die Entwicklung der Themenfelder »Autismus« und »Fähigkeiten« in den Workshops betrachtet werden. Dazu werden autWorker-Texte über die Workshops aus der Zeit Ende 2009 bis Anfang 2016 und ein Workshopbericht »Bericht an die Firma auticon« herangezogen. Bei den Texten handelt es sich um Darstellungen der Fähigkeitenworkshops und den darin gesammelten Erfahrungen, die teils als Faltblätter, teils im Kontext anderer Veröffentlichungen und teils in Projektberichten veröffentlicht wurden. Sie wurden vom Autor selbst oder unter Mitwirkung des Autors von den Mitarbeiterinnen und Mitarbeitern des autWorker-Projekts verfasst (s. Anhang 3a). Die herangezogenen Texte sind:

i. »Autismus und Fähigkeiten. Beobachtungen« (12/2009, als Faltblatt veröffentlicht) (nachfolgend mit Sigle A zitiert)
ii. »autWorker-Workshops ›Autistische Fähigkeiten‹« (09/2011, in Seng: *Wundersame Fähigkeiten* [1. Aufl.] veröffentlicht) (Sigle B)
iii. »autWorker-Workshops ›Autistische Fähigkeiten‹« (01/2013, in Seng: *Wundersame Fähigkeiten* [2. Aufl.] veröffentlicht) (Sigle C)
iv. »Autismus und Fähigkeiten« (06/2013, leicht verändert veröffentlicht in Theunissen, 2016) (Sigle D)
v. »Entwicklung der Fähigkeitenworkshops« (09/2015, Teil eines Konzept- und Strategiepapiers) (Sigle E)

11 http://w3.autismus.de/shop/index.php?cPath=3 (6.1.2018).

vi. »Fähigkeitenworkshops als Peer-to-peer-Workshops« (10/2015, zur Begründung von Peer-to-peer-Ansätzen im Autismusbereich für die Hamburger Arbeitsassistenz) (Sigle F)
vii. »Autistische Fähigkeiten erkennen« (03/2016, Konzeptpapier für das diversicon Projekt) (Sigle G)

Bei dem »Bericht an die Firma auticon« (06/2012) handelt es sich um schriftliches Feedback zu einem zweiteiligen Workshop mit autistischen Mitarbeitern der Firma auticon (der Bericht ist im Anhang 3e wiedergegeben). Die erstgenannten Texte wurden codiert und analysiert, während der Workshopbericht als Literatur in die Analyse eingeht. Die Codierung erfolgt wieder in drei Schritten, wobei nach der ersten offenen Codierung und Herausarbeitung der Überschriften eine axiale Codierung im Hinblick auf die zeitliche Entwicklung der herausgearbeiteten Themen und Aspekte erfolgt. In der selektiven Codierung werden die zu betrachtenden und vertiefenden Themen weiter analysiert und um weitere Aspekte ergänzt, die sich aus den hinzugezogenen Veröffentlichungen des Autors ergeben. Am Ende werden die dadurch gewonnenen Einsichten in die Entwicklung sowohl der Workshops als auch der Themen darin mit zwei Workshopbeobachtungen abgeglichen.

Zur Entwicklung der Workshops

Eine autistische Community gibt es in Deutschland etwa seit der letzten Jahrtausendwende. Sie bestand und besteht im Wesentlichen aus Diskussionszusammenhängen in Internetforen und Selbsthilfegruppen. Erst in den letzten Jahren kamen (wenige) autistische Organisationen hinzu, die im engeren Sinne nicht mehr als Selbsthilfegruppen bezeichnet werden können. Der Autor war an der Gründung der – nach seiner Kenntnis – bundesweit dritten Selbsthilfegruppe 2003 in Hamburg und kurze Zeit später an der des Selbsthilfevereins Aspies e. V. beteiligt. Ende 2008 wurde in der Hamburger Selbsthilfegruppe die Idee für ein Projekt zur Unterstützung autistischer Menschen im ersten Arbeitsmarkt entwickelt. Im Frühjahr 2009 gab es im Rahmen einer Mitgliederversammlung von Aspies e. V. die Gründungsveranstaltung für das Projekt, das den Namen autWorker erhielt. autWorker wurde Anfang 2010 als Genossenschaft gegründet und Anfang 2011 um den gemeinnützigen Verein autSocial erweitert. Bereits im Sommer 2009 führte autWorker den ersten Workshop »Autistische Fähigkeiten« durch. Als Vorlage für dieses Workshopformat diente das Arbeitsbuch zu *Durchstarten zum Traumjob* von Richard Nelson Bolles (1999). Das Workshopformat wurde zusammen mit der Kieler Selbsthilfegruppe bis Anfang 2010 weiterentwickelt, deren Teilnehmende sich als kritisches Publikum zu Verfügung stellten. Nach dieser Zeit entfernte sich das Workshopformat deutlich von dem Arbeitsbuch, übernahm aber einige Grundideen daraus.

Der Titel »Autistische Fähigkeiten« sollte deutlich machen, dass es bei den Workshops darum ging, Autismus von seinen Stärken aus zu verstehen. Aus den Selbsthilfegruppen gab es die Erfahrung, dass autistische Menschen oft selbst ihren Autismus als ein Defizit sahen, das etwa durch bestimmte Kurse oder Medikamente ausgeglichen werden musste. In dem Text »Autismus und Fähigkeiten« (i) wird die Setzung des Themas *Autistische Fähigkeiten* auch explizit erläutert:

> »Indem wir Orte schaffen, in denen spezifisch autistische Interessen und Fähigkeiten kultiviert werden und in denen Autisten sich weitgehend frei fühlen können von den Barrieren, an die sie so oft stoßen, zeigen wir auch eine andere Perspektive auf Autismus und autistische Menschen« (Anhang 3b, A 27[12]).

In den ersten zwei Jahren nahmen an den Workshops etwa 60 bis 70 autistische Interessierte teil (Anhang 3a, Text ii bzw. 3b, B 07). Ab Ende 2011 beteiligte sich autWorker an dem im Berufsbildungswerk Potsdam durchgeführten, EU-geförderten Pilotprojekt »ABC – Jobs für Menschen mit Autismus-Spektrum-Störung«. Das Projekt lief von Mai 2011 bis April 2013 und der dabei entstandene Handlungsleitfaden ist in Oberlinhaus (2013) zu finden; mit einem Beitrag zum Fähigkeitenportal im Absatz 4.2 (S. 16). In dem Projekt wurden Maßnahmen erprobt und evaluiert, die autistische Menschen bei der Eingliederung in den Arbeitsmarkt unterstützen sollten. autWorker beteiligte sich mit den Workshops »Autistische Fähigkeiten« für Absolventen des Berufsbildungswerks. Während des Projekts wurden die Workshops und ihre Wirkungen kritisch betrachtet und auf ihre Struktur hin untersucht. Die Veränderungen, die die Workshops durch das ABC-Projekt erfahren haben, bestan-

12 A 27 steht für den 27. Absatz des chronologisch ersten der betrachteten Texte.

den im Wesentlichen in einer vermehrten systematischen Reflexion der Workshopverläufe. Ein weiterer Bestandteil der autWorker-Tätigkeiten im ABC-Projekt war ein Internetportal, das Fähigkeitenportal, das von autWorker entwickelt und erprobt wurde. Darin konnten die Teilnehmenden Workshopinhalte weiter bearbeiten oder reflektieren und sich untereinander und mit Mitarbeitenden von autWorker austauschen. Insbesondere der Austausch wurde von den Teilnehmenden gut aufgenommen (Anhang 3b, C 10, C 11). Das ABC-Projekt endete im April 2013. In der Folge fanden eine Reihe von Workshops im Auftrag von Berufsbildungswerken und anderen Akteuren im Arbeitsmarkt statt, unter anderem im Bugenhagen-Berufsbildungswerk Timmendorfer Strand, Theodor-Schäfer-Werk Husum, Berufsbildungswerk Annastift Hannover, in der Hamburger Arbeitsassistenz, der Reha-Abteilung der Hamburger Arbeitsagentur, der auticon GmbH und der Hamburger Elterngruppe »Autismus Hamburg«.

Inhaltliche Ausgestaltung der Workshops

Im Folgenden wird anhand der zuvor genannten Veröffentlichungen i bis vii zu den Workshops »Autistische Fähigkeiten« die Entwicklung dieser Workshops nachgezeichnet. Ausgangspunkt dieser Workshops waren »Erfahrungen in autistischen Selbsthilfezusammenhängen unterschiedlicher Art und mit sehr unterschiedlichen Menschen« (A 02). Diese Referenzen beziehen sich hier und im Folgenden auf den Anhang 3b. Dabei stehen Erfahrungen mit autistischen Menschen in Gruppen im Zentrum, »dass nämlich unter günstigen Voraussetzungen autistische Gruppen ein hohes Maß an Selbstbefähigungspotenzial bei ihren Mitgliedern aktivieren können«. Wie in späteren Veröffentlichungen zu lesen ist, haben sich diese Erfahrungen, »dass autistische Menschen in einer geeigneten Umgebung außergewöhnlich produktiv miteinander kommunizieren können« (G 02), in den Workshops weiterhin bestätigt. Überhaupt stellte sich die Erfahrung des Kommunizierens in der Gruppe als ein zentraler Aspekt der Workshops dar, was auch im Abschlussbericht für das ABC-Projekt dargelegt wird. Hier werden zwei Aspekte der gegenseitigen Hilfestellungen im Fähigkeitenportal genannt: »Zum einen de[r] Austausch mit den Erfahrungen anderer autistischer Menschen, die sich leicht auf die jeweils eigene Situation übertragen lassen, zum anderen aber auch die Erfahrung einer nicht nur barrierefreien Kommunikation, sondern einer, die ein hohes Selbstbefähigungspotenzial vorweist« (C 19).

Auf die Relevanz solcher Erfahrungen für die Aktivierung der Potenziale autistischer Menschen wurde schon früh hingewiesen: »Platt ausgedrückt, hat es ein Mensch, der als behindert oder defizitär angesehen wird (und sich selbst so wahrnimmt), ungleich schwerer, seine Potenziale zu entwickeln, als einer, dessen Fähigkeiten wahrgenommen und anerkannt werden« (A 19). Das korreliert mit der Erfahrung, dass die

> »Teilnehmenden [...] sich in der Regel sehr wenig mit ihren Fähigkeiten und Potenzialen auseinandergesetzt [haben]. Im Zentrum ihrer Auseinandersetzung mit ihrem Autismus stehen vielmehr ihre Erfahrungen der Diskriminierung und Behinderung«. Entsprechend wurde bei den Workshops in besonderem Maße »berücksichtigt, dass die richtige Umgebung für die Entfaltung der eigenen Potenziale außerordentlich wichtig ist« (C 12, C 14).

Bemerkenswert ist dabei die Erfahrung, dass sich eine solche Umgebung in den Workshops scheinbar wie »von selbst« gebildet hat: »Sind die notwendigen Voraussetzungen gegeben, stellt sich in autistischen Gruppen in aller Regel wie von selbst eine Gruppensituation ein, die etwa der von Balintgruppen gleicht« (C 06). Zum Thema Balintgruppen siehe auch das Kapitel »Autistische Introspektionen«.

Ob der Rahmen dann wirklich geeignet ist, zeigte sich immer sehr schnell, da »autistische Menschen in der Regel sehr schnell, innerhalb weniger Minuten, spüren, ob sie sich in diesem Sinne sicher fühlen oder nicht« (C 07). Dies ist in dem Bericht als Beobachtung geschildert. *Sicher* »bedeutet [hier] eine Sicherheit davor, von anderen gedeutet oder – ›unreparierbar‹ – missverstanden zu werden, aber auch eine Sicherheit vor dem Gefühl, Teil einer sozialen Situation zu sein, die weitgehend unverständlich ist« (C 07). Der inhaltliche Rahmen der Workshops besteht »im Wesentlichen [aus dem] Austausch von Erfahrungen und [der] Besinnung auf die eigenen Fähigkeiten und Interessen« (B 01, B 04). Die Workshops beginnen »mit einem klar strukturierten Teil, in dem wir rational nachvollziehbare und systematisierende Techniken zur Entwicklung von Fähigkeiten vorstellen. [...] Zugleich aber ist eine Offenheit vorhanden, die es erlaubt, dass alle Teilnehmer ihre individuellen Belange einbringen können« (B 06). Diese grundlegende Workshopstruktur wird bereits in den beiden Texten aus der Anfangszeit der Workshops (Dezember 2009 und September 2011) dargelegt. Dabei wurde im ABC-Projekt festgestellt, dass eine Kontinuität zwischen Workshops, wie sie durch das Fähigkeitenportal unterstützt wurde, »von außerordentlichem Nutzen« ist, aber oft nicht hergestellt werden konnte (C 09, C 10). Im Abschlussbericht für das ABC-Projekt wurde dargelegt, dass die Workshops von einem Wechsel zwischen offenen und strukturierten Teilen, vor allem aber auch zwischen Selbsteinschätzung und den Rückmeldungen der anderen Teilnehmenden geprägt sind (C 13).

Als grundlegende Merkmale der Workshops werden hier genannt:

» ➢ von Autisten zu Autisten
- ➢ strukturierter Einstieg – offener Ausgang
- ➢ rationale, nachvollziehbare Methoden
- ➢ individuelle Belange und Fragen im Vordergrund
- ➢ von den Fähigkeiten und Interessen ausgehend
- ➢ klare, definierte Ziele« (C 08).

Diese Merkmale werden auch in späteren Texten beschrieben, etwa im Oktober 2015 (F 03). Zugleich werden hier auch drei thematische Bereiche genannt: »Entdecken und Kultivieren von Fähigkeiten und Interessen«, »Erkunden der förderlichen und hinderlichen Rahmenbedingungen« und »Darstellen der eigenen Fähigkeiten« (B 02, C 04). Die Ziele der Workshops werden in dem Bericht als »Anforderungen an ein förderliches Umfeld erkennen« und »Austausch von Erfahrungen mit anderen Autisten« beschrieben, was durch »Gruppenerfahrungen erleben; vor allem mit anderen autistischen Menschen« und »Erfahrungsaustausch mit anderen autistischen Menschen« erreicht werden soll (C 15). Der Bericht nennt auch weitere methodische Ansätze in den Workshops, etwa eine Variation der Frageperspektive, »wenn nicht mehr nach dem ›Was‹ gefragt wird (›Was sind die Fähigkeiten‹), sondern nach dem ›Wie‹ (›Wie äußern sich die Fähigkeiten‹)« (C 16). In einer späteren Darstellung wird dies noch ergänzt:

> »Der Moderierende gibt die Spur vor, entlang der der Erfahrungsaustausch stattfinden soll, weitet das Themenfeld auf und bündelt es wieder und hält einzelne Marksteine des Erfahrungsaustauschs schriftlich fest. Er spiegelt die Erfahrungen der Teilnehmenden in seinen eigenen Erfahrungen, aber auch in denen, die er in anderen Workshops kennengelernt hat. Er zeigt dabei

> auch die Schritte zur Theoriebildung und Abstraktion der Erfahrungen« (G 07).

Demnach sollten Moderierende zum einen (auch eigene) Erfahrungen einbringen und diese aber auch abstrahieren können, um so einen Workshop erfolgreich zu leiten.

Fähigkeitenworkshops als Forschungsumfeld

Als zentrale Erfahrung wird in den Veröffentlichungen immer wieder festgestellt, dass »[d]ie Teilnehmenden [...] in aller Regel konzentriert, nicht wertend, offen und reflektiert miteinander [kommunizieren] und [...] sich auf diese Weise ihre eigene Perspektive auf ihren Autismus [erschließen]« (E 14). Hier wird auch angemerkt, dass »[d]urch die kritische Distanz zu Außenperspektiven, die damit einhergeht, [...] diese Workshops einen selbstbefähigenden, emanzipativen Charakter [haben]« (ebd.). Dadurch werden die Workshops implizit zu einer Umgebung, in der eine Art »Forschung über bislang weitgehend undokumentierte Aspekte des Autismus« (C 19) stattfindet. In dem kurzen Text »Autistische Kompetenz« werden die Erfahrungen dargelegt, die einen solchen Blick auf die Workshops nahelegen: »Es zeigt sich [...], dass autistische Menschen sich selbst leicht als Forschende erleben können. [...] Ihre Erfahrungen liegen in aller Regel nicht offen vor, sondern müssen erst erarbeitet werden. [...] Dies setzt eine für sie barrierefreie Kommunikationssituation voraus« (G 02, G 06). Methodisch werden in den späteren Veröffentlichungen Ansätze der rekonstruktiven Sozialforschung benannt: »Die Methoden der rekonstruktiven Sozialforschung [...] legen den Fokus auf das Verhältnis zwischen Beobachtenden und Beobachteten. Ein solcher Forschungsprozess ist einer, der gemeinsam mit den Beforschten begangen wird« (E 06). Dies wird im Weiteren in diesem Text konkretisiert: »Im Zentrum der Forschung steht ein Fremdverstehen. [...] Es besteht sowohl im Kennenlernen und Nachvollziehen der jeweiligen Innenperspektiven, als auch in einer reflexiven Distanzierung von ihnen (Befremden)« (E 08) und »Um zu einer verstehenden Theoriebildung zu kommen, muss die Frage vom Was sozialer Realitäten zum Wie der Herstellung dieser Realitäten in einem konkreten Kontext gelenkt werden. Der Fokus liegt dann auf dem impliziten Wissen der Beteiligten, auf ihren konjunktiven Erfahrungen« (E 10).

In dem Text »autWorker-Workshops ›Autistische Fähigkeiten‹« werden drei Beispiele genannt, an denen die Arbeit im Workshop aufgezeigt wird (C 20 bis C 35). Im ersten Beispiel wird ein Perspektivwechsel aufgezeigt im ersten skizzierten Workshop zwischen Innen- und Außenperspektive über das Feedback des Moderators. Im zweiten Workshop mit einem Zwischenschritt über das Fähigkeitenportal wird ein weiterer Perspektivwechsel durch eine Reflexion aus der Distanz heraus aufgezeigt, der schließlich zu einer Neubewertung der Ausgangssituation führt (C 21 bis C 24). Die Perspektivwechsel werden hier anhand prägnanter Aussagen dargelegt. Sie beginnen mit »Ich interessiere mich für Ballerspiele« über »Beim Spielen merke ich mir viele Details« und »Nachdem ich hinreichend lange gespielt habe, fühle ich mich entspannt und ruhig« zu »Ich habe ein leistungsfähiges visuelles Gedächtnis, kann aber die Informationsfülle nur schwer filtern und kanalisieren«. Diese Zitate sind sinngemäß diesem Textteil entnommen. Dieses Beispiel schließt mit dem Fazit: »Den produktiven Umgang mit speziellen autistischen Fähigkeiten zu lernen, erfordert Zeit und Lebenserfahrung. Durch die Rolle solcher Fähigkeiten als psychische Stabilisatoren ist der Umgang mit ihnen häufig auch mit Ängsten und Unsicherheiten verbunden« (C 25). Bezogen auf die Entscheidung des Teilnehmenden, einen Beruf anzustreben, in dem er möglichst wenig gefordert wird. Das fügt dem Beispiel einen weiteren Aspekt hinzu, indem es die abschließende Entscheidung des Teilnehmenden interpretiert.

Im zweiten Beispiel wird geschildert, wie ein Teilnehmender offenbar die von ihm vermuteten Erwartungen, die an ihn gerichtet werden, als eigene Wahrnehmung darstellt. Der Teilnehmer wird als jemand geschildert, der »so gut wie gar nicht« spricht und auch dann nur schwer verständlich ist. Seine Aussagen werden als Unsicherheit in der Kommunikation aufgefasst und lösen zunächst eine Suche nach geeigneten Kommunikationswegen aus. Am Ende führt dies zu neuen und unerwarteten Beobachtungen und einer (ersten) Einschätzung der Fähigkeiten und Potenziale des Teilnehmenden (C 27 bis C 30). Das dritte Beispiel zeigt schließlich, wie die Entwicklung der Potenziale eines Teilnehmenden durch Anerkennung und Widerspiegelung gefördert werden kann. Dabei werden dann auch Fähigkeiten erkennbar, die der Teilnehmer selbst nicht erwartet hat, hier die Fähigkeit zur Moderation der Workshops (C 32 bis C 34). Es schließt mit dem Fazit: »Manchmal wissen autistische Menschen von früh an sehr genau, was ihre Stärken sind und was sie in ihrem Leben umsetzen wollen.

Dann ist es wichtig, ein Umfeld zu haben, in dem sie sich spiegeln und selbst bestätigen können« (C 35).

Obschon es sich um drei recht unterschiedliche Fallbeispiele handelt, haben sie ein Grundmuster gemeinsam: Der Workshop bildet einen Rahmen, in dem die Teilnehmenden ihre Innenperspektive mitteilen können und der von einem Bemühen geprägt ist, diese Perspektive zu verstehen und nachzuvollziehen. Zugleich vermittelt der Workshop zugleich auch eine Außenperspektive, die mal neue Sichtweisen und Aspekte aufzeigt, mal vorhandene Einschätzungen bestärkt. Eine solche Außenperspektive kann, wie im zweiten Beispiel, bereits im Bemühen um Verständigung erkennbar und wirksam werden.

Von Beobachtungen zu Theoriefragmenten

Die Texte zu den Fähigkeitenworkshops skizzieren die Wege von mehr oder weniger systematisch dargestellten Beobachtungen und Erfahrungen zu Theorieansätzen. Neben allgemeinen Feststellungen zu autistischen Spezifika werden im Wesentlichen soziale Aspekte, Fähigkeiten und autismusspezifisches Denken sowie Kommunikation thematisiert. Die früheren Texte beschreiben hauptsächlich Erfahrungen aus den Workshops, während in den späteren weitergehende Theorieansätze beschrieben werden, auch unter Nennung weiterer Quellen (besonders häufig in D 03ff.): hauptsächlich Uta Frith, aber auch Hajo Seng (D 03), Leo Kanner (C 01, D 04), Temple Grandin (D 04, G 04), Jacques Lacan (D 07) und Hans Asperger (C 01, D 01). Tony Attwood wird als jemand genannt, der autistische Fähigkeiten im Blick hat (A 14), und ein eher loser Bezug auf Wendy Lawson, Laurent Mottron und Temple Grandin findet sich in E 03 (als Beispiele für Autismusforschung, die auch autistische Fähigkeiten im Blick hat). Zur Charakterisierung autistischer Menschen wird in den frühen Texten betont, dass Erfahrungen, »die wir als autistische Menschen mit autistischen Menschen machen, [...] eine Seite des Autismus [zeigen], die anderen [...] weitgehend verschlossen bleibt« (A 03). Autistische Fähigkeiten werden als vielfältig beschrieben, »auch wenn sie [...] deutlich ›autistische Züge‹ tragen« (A 05). Mit einem Verweis auf Asperger und Kanner wird Autismus als »Kombination aus Schwierigkeiten in der Kommunikation [...] und spezifischen, ungewöhnlichen Fähigkeiten« charakterisiert (C 01).

Soziale Aspekte des Autistischseins werden ebenfalls bereits in den früheren Veröffentlichungen beschrieben. Autistische Sozialisationen werden als Grund genannt, dass sich autistische Menschen ihrer Fähigkeiten nicht bewusst sind, »weil sie sie als selbstverständlich betrachten, oder weil sie so speziell sind, dass sie nur in besonderen Situationen zum Vorschein kommen, oder auch weil ein negatives, defizitorientiertes Selbstbild oder ein entsprechendes Umfeld eine Kultivierung der eigenen Fähigkeiten verhindert hat« (A 09). Es wird auch beschrieben, dass »die Kluft zwischen Fähigkeiten und der Weise, wie diese zum Tragen kommen, bei Autisten nicht selten extrem groß ist. Das ist kein rein autistisches Thema, aber ein typisch autistisches« (A 09). Diese Beobachtungen werden dann auch noch in einen größeren Zusammenhang gestellt:

> »Der von Kindheit an trainierte Fokus auf (meist soziale) Probleme, die mit einem autistischen Leben einher gehen, und die – aus Unwissenheit – oft nicht sehr förderliche Sozialisation führen dazu, dass die Menschen oft nur wenig Vorstellungen davon haben, wie sie ihre Potenziale entfalten können« (A 17).

Das mangelnde Bewusstsein über autistische Fähigkeiten und Potenziale sowohl bei autistischen wie auch bei nichtautistischen Menschen wird dabei als Diskriminierung bewertet: »Autistische Menschen werden durch die hohe Bewertung solcher [sozialer] ›skills‹, leider nicht nur auf dem Arbeitsmarkt, direkt diskriminiert« (A 21). Diese Form der Diskriminierung wird im Text iii »autWorker-Workshops ›Autistische Fähigkeiten‹«, der im Kontext des ABC-Projektes geschrieben wurde, damit erklärt, »dass bestimmte Formen der ›Zwischen-den-Zeilen‹-Kommunikation so sehr in Mode gekommen sind, dass andere Aspekte menschlicher Fähigkeiten und Potenziale nur eher hintergründig wahrgenommen werden«, und dass dadurch »autistische Menschen ihren Autismus fast nur als Behinderung wahrnehmen und von ihrer Umwelt in dieser Wahrnehmung auch bestärkt werden« (C 02, C 03).

Im Themenbereich »Soziale Aspekte« folgt die Hypothesenbildung (Diskriminierung autistischer Menschen) direkt auf die zugrunde liegenden Beobachtungen, dass viele autistische Menschen ihre Stärken und Potenziale nicht kennen. Dass sie über spezifische Fähigkeiten verfügen, wird ebenfalls in den ersten Texten (i bis iii) beschrieben. Eine mehr theoretische Fassung findet sich erst in den späteren Texten (iv bis vii). In dem im Dezember 2009 entstandenen Text »Autismus und Fähigkeiten. Beobachtungen«, der auf etwa ein halbes Jahr Erfahrungen mit einer Selbsthilfegruppe zurückgreift, werden in einer systematisierenden Zusammenfassung unterschiedliche Arten autistischer Fähigkeiten unterschieden: »Zum einen Fähigkeiten, die auf ›speziellen‹ Interessen oder Fähigkeiten beruhen, und auf Fähigkeiten, die in anderer Weise autismusbedingt sind und die vielleicht von vielen gar nicht als Fähigkeiten wahrgenommen werden.« Die »speziellen Fähigkeiten« werden nochmals unterteilt in welche, »die aus intensiven Beschäftigungen mit so genannten ›speziellen‹ Interessen entstanden sind«, und in welche, »über die manche Menschen verfügen, ohne sie erlernt zu haben, und die nicht sehr verbreitet sind« (A 06, A 07). Es wird festgestellt, dass »sehr viele, wahrscheinlich die allermeisten, Autisten ›spezielle‹ Fähigkeiten« haben (A 08), die sich »grob in drei Bereiche gliedern lassen: Logisch-analytisches Denken, soziale Intuition und Genauigkeit, bzw. Zuverlässigkeit« (A 10).

Diese drei Bereiche werden im Weiteren noch etwas spezifiziert. So wird das »logisch-analytische Denken« mit einer »Fähigkeit zum Erfassen komplexer Zusammenhänge«, Kreativität und einer »Neigung zum assoziativen und bilderbasiertem Denken« in Verbindung gebracht (A 11). »Fähigkeiten im Feld des Sozialen und der Kommunikation« werden »mit sehr ausgeprägten Fähigkeiten [...], anderen Menschen vorurteilsfrei zu begegnen und Bedeutungen und Bewertungen klar zu trennen«, verknüpft sowie einer »überdurchschnittlich ausgeprägte[n] Sensibilität – auch psychischen Zuständen und Gefühlslagen anderer Menschen gegenüber« (A 12). Der dritte Fähigkeitenbereich, der in dieser systematisierenden Darstellung genannt wird, betrifft autistische Menschen, »deren Fähigkeiten zur Genauigkeit und Zuverlässigkeit oft auf recht offensichtliche Weise ›besonders‹ sind.« Er wird weniger detailliert beschrieben als die beiden anderen und lediglich mit einer Neigung zu einer »erstaunlichen Präzision« verbunden (A 13). Die Fähigkeiten, »die direkt mit Autismus und mit autistischer Sozialisation zusammenhängen«, werden als »[e]ine starke Tendenz zu vorurteilsfreiem Herangehen an Menschen und Dinge, ein Hang zur Genauigkeit [...], ein Blick für Details, eine Neigung, Aufgabenbereiche und Problemstellungen zu strukturieren [und] Verlässlichkeit oder Ehrlichkeit« beschrieben (A 14). Dafür wird Attwood als Referenz angegeben.

Drei Jahre später werden diese Fähigkeiten, die »bei fast allen autistischen Menschen zum Vorschein kommen« (C 18), weiter ausdifferenziert:

» ➢ Befähigung zur logisch-deduktiven Analyse von Problemstellungen und Lösungsstrategien
➢ Fähigkeit, über ein visuelles Gedächtnis instantan große Mengen an Informationen aufzunehmen
➢ Fähigkeit, Details im Blick zu haben und als Muster zu verarbeiten
➢ Befähigung zur umfassenden Planung durch visuelles Denken
➢ Außerordentliche Kreativität und die Fähigkeit, sie zu kanalisieren
➢ Befähigung zu ungewöhnlichen Problemlösungsansätzen« (C 18).

In dem Text »Autismus und Fähigkeiten« (Juni 2013) werden autistische Fähigkeiten auf eine deutlich theoretischere Weise behandelt; er wurde in leicht abgewandelter Form auch in Theunissen (2016) veröffentlicht. Beginnend mit der Feststellung, dass sich »[t]rotz einer großen Unterschiedlichkeit innerhalb des autistischen Spektrums [...] in aller Regel ein ähnliches Fähigkeitenprofil erkennen [lässt]« (D 03), mit einem Verweis auf Seng (2013), werden diese Ähnlichkeiten im Folgenden nicht nur beschrieben, sondern aus einem theoretischen Zusammenhang hergeleitet. Die dargestellte Theorie postuliert einen grundlegenden Unterschied zwischen autistischen und nichtautistischen Denkweisen: »Das nichtautistische Denken ist insofern ein von der Sprache her strukturiertes Denken, als hier sprachliches und wahrnehmungsbezogenes Denken untrennbar miteinander verwoben sind« (D 04). Im autistischen Denken werden dagegen »ein sprachbezogenes, logisch strukturierendes Denken [...] und ein wahrnehmungsbezogenes, assoziatives Denken [...] als zwei getrennte Einheiten [...] wahrgenommen« (ebd.). Letzteres wird mit Verweis auf Frith als ein Denken mit mangelnder zentraler Kohärenz und »spezifisch autistischen Fähigkeiten im Bereich der Detail- und Mustererkennung« weiter charakterisiert. Ein solches wahrnehmungsbezogenes Denken wird im Vergleich zu einem sprachbezogenen als psychisch instabiler beschrieben weil autistische Menschen lernen müssen, die »überbordenden Assoziationskaskaden des wahrnehmungsbezogenen Denkens zu strukturieren« (D 06). Dann aber, gut strukturiert, »zeigt sich das autistische Denken als leistungsfähiger, insbesondere was den Umgang mit vielen Informationen und Wahrnehmungsinhalten angeht« (ebd.).

In dem Text »Autismus und Fähigkeiten« wird die Theorie formuliert, dass sich autistisches und nichtautistisches Denken durch einen unterschiedlichen Grad der Verschränkung von sprachlichem und wahrnehmungsbezogenem Denken unterscheidet: »Durch die intuitive [...]

sprachliche Strukturierung des wahrnehmungsbezogenen, assoziativen Denkens bilden ›verschränkte Denker‹ einen Persönlichkeitstyp mit einem Unbewussten heraus, das es ihnen ermöglicht, intuitiv an andere Persönlichkeiten des selben Typs ›anzudocken‹« (D 07). Als Referenz für diesen Theorieansatz werden neben Grandin, Frith und Lacan eigene Erfahrungen des Autors angeführt (D 06). »Getrennte Denker« haben dagegen

> »einen intuitiven Zugang zu funktionalen Zusammenhängen, da es sie sind, die den Assoziationsketten und -verzweigungen zugrunde liegen. Die Schwächen hinsichtlich der Entwicklung einer intuitiven Theory of Mind autistischer Menschen geht einher mit einem Potenzial zur Entwicklung einer intuitiven ›Theory of Function‹« (D 09).

In dem letzten Text »Autismus und Fähigkeiten« werden die Einschätzungen zu autistischem Denken vor dem Hintergrund sowohl der in den Workshops gemachten Erfahrungen als auch entsprechender Theoriebildungen dargelegt:

> »So geht ein ›klassisches‹ Bilderdenken mit einem guten Gedächtnis und einer Neigung zum ›Abdriften‹ der Wahrnehmung einher, während ein ›klassisches‹ Musterdenken, gute Detailwahrnehmung und Wahrnehmungsoverloads zusammengehören. Neben verschiedenen Kategorien autistischen Denkens, deren Übergänge fließend sind, spielt auch die Verankerung sprachlichen Denkens in die Wahrnehmungsverarbeitung eine große Rolle für die Einschätzung von Stärken und Schwächen autistischer Menschen« (G 04).

Siehe dazu auch die beiden Artikel des Autors »Autistische Intelligenz – Kommunikation und Kognition unter besonderen Bedingungen« (Seng, 2015b) und »Fähigkeiten und Potenziale auf dem Weg ins Berufsleben« in Rickert-Bolg und Rittmann (2017).

Neben dem sozialen Umfeld und spezifisch autistischem Denken ist Kommunikation ein drittes Themenfeld, das in den Texten zu den Fähigkeitenworkshops immer wieder betrachtet wird. Das Gelingen der Workshops wird mit spezifisch autistischen Kommunikationsaspekten begründet: »Da sie [die Teilnehmenden] auf ein introspektives Vorgehen fokussiert sind, […] [erscheint] diese Form der Gruppenarbeit [Introspektion] für autistische Menschen fast schon prädestiniert« (B05). Grundlage für die Workshoparbeit ist, »dass autistische Menschen, wenn sie zusammenkommen, merken, dass sie sich in einem kommunikativ sicheren Rahmen aufhalten, der weitgehend frei ist von unausgesprochenen Regeln, versteckten Absichten oder nicht ausgedrückten Bewertungen«. Aber auch, »dass die Kommunikation autistischer Menschen untereinander von einer Offenheit und Direktheit bestimmt ist, wie sie ansonsten, in nichtautistischen Kommunikationssituationen, in aller Regel nicht vorkommen« (C 05). Diese Aspekte wurden im Kontext der Entwicklung der Workshops bereits herausgearbeitet. Auch das Thema Kommunikation wird in den Rahmen einer Theorie vom »getrennten Denken« eingebettet:

> »›Getrennte Denker‹ bilden dagegen andere Persönlichkeitstypen heraus, die sich insbesondere darin unterscheiden, dass ihnen vieles bewusst ist, was ›verschränkten‹ Persönlichkeitstypen unbewusst ist. Sie sind darauf angewiesen, vieles zu lernen, was sich nichtautistischen Menschen intuitiv erschließt […]. Gleichwohl können autistische Menschen lernen, genau auf Gesten und Mimiken zu achten und sich aus Erfahrung die nicht ausgesprochenen Aspekte der Kommunikation zu erschließen« (D 08).

Eine Art Grounded Theory

Die Erfahrungen aus den Workshops werden im Laufe der etwas mehr als sechs Jahre, die die hier betrachteten Texte abdecken, zunehmend systematisiert dargestellt. Dabei werden sie in den Kontext eines theoretischen Ansatzes gestellt, der aus diesen Erfahrungen heraus entwickelt wurde, aber auch Aspekte von anderen Autorinnen und Autoren übernimmt. Auf dieser Basis werden zwei grundlegende Aspekte des Autistischseins als Themen entwickelt, die für die Arbeit der Fähigkeitenworkshops zentral erscheinen: spezifisch autistische Kommunikation und spezifisch autistische Denkstile. Den Begriff »Denkstil« lehnt der Autor an den von Mottron, Grandin und anderen verwendeten Begriff »thinking style« an. Die genaue Bedeutung dieses Begriffs soll hier zunächst offenbleiben und anhand der Analyse des Workshops im folgenden Kapitel ermittelt werden. Der Autor möchte jedoch nicht verschweigen, dass mit der Festlegung dieses Begriffs ein gewisser Zirkelschluss verbunden ist: Erst dadurch, dass es so etwas wie autistische Denkstile gibt, kann der damit beschriebene

Aspekt autistischen Erlebens überhaupt erfasst werden. Der Autor verwendet üblicherweise die Begriffe »Denkstil« und »Denktyp« synonym, in der vorliegenden Arbeit aber nur »Denkstil«, um Verwirrung zu vermeiden. »Denkstil« beinhaltet die Möglichkeit, das entsprechende Denken mehr oder weniger bewusst beeinflussen oder verändern zu können, während »Denktyp« das damit beschriebene Denken als (unveränderlichen) Bestandteil der jeweiligen Persönlichkeit konzipiert. Der Autor ist in dieser Frage unentschieden. Insofern können die Workshops als »Forschungslabore« betrachtet werden, in denen neue, das heißt in der neurobiologischen Autismusforschung nicht vorkommende Ansätze entwickelt wurden, Autismus und autistisches Erleben zu verstehen. Diese Theoriebildung ist in wissenschaftlicher Hinsicht nicht stringent, aber einer Grounded Theory sehr ähnlich. Das wird in einer der späteren Veröffentlichungen, »Entwicklung der Fähigkeitenworkshops«, auch so dargestellt:

> »Die Erfahrungen bei autWorker zeigen in Hinblick der Workshops drei parallele Entwicklungen:
> a) Entwicklung der jeweiligen Thematik [...] in den einzelnen Workshops
> b) Entwicklung einer Skizze eines Verständnisses autistischer Menschen aus einer Vielzahl von Innenperspektiven heraus
> c) Entwicklung der Methoden der Workshops selbst« (E 13).

Zumindest die beiden letzten Entwicklungen lassen sich anhand der Veröffentlichungen nachvollziehen. Der »Bericht an die Firma auticon« (Anhang 3e) deutet darauf hin, dass dies auch für die Entwicklung der Thematiken in den Workshops selbst gilt. Dieser Bericht bezieht sich auf zwei Workshops, die am 6. und 14. Juni 2012 stattfanden, mit autistischen Mitarbeitern der Firma auticon. Die Teilnehmenden waren die ersten sechs Consultants, die auticon eingestellt hatte. Das Unternehmen selbst wurde im November 2011 gegründet. Der erste Workshop begann mit einer Vorstellungsrunde und einem *Werkzeug*, »das zur Validierung eigener Fähigkeiteneinschätzung[en] dient« (Anhang 3e, S. 297), indem die Erfahrung einer Problemlösung in Form einer Geschichte beschrieben wird. Hier wurden also Eigen- und Fremdperspektiven einander gegenübergestellt. In der Pause am ersten Workshoptag machte der Autor weitere Beobachtungen. Vor allem »erfuhr [er] hier eine Sensibilität im Umgang miteinander, die ich so von nichtautistischen Kontexten nicht kenne«, und konnte »an Hand ihrer [der Teilnehmenden] Handlungsweisen Rückschlüsse auf ihre Denk- und Wahrnehmungsformen ziehen« (ebd., S. 298). Nach der Pause wurde das bisher Erarbeitete vertieft.

> »Dabei sprachen wir auch verschiedene Aspekte autistischen Denkens an, die nicht so geläufig sind, wie beispielsweise Empathie mit Maschinen, insbesondere Computern, Wechseln der Wahrnehmungskanäle bei synästhetisch basiertem Denken oder dem bewussten Beziehen von rechts- und linksseitigem Denken als Mittel der Analyse komplexer Sachverhalte. Die TeilnehmerInnen griffen diese Gedanken bereitwillig auf und konnten sie mühelos mit eigenen Erfahrungen füllen« (ebd., S. 299).

Die Aspekte autistischen Denkens wurden auf der Grundlage der geschilderten Erfahrungen systematisiert und mit theoretischen Konzepten in Verbindung gebracht. Es folgt eine Darlegung der Theorie des »Getrennten Denkens«, die als Grundlage für das Verständnis der Erfahrungen der Teilnehmenden dient. Der Ansatz der Theorie wird damit gerechtfertigt, »dass er in der Lage ist, sehr viele autistische Symptome schlüssig zu erklären«, und »er auch eine introspektiv vorgenommene Überprüfung einer sehr großen Zahl autistischer Menschen bestanden [hat]« (Anhang 3e, S. 300). Auf dieser Basis wurden drei Denkstile beschrieben, die den sechs Teilnehmenden entsprachen:

> »Bekannt ist es unter dem Stichwort ›Bilderdenken‹, von dem es allerdings sehr unterschiedliche Ausprägungen gibt – wie es auch sehr unterschiedliche Arten von Bildern gibt. Diese Unterschiede reichen von einem Denken in visuellen Bildern, über Denken in Mustern oder Klängen bis hin zu einem Denken in ›Wortbildern‹. Allen diesen Denkformen ist ihr assoziativer Charakter gemeinsam« (ebd., S. 3).

Die drei genannten Denkstile sind unverkennbar von Grandin entlehnt (siehe dazu Grandin & Panek, 2013). Die hier vorgenommenen theoretischen Einordnungen wurden den Teilnehmenden im zweiten Workshop als Rückmeldung gegeben. Im Bericht ist dazu vermerkt: »Unser Feedback wurde kommentiert als eine Sicht, die der Selbsteinschätzung der Teilnehmenden weitgehend entspricht. Interessant war, dass unser Feedback dagegen teilweise deutlich anders ausgefallen war, als die Einschätzungen die die Teilnehmenden von anderen, nichtautistischen Menschen üblicher Weise erhalten« (Anhang 3e, S. 303). Der Bericht schließt mit der Anmerkung, dass in dem Workshop »keine neuen, überraschenden Fähigkeiten bei den Teilnehmenden entdeckt [wurden], sondern eher das, was diese bereits kannten, in einen Zusammenhang gebracht mit theoretischen Überlegungen, aber auch mit anderen Erfahrungen« (ebd., S. 6). Gemäß dem Bericht wünschen sich die Teilnehmenden weitere solcher Austauschmöglichkeiten.

Autistisches Erleben

Für dieses Kapitel wurde ein Workshop »Autistische Fähigkeiten«, der von der autWorker eG veranstaltet wurde, aufgenommen und untersucht. Es war der zweite Versuch, einen solchen Workshop aufzunehmen; beim ersten Mal gab es einen Teilnehmenden, der nicht wollte, dass der Workshop aufgezeichnet wurde. Nach dem gelungenen Aufzeichnen des Workshops wurden noch mehrere Versuche unternommen, weitere Workshops aufzuzeichnen, was aber nicht gelang, da es jedes Mal Teilnehmende gab, die der Aufnahme widersprochen hatten. Der Autor hatte vor Einschalten des Aufnahmegerätes dargelegt, dass ein einziger Widerspruch genügte, um die Aufnahme zu verhindern; dieser Widerspruch musste nicht weiter begründet werden und wurde auch nicht diskutiert. Wie bei fast allen von der autWorker eG angebotenen Workshops war auch bei dem hier betrachteten der Autor Moderator. Darüber hinaus war ein Mitarbeiter des aut-Worker-Projekts als Co-Moderator dabei. Einige Tage vor dem Workshop wurde den Teilnehmenden per E-Mail ein Fragebogen geschickt, den sie ausgefüllt zurückschicken sollten. Der Moderator hatte nach dem Workshop für jeden Teilnehmenden einen Bericht im Umfang von knapp einer DIN-A4-Seite geschrieben, den die jeweiligen Teilnehmenden erhielten. Fragebogen und Berichte sind im Anhang 4e iii und iv zu finden. Zusätzlich dazu sind im Anhang auch Fotos der im Workshop angefertigten Flipcharts und eine Zeichnung zu sehen, die eine Teilnehmende während des Workshops angefertigt hatte (4e i und ii). Die Namen der Teilnehmenden wurden pseudonymisiert und Angaben, die Rückschlüsse auf die Teilnehmenden zulassen könnten, wie Ortsangaben, anonymisiert.

Der aufgenommene und im Folgenden betrachtete Workshop fand am 1. November 2014 statt. Er war einer von zwei Workshops, die speziell für Kinder von Mitgliedern der Elterngruppe »Autismus Hamburg« angeboten wurden. An dem Workshop nahmen fünf Jugendliche im Alter von 14 und 15 Jahren sowie eine 24 Jahre alte Erwachsene teil. Bis auf eine Ausnahme, Max, wurden die Fragen im Fragebogen von den jeweiligen Eltern ausgefüllt. Einer der Teilnehmenden, Yunus, kam in Begleitung seiner Mutter fast eine Stunde zu spät und wurde etwa eine Stunde vor Ende wieder abgeholt. Er sagte schon zu Beginn, dass er sich nicht äußern wolle und tat es im Verlauf des Workshops auch weitgehend nicht. Daher wird er bei den folgenden Betrachtungen häufig einfach übergangen. Die Aufnahme hat eine Länge von knapp über vier Stunden. Darin sind zwei Pausen mit einer Länge von jeweils etwa 30 Minuten enthalten, wobei die Aufnahme in der ersten Pause Gespräche von zwei Teilnehmenden mit dem Moderator enthält, während in der zweiten Pause nur wenig verständlich ist. Das Transkript ist daher an dieser Stelle nur zusammenfassend. Das Transkript wurde vom Autor der vorliegenden Arbeit erstellt.

Die Codierung des Transkripts folgt weitgehend den Regeln, die bereits bei den Interviews zur Anwendung kamen. Der Fokus liegt dabei aber nicht nur auf den Teilnehmenden, sondern auch auf dem Workshopverlauf selbst. Bedingt durch den Rahmen des Workshops gibt es Themenfelder, die bereits von vornherein gesetzt sind und die insbesondere die fortgeschrittenen Codierungsstufen, axiale und selektive Codierung, beeinflussen. Es sind zum einen die Fragen nach dem Verlauf des Workshops, der Rolle der Moderierenden und nach der Kommunikation im Workshop. Es sind auch die im Workshop explizit gesetzten Themen Interessen, Fähigkeiten und berufliche Vorstellungen sowie die nach der zweiten Pause gestellte Frage, was Autismus für die Teilnehmenden bedeutet. Diese Themenfelder wurden bereits in den Vorbetrachtungen zu den Workshops im vorangegangenen Kapitel dargelegt. Die Codierungsschritte sind im Anhang 4a bis 4d festgehalten.

Im Folgenden wird zunächst der Verlauf des Workshops betrachtet, ausgehend von seinem thematischen Verlauf bis zur Entwicklung des Themas »Autistische Fähigkeiten«. Danach werden die einzelnen Teilnehmenden genauer betrachtet, auch vor dem Hintergrund des Ziels des Workshops, die Denkstile der Teilnehmenden zu ermitteln. Es folgt eine genaue Betrachtung der Kommunikation im Workshop, wobei auch die Rolle der Moderierenden erörtert wird, und schließlich eine zusammenfassende Skizze, welche Einsichten über Autismus aus dem Workshop gewonnen werden können. In die Analyse fließen auch die Erörterungen der Interviews aus »Autistisches Anderssein« und die Texte i bis viii zu den Workshops (vorheriges Kapitel) ein.

Der Workshop »Autistische Fähigkeiten«

Der analysierte Workshop erstreckte sich über knapp vier Stunden, inklusive zwei Pausen. Er wurde angeleitet von dem Autor der vorliegenden Arbeit, der in dem Workshop die Rolle des Moderators innehatte. Ihm zur Seite stand ein Co-Moderator, der sich weitgehend im Hintergrund hielt. Von den sechs Teilnehmenden kam einer zu spät (etwa 50 Minuten) und wurde auch später vorzeitig abgeholt, kurz nach Ende der zweiten Pause. Er sagte während des Workshops fast nichts. Der Workshop begann mit einführenden Worten des Moderierenden, der den Ablauf des Workshops erläuterte. Die grundlegende Struktur besteht aus fünf »Runden«, bei denen die Teilnehmenden reihum die Möglichkeit hatten, sich zu einer Fragestellung zu äußern. Diskussionen waren während dieser Runden explizit vorgesehen. Nach den ersten beiden Runden gab es die erste Pause von etwa 20 Minuten, nach weiteren zwei Runden die zweite von etwa 30 Minuten Länge. Die erste Pause nutzten zwei der Teilnehmenden für jeweils ein Gespräch mit dem Moderator, die beide vollständig aufgezeichnet wurden. Während der großen Pause wurden die meiste Zeit keine Gespräche aufgenommen beziehungsweise waren die Gespräche zu leise, um transkribiert werden zu können.

Die Verweise beziehen sich im Folgenden immer auf den Anhang 4a. Der Workshop begann mit einer Vorstellungsrunde, mit dem Fokus auf den eigenen Interessen; sie wurde vom Moderator eröffnet, der von seinen Interessen und aktuellen Tätigkeiten berichtete (i 28–120; »i 28« steht für den 28. Absatz der ersten Hälfte des Workshops). Die Vorstellungsrunde war mit elf Minuten insgesamt recht knapp gehalten; Nachfragen gab es nur vereinzelt. Die darauffolgende Zusammenfassung war mit 16,5 Minuten Länge ausführlicher (i 121–187). Der Moderator wiederholte die Inhalte der Vorstellungsrunde und arbeitete der Reihe nach im Dialog die Gemeinsamkeiten und Unterschiede der genannten Interessen heraus. Dieser Prozess wird im Kapitel »Autistische Fähigkeiten« näher beleuchtet. Dabei führte der Moderator auf Nachfragen das Thema »Denkstile« ein und erläuterte es. In der zweiten Runde, die rückwärtslief, wurden die in der ersten Runde angesprochenen Themen vertieft (i 188–451). Diese Runde verlief deutlich ausführlicher als die erste (33 Minuten). Sie bestand aus Dialogen zwischen den Teilnehmenden und dem Moderator, die mehrmals in Diskussionen mündeten. Diskutiert wurden die Themen »unterschiedliche Arbeitsweisen«, »Verstehen von Tieren«, »Menschen nicht wiedererkennen können« sowie »Orientierung und Denkstil«. Die Inhalte dieser Diskussionen werden im Kapitel »Autistische Fähigkeiten« analysiert. In der folgenden Pause (i 452–573) führte einer der Teilnehmenden, Max, ein Gespräch mit dem Moderator über unterschiedliche Themen. Ein anderer, Pascal, zeigte dem Moderator von ihm erstellte Kurzvideos und erläuterte ihre Herstellung. Am Ende der Pause sind Max und Co-Moderator im Gespräch über das autWorker-Projekt zu hören.

Nach der Pause fasste der Moderator den bisherigen Verlauf des Workshops kurz zusammen und erläuterte den Weg von den Interessen zu den Fähigkeiten und Stärken und schließlich zu den dazu passenden Berufsperspektiven. Dafür führte er seine eigene Biografie als Beispiel an. So eröffnete er die dritte Runde, die etwa 37 Minuten dauerte, mit der Frage nach den vorhandenen Berufsvorstellungen (i 594–976). Daran schloss sich die vierte Runde an, in der wieder vermehrt diskutiert wurde (i 977–1179; 25,5 Minuten). In dieser Runde gab es selbstläufige Gespräche über die Deutsche Bahn (Pünktlichkeit, Berufsfelder) und Fußballvereine (Gewaltbereitschaft der Fans). Auf Nachfrage erläuterte der Moderator exemplarisch, wie unterschiedliche Interessen auf einen gemeinsamen Denk- und Wahrnehmungsstil hinweisen können. Nach der Runde folgte eine Pause von knapp 30 Minuten (i 1180–1204). In dieser Pause ist auch der ansonsten weitgehend stumme Teilnehmer Yunus kurz zu hören.

Nach der Pause erläuterte der Moderator die Tätigkeiten des autWorker-Projekts (ii 1–27), bevor der stumme Teilnehmer von seiner Mutter abgeholt wurde. Der Moderator eröffnete die fünfte Gesprächsrunde mit der Frage, wie die Teilnehmenden ihre Autismus-Diagnose sahen und was für sie Autismus bedeutete. Die fünfte Gesprächsrunde ist mit 57,5 Minuten die längste und beinhaltet mehrere, zum Teil umfangreiche Diskussionen (ii 28–688). Diese Diskussionen beinhalteten den Umgang mit Gleichaltrigen, die Bedeutung von Regeln, Enge in öffentlichen Verkehrsmitteln, kulturelle Unterschiede, Witze und Ironie, Smalltalk und Anderssein. Der Umgang mit Menschenmassen, Freunde beziehungsweise keine Freunde haben und Verstehen im Sinne von »nicht verstehen« oder »anders verstehen« waren dabei Themen, die immer wieder angesprochen wurden. Nach dem Ende der Diskussion erhielten die Teilnehmenden noch Broschüren und Teilnahmebescheinigungen zum Mitnehmen.

Entwicklung der Themen im Workshop

Die fünf Gesprächsrunden waren im Wesentlichen als Dialoge zwischen Moderator und den jeweiligen Teilnehmenden gestaltet und gingen mehrmals in Gruppendiskussionen über. Die erste Runde wurde als Vorstellungsrunde angekündigt, die der Moderator mit seiner eigenen, knappen Vorstellung eröffnete. In Bezug auf die Themenstellung der Runde, Autismus-Diagnose und Interessen, teilte er mit, dass er »selber auch autistisch [ist], ich weiß das seit inzwischen gut zwanzig Jahren«, »von Kindheit an im Grunde genommen sone Art Spezialinteresse« hat und »erst mit Ende dreißig so ins Berufsleben reingeschlittert« ist (i 28). Teilnehmer Max fragte explizit ab, was er sagen sollte:

Max: Ok, was soll ich so sagen? Meinen Namen?
Mod.: Einfach so deinen Namen irgendwie.
Max: Interessen? (i 29–31).

Die Teilnehmenden werden mit ihren pseudonymisierten Vornamen genannt, der Moderator mit »Mod.«, der Co-Moderator, zur Zeit des Workshops ein Mitarbeiter des autWorker-Projekts, mit »Co.«.

Nun stellten sich die Teilnehmenden der Reihe nach vor, indem sie etwas zu ihren Interessen und teilweise auch zu ihrer Autismus-Diagnose und zu ihren Berufsvorstellungen sagten. Am Ende der Runde fasste der Moderator zusammen und ließ sich dabei zum Teil von den Teilnehmenden unterstützen:

Mod.: Da haben wir jetzt echt viele mit – ähm 'nem Computerschwerpunkt [...] wenn man sich das mal anguckt irgendwie, dann sind das doch auch ähm vier verschiedene Bereiche, na, die hier jetzt so aufgetaucht sind [...] Programmieren, ((Pause, Schreibgeräusch)) Administrieren [...]
Max: Mhm, genau.
Mod.: Sortieren und Ordnen.
Pascal: ((leise)) Ja.
Mod.: Bei dir waren es Spiele. ((Pause)) Was für Spiele eigentlich?
Hannah: Online-Spiele.
Mod.: Ahja, mhm. ((lange Pause)) ((Schreibgeräusch)) und dann haben wir da noch den Bereich Spiele.
Jan-Torge: Gestalten oder so.
Mod.: Spielegestaltung.

Pascal: Ich hätte noch eine Sache: Videoschnitt am Computer (i 121–130).

Hier nannte der Moderator einen Aspekt, »Computerschwerpunkt«, der allen bis auf einer Teilnehmenden gemeinsam war, und zeigte hierin wiederum die Unterschiede auf. Nach der Zusammenfassung der Vorstellungsrunde führte der Moderator mit dem Begriff »bildliches Denken« das Thema »Denkstile« ein, was von einem der Teilnehmenden, Pascal, aufgegriffen wurde:

Mod.: [I]ch nenn's mal einfach ((Schreibgeräusch)) Bild bildliches Denken. Kann man das schreiben?

Pascal: ((leise)) Ich würd' eher sagen, räumliches Denken.

Mod.: Mhm?

Pascal: Ich würd' eher sagen, räumliches Denken.

Mod.: Das ist nochmal 'n bisschen was anderes. Na, also, räumliches Denken ist auch 'n Punkt, ne, und bildliches Denken meint aber eher, dass man äh …

Co.: Es ist besser Bild__er__denken [Die Betonung liegt auf »er«] (i 158–164).

Der Moderator führte drei Denkstile ein, die er knapp charakterisierte: »Dass […] man zum Beispiel eher an Bildern anknüpfen kann als an Texten« (i 165), »dass […] einem Details so schnell auffallen, dass man in bestimmten Dingen halt eben auch sehr schnell Muster erkennen […] und finden kann« (ebd.) und »ein gutes Gespür für […] also auch sehr unterschiedliche Dinge, ne also, für – es kann auch tatsächlich für Dinge sein, auch für Menschen oder auch für Tiere halt eben« (i 167). Er versuchte, den letzten Aspekt mit einem Verweis auf Grandin zu erläutern. Josefine, die er diesem Denkstil zuordnete, ging darauf ein und widersprach: »Aber sie [Grandin] hatte durchaus auch gute Fähigkeiten, Muster zu erkennen« (i 174). Der Moderator stimmte ihr zu und befragte sie anschließend zu ihrem Interesse am Zeichnen.

Die zweite Runde eröffnete der Moderator mit der Frage »[W]ir haben ja jetzt ein paar In, das Thema Interessen halt eben gehabt, dass man nochmal ähm 'n Blick darauf wirft irgendwie, welches sind denn eigentlich die eigenen Stärken, die damit auch verbunden sind?« (i 187). Das Thema »Fähigkeiten« erläuterte er dabei nicht weiter und übergab gleich an Jan-Torge. Bei dem Gespräch mit ihm erläuterte der Moderator anhand einer eigenen

Erfahrung unterschiedliche Arbeitsweisen im Hinblick auf Vorausplanung. Die Runde war im Wesentlichen von Dialogen zwischen dem Moderator und den jeweiligen Teilnehmenden geprägt. An zwei Stellen schilderte der Moderator eigene Erfahrungen zu den Themen »Leute wiedererkennen« und »Orientierung«. Nach Josefine, die als zweite an der Reihe war, kam, wie bereits erwähnt, der sechste Teilnehmer Yunus verspätet zum Workshop. Der Moderator erklärte ihm den Rahmen des Workshops, insbesondere, dass er aufgezeichnet wurde: »Ähm es ist so, dass diese Aufzeichnungen, […] für diese wissenschaftlichen Untersuchungen verwendet, es wird anonymisiert, sowohl die Teilnehmenden als auch der Workshop selber, und ähm das Dritte ist, wenn hier irgendjemand, auch du, ähm das nicht möchte, dann schalt' ich das Gerät wieder ab« (i 281). Er schlug Yunus vor, sich nach der Pause, die nach der Runde folgen sollte, vorzustellen.

Die Pause nach dieser Runde wurde als zehnminütige Pause angekündigt. Max begann mit dem Moderator eine Art Smalltalk, den er mit »Wie teuer ist das Ding? Das Aufnahmegerät?« (i 455) einleitete. Nach etwa zehn Minuten unterbrach Pascal das Gespräch, um Beispiele für seine Videoarbeiten zu zeigen:

Pascal:	Wollen Sie mal was von meiner Serie sehen, ich kann Ihnen gerne mal was zeigen?
Mod.:	Oh, gerne, ja.
Pascal:	((leise)) Ok. ((Pause))
Mod.:	((an Max gerichtet)) Ne, es gibt in Göttingen, gibts diesen Verbund der norddeutschen ((Pause)) Universitätsbibliotheken, ne, und die haben da quasi diese ganzen Datensätze zentral – ähm gelagert …
Pascal:	((leise)) So. Ich mach mal n bisschen …
Mod.:	… und ähm für den Onlinebetrieb aufbereitet, ne …
Max:	Mhm.
Mod.:	… und ähm, damit arbeiten wir dann.
Pascal:	Ich kann auch mit Ton machen.
Mod.:	Mhm.
Pascal:	((Tonaufnahme mit unverständlicher Stimme)) Die Serie geht auch, geht ähm hier über Stirb, ist mit Stirb langsam und ähm … (i 539–549).

Nach der Pause fragte der Moderator Yunus, ob er sich vorstellen wolle; der verneinte:

Mod.: Wir hatten am Anfang 'ne kleine Vorstellungsrunde und ähm, wenn du magst hier, kannst du einfach ganz kurz erzählen, also, was weiß ich, wie du heißt, deine Interessen, womit du dich gerne beschäftigst, ähm, wenn es sowas gibt, vielleicht irgendwie, ne, weil das ist ja auch n bisschen Thema in dem Workshop, ob du schon Vorstellungen hast, wo du mal beruflich landen willst und ...
Yunus: Lieber nicht.
Mod.: Willst lieber nicht, nicht, nichts erzählen?
Yunus: Lieber nicht.
Mod.: Mhm. Ja, ja, das ist ok. Kein Problem (i 594–597).

Anschließend erläuterte der Moderator nach einer kurzen Zusammenfassung des bisherigen Workshopverlaufs den Zusammenhang zwischen Interessen, Fähigkeiten und Berufswahl. Dabei führte er sich selbst als Beispiel an und zeigte, wie sein von Kindheit an bestehendes Interesse an Zahlen und Formeln die Grundlage für sein Mathematikstudium bildete und er nach dem Studium Programmierer wurde, weil er für eine wissenschaftliche Karriere, die er eigentlich anstrebte, zu alt gewesen war. Als Thema für die dritte Runde gab er auf: »Ich würde sagen, dass wir da vielleicht nochmal ähm ((Pause)) 'ne Runde anschließen und ähm einfach mal ((Pause)) sehen, ne, was eben so eure beruflichen Vorstellungen sind, ne, wo ihr vielleicht dann auch landen wollt« (i 598). Diese Runde bestand fast nur aus Dialogen zwischen dem Moderator und den jeweiligen Teilnehmenden. Lediglich am Anfang gab es zwischen Max und Pascal ein Gespräch, nachdem sie festgestellt hatten, dass sie sich bei derselben Firma um einen Praktikumsplatz beworben hatten. Im Lauf der Runde wurde auch Yunus gefragt, der sich aber immer noch nicht äußern wollte:

Mod.: Ok. Du kannst was sagen, musst aber nicht, zu deinen beruflichen Vorstellungen.
Yunus: Ok.
Mod.: Lieber nichts. Ne, ist ok, völlig, kein Problem.
Yunus: Vielleicht.
Mod.: Mhm.
Yunus: Vielleicht.
Co.: Zum Thema Musik vielleicht? Hast du vielleicht Lust was zu sagen?
Yunus: Nein, lieber nicht (i 942–949).

Insgesamt beteiligte sich der Co-Moderator an dieser Runde mehr als an den anderen.

Die vierte Runde war die letzte vor der zweiten Pause und auch die letzte, in der das Themenfeld »Interessen, Fähigkeiten und Berufsvorstellungen« bearbeitet wurde. Der Moderator eröffnete für jeden Teilnehmenden außer Yunus das Gespräch mit einer Zusammenfassung. Bei Max, dem ersten, der dran war, zeigte er den »Dreischritt« dieser drei Aspekte auf:

> »[W]ir haben dann ähm hier bei bei Max das Thema ((Schreibgeräusch)) Programmieren ((Schreibgeräusch)) Administrieren als Interessen. Ähm ((lange Pause)) festgestellt irgendwie ((Schreibgeräusch)), dass Max einen guten intuitiven Zugang, Zugang zu Computern hat ((Schreibgeräusch)) und ähm, naja, also so ((Schreibgeräusch)) im Grunde genommen ((Schreibgeräusch)) ein Informatikstudiengang ähm als ähm so, so das Passende dann eben auch erscheint« (i 987).

Während Max hier lediglich eine Frage zu verschiedenen Ausbildungsgängen hatte, zeigte sich bei Pascal die Notwendigkeit einer Klärung:

Mod.: [W]ährend das Sortieren und Ordnen, ist es kreativ? Wenn du sowas machst? Findest du auch.
Pascal: Ja auch.
Mod.: Das Sortieren und Ordnen auch als ne kreative Tätigkeit?
Pascal: Ich denke schon.
Mod.: Ja?
Co.: Du musst extrem genau sein, ne, beim Schnitt.
Pascal: Ja.
Co.: Hajo [das ist der Moderator], das ist ja, also, Kreativität hin oder her, aber das ist ja …
Mod.: Ja, ja, aber …
Co.: Da muss man extrem genau sein.
Mod.: Ja, ja, muss man, muss man auch, ja klar.
Co.: Präzise; das passt schon gut zusammen (i 999–1010).

Auch in dieser Runde beteiligte sich der Co-Moderator vermehrt, mehrmals auch, indem er – wie in dem gerade angeführten Ausschnitt – zwischen Moderator und einzelnen Teilnehmenden vermittelte:

Hannah: Ich würde auch sehr gern was mit Fußball machen. An Arbeiten.

Mod.: Wird aber kaum Chancen haben, vermute ich mal, ne?
Co.: Naja, ne Abteilung für einen Fußballverein zum Beispiel, da müssen auch Büroarbeiten gemacht werden (i 1026–1028).

Als Hannah an der Reihe war, gab es in dieser Runde erstmals ein Gespräch, das sich thematisch etwas weiter vom Thema des Workshops entfernte. Dieses Gespräch, an dem sich in der Folge neben dem Moderator auch Josefine und der Co-Moderator beteiligten, wurde von Hannah eingeleitet:
Hannah: Ich geh zur Deutschen Bahn. Will dort (streiken?) lernen (?).
Co.: ((lacht)).
Josefine: Ist die Frage vielleicht, ob du dann vor Streiken noch zum Arbeiten kommst. Eher sorum (i 1043–1045).

In dieser Runde brachte auch Josefine ihren Einwand hervor, dass sie sich nicht in dem wiederfindet, was sie als autistisches Klischee wahrnimmt: »Ich bin nicht so also ich bin nicht so die Klischee-Autistin, weil es ist ja immer so das Klischee, das die total nur auf eine einzige Sache versteift sind und ich bin so gar nicht, also ich hab eigentlich viele Interessen« (i 1062). Der Moderator bestärkte sie, »das ist unsere Erfahrung auch, ne die wenigsten Autisten passen in son Klischee«, und zeigte ihr auf, dass er hinter ihren verschiedenen Interessen ähnliche Stärken sah: »[I]ch denke, das sind alles irgendwie dann auch so Bereiche, die ein Stück weit einfach auch ein Stück, ne was mit deinen Stärken auch zu tun haben, ne, die du dann in unterschiedlicher Art und Weise da eben auch mit einbringen kannst« (i 1063). Josefine fiel aus der Systematik heraus, die der Moderator bei seiner Analyse auf Gemeinsamkeiten gefunden hatte. Das sprach offensichtlich ihr Selbstbild an, keine »Klischeeautistin« zu sein, was sie dann auch zum Thema machte. An dieser Stelle lässt sich gut beobachten, wie der Moderator versuchte, so ein Missverstehen wieder einzufangen. Dieser Aspekt wird im weiteren Verlauf noch etwas tiefer betrachtet.

Am Ende der Runde kam Jan-Torge nur sehr kurz zu Wort. Der Moderator wirkte etwas »diskussionsmüde« und war offensichtlich bemüht, möglichst schnell in die Pause überzuleiten:

> »dass wir geguckt haben, was sind die Interessen, die damit verbundenen Stärken und Fähigkeiten und dann eben als dritten Schritt eben zu gucken, ne welche möglichen Arbeits-, Tätigkeits- und Berufsfelder eben ähm damit

ähm einher gehen können. Und ähm, ich würd sagen, wir machen nochmal ne Pause« (i 1179).

In der folgenden, etwa halbstündigen Pause sind nur einzelne Sequenzen auf der Aufnahme deutlich zu hören. Auf einen Teil davon wird noch eingegangen.

Die fünfte Runde eröffnete der Moderator, indem er zunächst das Thema »Autismus, Autismus-Diagnose« für den weiteren Verlauf ankündigte und sagte, dass er den ersten Teil des Workshops als eine »recht runde Geschichte« charakterisiere, was »relativ selten [gelinge]« (ii 1). Danach erzählte er etwas über das autWorker-Projekt und leitete das angekündigte Thema ein, indem er schilderte, dass es zu der Zeit, als er oder der Co-Moderator im jugendlichen Alter waren, noch keine »Asperger-Syndrom«-Diagnosen gab und hochfunktionale Autisten in der Regel auch nicht als solche diagnostiziert wurden (ii 28). Gleich danach wurde Yunus von seiner Mutter abgeholt. Hannah reagierte auf die Schilderung des Moderators und eröffnete so die fünfte Runde:

Hannah: Bei mir kannte man das, als ich Kind war, auch noch nicht.
Mod.: Auch nicht, ne?
Hannah: 1990 geboren.
Mod.: Ja.
Hannah: War immer Entwicklungsverzögerung ADHS, aber Autismus kaum (ii 35–39).
Max: War bei mir auch so, als das erste Mal der Kinderarzt und ADHS oder ADS erstmal diagnostiziert […]
Mod.: Ja.
Josefine: Also das Schlimmste, was ich mir so vorstellen kann, ist eigentlich ADHS Diagnose und dann irgendwelche Tabletten nehmen müssen.
Mod.: Mhm, mhm ((Pause)) Ja.
Pascal: Ich muss Tabletten nehmen (ii 42–46).

Der Moderator erklärte, dass Autismusdiagnostik Erfahrung voraussetzt, weil »das lässt sich alleine schon hier in der Runde sehen, ne, dass das ähm das irgendwie nicht, nicht ähm überall gleich ist« (ii 55). Max begann dann die eigentliche Runde, ohne dass er dazu etwa durch eine Frage aufgefordert wurde (ii 56). Sein Beitrag mündete in ein langes, ausschweifendes Gruppengespräch um das Thema Verkehr. Der Moderator führte es erst nach einer ganzen Weile (mehr als zehn Minuten) wieder auf die ursprüngliche Fragestellung zurück, indem er Pascal nach seiner Diagnose befragte (ii 315). Dessen Beitrag mündete in ein Gespräch über »Verstehen und verstanden werden«. Der Moderator befragte dann Hannah, was unter anderem ein Gespräch über Kontakte zu Gleichaltrigen und Smalltalk nach sich zog. Josefines Beitrag eröffnete ein Gespräch über Peergroups und Peergroupverhalten. Jan-Torges Beitrag führte am Ende zu Gesprächen über unterschiedliche Themen, in denen auch Umgangs- und Bewältigungsstrategien thematisiert wurden. Der Moderator griff in die Gespräche ein, wenn diese in Sackgassen geraten waren: einmal nach Max, als es zu einem Verständigungsproblem zwischen Josefine und Pascal kam (ii 314), ein zweites Mal nach Pascal, als Jan-Torge seine Ansicht, dass autistische Menschen die klügeren seien, wieder aufbrachte (»Und beim dritten Mal es zu erklären und es trotzdem nicht verstehen. ((leise)) Dann habe ich auch keine Lust, dann zu erklären« [ii 369]), ein drittes Mal nach Hannah, als ein Gespräch über Katzen absurde Züge angenommen hatte:

Hannah: Bei einer Freundin da trinkt die Katze aus nem Strohhalm.
Mod.: Das hab' ich noch nie gesehen.
Hannah: Ja, ich weiß nicht, ich hab' sie noch nicht gesehen (ii 527, 532, 533).

Und noch ein viertes Mal nach Josefine, nachdem sich ein bestimmtes Motiv (Verstoß gegen den Jugendschutz) mehrmals wiederholt hatte (ii 608).

Nach der zweiten Pause fertigte Josefine eine Zeichnung[13] mit einem Kugelschreiber an, die sie zeigte, als sie fertig war:

Josefine: Sie wollten doch mal ein Bild sehen.
Mod.: Oh ja.
Josefine: Von mir. Das ist jetzt keine spezielle Art.
Mod.: Ja schön, sehr schön. Guck mal, was für dich.
Co.: Ja es ist irgendwie ne Mischung aus Schleiereule und noch irgendwas anderem.
Josefine: Uhu, Waldohreule, ist alles drin.
Mod.: Marco ist Spezialist für Eulen irgendwie.
Co.: Ja, sehr gut. Schön.
Mod.: Schön (ii 177–185).

---

13 Die Zeichnung findet sich im Anhang 4e ii.

Der Workshop begann mit wenigen Vorgaben und nur kurzen Beiträgen, die für die weitere Entwicklung der Themen in Hinsicht auf Gemeinsamkeiten und Unterschiede erörtert wurden. Grundsätzlich war er in Gesprächsrunden organisiert, die als Dialoge zwischen dem Moderator und den einzelnen Teilnehmenden angelegt waren. Sie mündeten aber zunehmend in freiere Gespräche. Vor der zweiten Pause fasste der Moderator an mehreren Stellen zusammen, was er von den Teilnehmenden verstanden hatte. Diese ergänzten seine Zusammenfassungen an mehreren Stellen oder stellten sie auch infrage. Nach der Pause war der Workshop mehr von den freien Gesprächen geprägt, in die der Moderator nur wenig eingriff, um wieder auf das gestellte Thema zurückzukommen und zu gewährleisten, dass alle Teilnehmenden nach ihrer Autismus-Diagnose befragen wurden.

Am Ende des Kapitels »Inhaltliche Ausgestaltung der Workshops« wurde den Texten, die die Workshops beschreiben, die grundlegenden Merkmale der Workshops entnommen:

» ➢ von Autisten zu Autisten
➢ strukturierter Einstieg – offener Ausgang
➢ rationale, nachvollziehbare Methoden
➢ individuelle Belange und Fragen im Vordergrund
➢ von den Fähigkeiten und Interessen ausgehend
➢ klare, definierte Ziele« (C 08).

Anhand des Ablaufs des beobachteten Workshops lassen sich die ersten beiden, der vierte und der fünfte Aspekt gut nachvollziehen. »Rationale, nachvollziehbare Methoden« lassen sich allerdings nur implizit erkennen, indem der Moderator eine Art Grounded Theory betrieb, die Themen des Workshops abstrahierte und damit in eine Theorienähe brachte. Dieses sukzessive Erarbeiten der Themen ließ er immer wieder durch die Teilnehmenden hinterfragen – oder bestätigen. Ebenso wenig lassen sich in dem Workshop die »klaren, definierten Ziele« erkennen, die nur durch Festlegung der Thematik und des Titels des Workshops gegeben waren. Der Workshopverlauf zeigt aber auch, dass sich die Teilnehmenden an der mangelnden Rationalität und Klarheit des Workshops nicht störten. Verunsicherungen hinsichtlich der Fragen und Erläuterungen des Moderators sind nur an zwei Stellen zu erkennen (i 29ff. und ii 535ff.) und konnten in beiden Fällen schnell ausgeräumt werden. Es macht den Eindruck, dass gerade das Fehlen dieser Stringenz dem Workshop den Charakter einer

»Forschungswerkstatt« verleiht, wie es bereits beschrieben wurde. Es sind ja gerade auch die freieren Gespräche im Workshop, die die »Entwicklung der jeweiligen Thematik [...] in den einzelnen Workshops« zu einer »Art Grounded Theory« geraten lassen (im Kapitel »Eine Art Grounded Theory«).

Autistische Fähigkeiten

Ein zentrales Anliegen des Workshops ist, die spezifischen Fähigkeiten der Teilnehmenden ausgehend von ihren Interessen zu erarbeiten und im Hinblick auf ihre Berufsvorstellungen und -wünsche zu beleuchten. Dies geschah in den ersten vier Runden vor der zweiten Pause. Danach, in der fünften Runde, ging es um die Frage, wie die Teilnehmenden ihren Autismus erleben. Der Moderator hielt einzelne Aspekte der Gespräche während des Workshops auf einer Flipchart fest und schrieb mit einem zeitlichen Abstand von einigen Wochen nach dem Workshop kurze »Workshopberichte«, die den Teilnehmenden ausgehändigt wurden. Die Berichte wurden am 6.1.2015 fertiggestellt. Im Folgenden wird die Entwicklung der Fähigkeiten für jeden Teilnehmenden nachgezeichnet und kritisch beleuchtet.

Die erste Runde eröffnete der Moderator selbst, wie beschrieben, mit einer knappen Vorstellung, in der er darlegte, dass er schon sehr lange wusste, dass er autistisch ist, ein Spezialinteresse im Bereich Mathematik hat, das er – allerdings recht spät – beruflich umsetzen konnte (i 28). In dieser Runde stellte sich auch der Co-Moderator vor, der selbst über einen Fähigkeitenworkshop zum autWorker-Projekt kam und inzwischen dort fest angestellt war, wie er berichtete (i 57). Er appellierte an die Teilnehmenden, sich »nicht unter Druck setzen« zu lassen, was die Berufsfindung angeht (i 61). Die Zusammenfassung eröffnete der Moderator mit der Feststellung, dass vier von den fünf Teilnehmenden Computer als eines ihrer Interessen angegeben hatten (i 121). Dabei versuchte er das jeweilige Interesse zu charakterisieren; an dieser Stelle nannte Pascal »Videoschnitt am Computer« als ein weiteres Interesse (i 130). Der Moderator stellte das Interesse für Programmieren oder Administrieren dem für Spieledesign oder -gestaltung gegenüber und erläuterte, dass ersteres mit Text und letzteres mit Bildern verbunden sei (i 133). Er versuchte dann, die beiden anderen Computer-bezogenen Interessen »Spielen«, sowie »Ordnen und Sortieren« in diese Dichotomie von Text und Bild einzuordnen, ohne zu einem Ergebnis zu kommen (i 136 bis 142). Das Interesse für Videoschnitt beachtete er dabei zunächst nicht. Das wird später, im Kapitel zu Pascal, noch genauer betrachtet. Das fünfte genannte Interesse, »Tiere und Zeichnen«, nahm er explizit aus dem Schema aus: »[D]as ist nochmal einfach anders gelagert, ne. Tiere und Zeichnen« (i 147). Hier ist dem Transkript zu entnehmen, dass während der Zusammenfassung immer wieder an die Flipchart geschrieben wurde. Geschrieben hat im Workshop der Moderator.

Nach der Zusammenfassung legte der Moderator den Teilnehmenden dar, dass Interessen und Stärken miteinander korrespondieren und in dem Workshop versucht werden sollte herauszufinden, »wo liegen so die Stärken, die damit [den Interessen] verbunden sind« (i 153). Daraufhin erläuterte er, was er unter den verschiedenen Denkstilen verstand (i 165). Der Begriff »Denkstil« wurde im Workshop nicht genannt, aber implizit verwendet. Er wurde bereits im Kapitel »Workshops ›Autistische Fähigkeiten‹« eingeführt, als etwas zunächst nicht näher definiertes, was aber im Lauf der weiteren Betrachtungen mit Inhalt gefüllt werden sollte. Er wird auch ein wichtiger Aspekt der abschließenden theoretischen Überlegungen sein. Zunächst wurde vom Moderator ein »bildliches Denken« eingeführt:

> »[A]lso ich nenn zum Beispiel das Wort Birne irgendwie, ne, dass ich dann gleich, ne, in meinen Gedanken dann irgendwie, was weiß ich, so dieses essbare Obst sehe, ne, oder diese leuchtende Kugel, die man da manchmal irgendwo reindrehen kann, oder eben dieses Betonteil, mit dem Häuser abgerissen werden oder was auch immer eben sich mit dem Wort Birne halt eben dann auch verbindet. Ne, dass ich das dann auch innerlich so'n Stück weit auch auch sehen kann und ähm bei mir also ich viel mit diesen Bildern halt arbeite, ne« (i 165).

Er erklärte auch, »dass eben grade diese ähm ähm autistische Menschen, die sich vom Spielen angezogen fühlen, ähm häufig auch genau dieses bildliche Denken auch haben« (i 165).

Als weiteren Denkstil nannte er: »Mustererkennung [...] oder auch [...] Detailerkennung zu tun hat, ne, dass man irgendwie einem Details so schnell auffallen, dass man in bestimmten Dingen halt eben auch sehr schnell Muster erkennen [...] und finden kann« und sagte, dass »Programmieren und Administrieren sehr gut dazu« passe (i 165). Durch seine Tätigkeit als Programmierer zeigte der Moderator die Stärken eines solchen Denkens auf. Er führte dann aus, »mit dem Sortieren, ordnen, das geht in sone Richtung irgendwie« (i 165), während er sich beim Videoschnitt – beides hatte Pascal als Interesse angegeben – offenbar unsicher war (i 165). Dieser Aspekt wird in der Einzelfallbetrachtung im folgenden Kapitel noch genauer beleuchtet. Tatsächlich gab Pascal schon vorher, nämlich in i 142 und i 144, an, dass er im Sortieren und Ordnen nicht gut sei. Es fiel dem Moderator offenbar schwer, Pascals Denken einzuschätzen, was ebenfalls im folgenden Abschnitt genauer betrachtet wird.

Als dritten Denkstil nannte der Moderator ein »gutes Gespür für also auch sehr unterschiedliche Dinge, ne also, für – es kann auch tatsächlich für Dinge sein, auch für Menschen oder auch für Tiere halt eben« (i 165). Er sagte, dass »grade so Menschen, die sich halt gerne mit [...] Tieren umgehen, [...] auch ein [...] Gespür [...] für die Tiere« hätten (i 167). Zur Erläuterung nannte er Temple Grandin, von der Josefine, um deren Denkstil es ging, offenbar schon etwas gehört hatte (i 168f.). Auf Josefines Einwand, »[a]ber sie [Grandin] hatte durchaus auch gute Fähigkeiten, Muster zu erkennen« (i 174), erläuterte der Moderator, dass alle »aus allen Bereichen Anteile« haben, es also nicht um reine Denkstile gehe (i 175). Er erläuterte dann auch eine Verbindung zwischen Zeichnen und bildlichem Denken und schloss dann die Runde mit der Frage für die nächste Runde: »[W]elches sind denn eigentlich die eigenen Stärken, die damit [den Interessen] auch verbunden sind?« ab (i 187). Die drei Denkstile lauteten an der Flipchart: »bildliches Denken«, »Muster-, Detailerkennung« und »gutes Gespür« (s. Anhang 4e i, Flipchart 1).

In der zweiten Runde nahm der Moderator Jan-Torges Beschreibung seiner Gestaltungsfähigkeiten zum Anlass, anhand einer kurzen Erzählung den Unterschied zwischen einem spontanen, intuitiven Arbeiten und einem Arbeiten mit vorausgehender Planung aufzuzeigen (i 211). Dabei beschrieb er seine eigene Arbeitsweise als vorab geplant: »[I]ch mach' mir da wirklich sehr viele Gedanken, was, wohin und dies und das und jenes, ne. Erst wenn der Plan im Kopf dann ausgereift ist, ne, dann ähm geht das Ganze zur Umsetzung« (i 211). In Bezug auf Gartengestaltung, was er als ein Interesse angegeben hatte, antwortete Jan-Torge, dass eine Planung nicht notwendig sei (i 212).

Josefine machte in ihrem Beitrag deutlich, dass es nicht gut sei zu glauben, man könne sich in Tiere hineinversetzen. Sie sagte, dass sie viel Fantasy lese, und schilderte ihre Schwierigkeiten, die Charaktere auseinanderzuhalten (i 256). Der Co-Moderator und der Moderator bestätigten, dass sie ähnliche Erfahrungen kannten (i 260–263). Der Moderator fasste ihren Beitrag mit dem Satz »Das heißt aber, du hast dann doch 'n sehr [...] nüchternen Blick, was so Umgang mit Tieren angeht« zusammen (i 271).

Nachdem der Moderator Yunus, der gerade gekommen war, in knappen Worten den bisherigen Workshopverlauf mitgeteilt hatte, kam Hannah an die Reihe und erzählte etwas über die Spiele, die sie spielte. Als Fähigkeit nannte sie ihre Orientierungsfähigkeit: »Also ich brauch' so keine Karte, wenn ich wo irgendwo hin will, kenn' den, fahr' den Weg einmal nach ((Pause)). Brauch' dann kein Navi mehr« (i 339). Der Co-Moderator erzählte daraufhin, dass er eine ähnlich gute Orientierung habe: »Ich kenn' das auch, einmal irgendwo hinfahren und dann kann ich da in zehn Jahren und ich find' den Weg immer wieder. Jetzt klassisches Beispiel für Bilderdenken [...]. Glaub' ich jedenfalls« (i 345). Der Moderator schilderte daraufhin,

> »dass mir das ab und an passiert, dass die ähm Karte, die ich im Kopf habe, ist ähm spiegelverkehrt im Vergleich zu dem, wie's wirklich ist, ne, und das ist fatal, ne, also dann, da äh da verläuft man sich grandios« (i 346).

Er schloss seine Ausführung mit der Frage, »Das passiert mir manchmal, ein ganz eigenartiger Effekt. Aber den kennst du nicht, ne?«, die Hannah verneinte und antwortete: »[M]an kann mich auch in Italien aussetzen, ich find' nach Hause« (i 346, 347 und 353).

Pascal schilderte, dass er die Ideen, die er für seine Videos hatte, spontan und ohne Planung umsetze:

Pascal: Spontane Ideen.
Mod.: Spontane Ideen.
Pascal: Nichts aufzeichnen, nichts, gar nichts.
Mod.: Gar nichts, mhm.
Pascal: Einfach im Kopf.
Mod.: Mhm, mhm.
Pascal: Dann setz ich das sofort um und dann überleg ich mir wieder was (i 398–404).

Auch Max sagte, dass er »eher intuitiv« (i 416) programmiere und administriere. Er schilderte, wie er in der Schule mit seinen Fähigkeiten nicht richtig ernst genommen wurde (i 440–445) und verwickelte den Moderator in ein Gespräch über IT (i 446–451).

Auf der Flipchart wurden die in dieser Runde ermittelten Fähigkeiten als »Gestalten, Gefühl für passende Gestaltung, kreatives Gestalten« (Jan-Torge), »Genaues unvoreingenommenes Beobachten« (Josefine), »Orientieren« (Hannah), »Vorstellungen umsetzen« (Pascal) und »Intuitiver Zugang zu Computern« (Max) festgehalten. Der Moderator hatte dabei zum Teil aufgriffen, was die Teilnehmenden direkt angaben (Hannah) oder – weniger direkt – schilderten (Max), zum Teil, was er aus ihren Arbeitsweisen schloss (Jan-Torge und Pascal), und, bei Josefine, was er aus seiner Beobachtung schloss. In der folgenden Pause ließ er sich von Pascal ein paar der Videos zeigen, die er angefertigt hatte (i 539–573). Auf das Gespräch mit Max in dieser Pause geht der Autor im weiteren Verlauf dieses Kapitels ein.

Zu Beginn der dritten Runde fasste der Moderator die vorangegangenen Runden kurz zusammen und fragte nach möglichen beruflichen Perspektiven. Er erzählte aus seinem Leben, dass er seit seiner Kindheit ein mathematisches Spezialinteresse hatte (»Mathematik und Zahlen«), er »irgendwann« Mathematik studierte und nach dem Studium feststellte,

> »dass ähm einfach mein ganzer beruflicher Werdegang bis dahin viel zu krumm war sozusagen, ne, und ich auch viel zu alt war, um realistischer Weise da noch ne weitere – wissenschaftliche Karriere, sag ich mal, noch anzufangen in dem Bereich [Mathematik]« (i 598).

Am Ende hatte er »Arbeit mit Computern« als Berufsbereich gefunden, auch wenn er anfangs unsicher war, »dass äh das dann halt auch so passt« (i 598). In dieser Runde gab es keine weiteren Erläuterungen der Moderierenden und auch keine Diskussionen. Die beruflichen Vorstellungen und Perspektiven werden nachfolgend genauer betrachtet.

In der vierten Runde zeigte der Moderator anhand von Max den Zusammenhang von Interessen, Fähigkeiten und Berufsperspektive beispielhaft auf. Bei Pascal versuchte er, einen Zusammenhang zwischen den Aspekten »genaues Arbeiten« und »Kreativität« zu finden. Dabei äußerte Pascal, dass ihm das genaue Arbeiten nicht leicht fiel. Hannah gab als Alternativen zu ihrer Ausbildung Fußball und Bahn als berufliche Wünsche an. Hier fällt auf, dass das Gespräch in beiden Fällen ziemlich weit abschweifte. Beide Themen wechselten einander mehrmals ab und erstreckten sich von i 1026 bis i 1112. Neben Hannah und den Moderatoren beteiligte sich hauptsächlich Josefine an dem Gespräch. Es wurde mit der

Frage nach Hannahs Ausbildung abgeschlossen. Während des Gesprächs hielt der Moderator die Fähigkeiten, die er bei Hannah erkannte, auf der Flipchart fest:

Co.: Es ist nämlich ziemlich tote Hose da. ((Pause)) Abgesehen von Schalke ist da tote Hose.

Mod.: So, da ist als ähm Stärke oder als Fähigkeit eben vorhin halt eben auch das Thema Orientierung aufgetaucht ((Schreibgeräusch)) und ähm, also was ich halt eben so auch so denken würde, ist halt eben, dass so dieses ähm ((Schreibgeräusch)) bildhafte Denken bei dir auch noch relativ stark ist, ne.

Hannah: Ich geh zur Deutschen Bahn ((Schreibgeräusch)) (i 1039–1041).

Josefine gab an, gerne ein Praktikum als Gold- oder Silberschmiedin machen zu wollen (i 1146). Der Moderator erzählte, dass in dem Komplex des autWorker-Büros auch eine Goldschmiedin lebe (i 1151). Josefine absolvierte tatsächlich einige Zeit später dort ein Praktikum. Als es um ihre Fähigkeiten ging, wandte Josefine ein, »also ich bin nicht so die Klischee-Autistin, weil es ist ja immer so das Klischee, das die total nur auf eine einzige Sache versteift sind […] und ich bin so gar nicht, also ich hab eigentlich viele Interessen« (i 1162). Der Moderator zeigte ihr auf, dass ihre unterschiedlichen Interessen trotz ihrer Unterschiedlichkeit Rückschlüsse auf ihre Fähigkeiten zuließen. Yunus äußerte sich auch in dieser Runde nicht und Jan-Torge kam nur sehr kurz zu Wort (i 1169ff.). Nach einer sehr kurzen Zusammenfassung wurde die nächste Pause angekündigt (i 1179). Auf der Flipchart waren nach der Runde für alle Teilnehmenden (außer Yunus) Interessen, Fähigkeiten und berufliche Perspektiven aufgelistet.

Der Verlauf der Gespräche erinnert wie bereits dargelegt an eine Grounded Theory, da der Moderator das Gesagte immer wieder zusammenfasste und sich seine Zusammenfassungen bestätigen ließ. Diese sind zugleich Abstrahierungen und damit Schritte hin zu einer Theoriebildung. Bei der Entwicklung der Themen tauchen immer wieder neue Aspekte auf, wie das Videoschneiden bei Pascal oder das Interesse für Handwerk bei Josefine. Bei der Betrachtung der Interessen versuchte der Moderator, den Blick vom »Was« (Was interessiert mich?) zum »Wie« (Wie gehe ich meinen Interessen nach?) zu lenken. Dabei wurden in mehreren Fällen, explizit bei Pascal, Hannah und Josefine, Gemeinsamkeiten in den genannten, unterschiedlichen Interessen gefunden. Dazu sei auch an das Zitat von Ralf

Bohnsack am Ende des Kapitels »Ein Feld für ethnografische Forschung« erinnert: »Der Wechsel vom ›Was‹ zum ›Wie‹ wird mit der Unterscheidung zwischen formulierender und reflektierender Interpretation vollzogen.«

Die Teilnehmenden des Workshops

Im Folgenden werden die Teilnehmenden des Workshops mit ihren Beiträgen und den Einschätzungen des Workshopmoderators betrachtet. Der Vollständigkeit halber wird hier auch Yunus aufgeführt, auch wenn er während des Workshops so gut wie nichts sagte. Bei den anschließenden Betrachtungen wird er nicht mehr weiter berücksichtigt; hier ist dann meistens von »den fünf Teilnehmenden« die Rede, wohl wissend, dass es einen sechsten gab, über den sich allerdings nichts Wesentliches aussagen lässt. Vier dieser fünf Teilnehmenden sind 14 oder 15 Jahre alt, Hannah ist 24 (Anhang 4e iii, Fragebögen).

Max

Max gab als Interessen »Programmieren und Administrieren« sowie »Politik und Astronomie« (i 33) an, jedoch wurden nur die ersten beiden genauer betrachtet. Im Bericht werden sie zusammen mit Psychologie zu dem Oberbegriff »Lesen« zusammengefasst. Psychologie sowie Bahn und Bus, die im Bericht auch als Interessen genannt werden, stammen aus dem Fragebogen, wurden aber im Workshop von Max nicht angesprochen (Anhang 4e iv). Zum einen hatte sich der Moderator auf die Interessen »Programmieren und Administrieren« konzentriert, zum anderen ging aber auch Max auf seine weiteren Interessen nicht weiter ein. Beim Schritt vom »Was« zum »Wie« beschrieb er sein Herangehen an Probleme wie folgt:

Max: [I]ch denk, das ist auch meine Stärke, dass ich da auch schnell irgendwie was finde, wo dann der Administrator in der Schule Mist gebaut hat.

Mod.: Wie gehst, wie gehst du da vor, wenn du da irgendwie n Problem löst?

Max: Ja, also, ich hab' jetzt ähm ((Pause)) ((leise)) wie ich es erklären soll.

Mod.: [M]an kann ja da vorgehen und sagen, ok, ich hab' da sone Art Checkliste irgendwie, ne, die arbeit ich jetzt ab [...] oder [...] du [gehst] da eher intuitiv ran.
Max: Ich sag mal eigentlich eher intuitiv, also es ist eher so.
Mod.: Eher, eher intuitiv.
Max: So auch äh, je nach, eher individuell, was dann halt einfach [...] passiert und dann guck ich halt, was könnten die Ursachen sein (i 410–418).

Auch wenn Max in seinen Antworten unsicher wirkt, ist die Einschätzung des Moderators, Max habe einen »guten intuitiven Zugang zu Computern« (i 987, Bericht), nachvollziehbar. Seine beruflichen Vorstellungen wirken recht klar: Er hatte ein Praktikum bei einer Computerfirma in Aussicht und strebte nach dem Abitur ein Informatikstudium an (i 605).

Als Kind wurde ihm »ADHS oder ADS erstmal diagnostiziert, irgendwie verschiedene Sachen« (ii 42), was er für eine Fehldiagnose hielt: »Der Kinderarzt hat das so gemacht, zack, Stempel drauf« (ii 50). Seine Diagnose Asperger-Syndrom bekam er zwei Jahre vor dem Workshop (ii 56), die jedoch umstritten war: »[D]a gab es also dann son Menschen [in der Behörde], der dann gesagt hatte, ich hätte ja kein Asperger-Syndrom. Das war auch nicht so gut« (i 56). Max sagte, er sei in der Grundschule eher unauffällig gewesen und habe auch Freunde gehabt, was sich nach dem Wechsel auf das Gymnasium geändert habe (ii 42, ii 82):

> »[A]lso von sechs Jahren bis zehn Jahren wars leichter so, war das ne gute Entwicklung, wo ich reingewachsen bin und so, dann mit zehn, elf, als ich auf das Gymnasium gekommen bin, war das ein bisschen, ja, schwierig, dann auch, äh, mit den Gleichaltrigen zu verstehen« (ii 84).

Gegen Ende des Workshops schilderte Max kurz, dass er mit dem Verhalten seiner Mitschüler nicht zurechtkomme: »[U]nd irgendwie [...] versucht zurzeit sowieso jeder den andern auszustechen [...]. Und ich mag das auch nicht, dieses Rumgetobe und dieses irgendwie [...] über Gewaltspiele zu quatschen« (ii 667, ii 669). Seine Schwierigkeiten mit Kontakten thematisierte er mehrmals während des Workshops, so auch in einem kurzen Dialog mit Jan-Torge (ii 643ff.). Als es um Kontakte zu Gleichaltrigen ging, fragte er den Moderator auch nach Strategien für den Umgang mit anderen Menschen:

Mod.: Gibt's da n Trick?
Max: Ne. Also, ich hab' jetzt keinen.
Mod.: Hat sich so entwickelt irgendwie, aber du …
Max: Also perfekt bin ich jetzt auch nicht.
Mod.: Du hast da keinen speziellen. Du hast jetzt keine bestimmten Strategien, dass du sagst, ich geh jetzt so und so mit den anderen um und das funktioniert, sondern es hat sich so entwickelt und …
Max: Hast du welche?
Mod.: Schwierigkeiten?
Max: Ne, äh Strategien oder so? Irgendwelche Tipps für uns?« (ii 89–96).

Nach einer längeren Ausführung des Moderators zu Strategien im Umgang mit anderen Menschen, hakte er nochmal nach: »Hast du denn Strategien, die du uns so verraten könntest oder ((leise)) zeigst du uns, wie man seine eigenen entwickelt?« (ii 106).

Ein weiterer Aspekt, den Max immer wieder – direkt oder indirekt – zum Thema machte, war Smalltalk. Er führte als Beispiel seinen Vater an, »der kann einfach so son guten Smalltalk dann auch […] und er kann dann einfach so zack so, dann ist er im Gespräch drin« (ii 414, ii 416). Er dagegen »kann das irgendwie nicht. Ich weiß nicht, wie man da anfangen soll« (ii 416). Er schilderte aber auch, wie es ihm manchmal gelinge: »… hatte ich gesagt und, ›Es ist ja schönes Wetter heute‹, ähm, ›Es ist ja warm heute‹ und dann ist er darauf direkt eingegangen […]. Also es hat funktioniert« (ii 425, ii 427). Insgesamt fällt auf, dass Max die Themen Kontakte und Kommunikation sehr bewusst und rational thematisierte. Er entwickelte Strategien, indem er das Verhalten anderer Menschen beobachtete und analysierte. Er machte Smalltalk auch indirekt zum Thema, indem er es mit dem Moderator ausprobierte. Mit ihm führte er ein Gespräch zu Beginn der ersten Pause, bevor er von Pascal unterbrochen wurde. Er begann das Gespräch mit dem Aufnahmegerät und dem Raum, in dem der Workshop stattfand (i 455–477), bot dem Moderator das »Du« an, fragte ihn, ob er mit Elke Seng von auticon verwandt sei und befragte den Moderator nach auticon (i 479). Danach befragte er den Moderator nach seinem Beruf und seiner genauen Tätigkeit, was am Ende in ein Fachgespräch über Software für Bibliothekskataloge mündete, worin er sich offenbar auskannte (i 495–535). Auf der Aufnahme ist zu hören, dass er sich zum Ende der Pause in einem weiteren Smalltalk-ähnlichen Gespräch mit dem Co-Moderator befand (i 574ff.).

Für seine Smalltalk-Versuche griff Max gerne Themen auf, die ihn interessierten und zu denen er Fachwissen beisteuern konnte, wie etwa Software oder auch Firmen und Unternehmen. Da Pascal ein Praktikum in derselben Firma absolvierte, in der Max kurz nach dem Workshop eines beginnen sollte, befragte er ihn während der dritten Runde nach den dortigen Bedingungen (i 622–738; mit Unterbrechungen). Auffällig ist ein kurzer Dialogausschnitt, der zwischen den beiden funktionierte, obwohl unklar ist, was Max hier meinte:

Max: Auch sehr angenehme Temperatur, also Atmosphäre, so bestimmt lau und so.

Pascal: Auf jeden Fall. Und die Leute sind eigentlich alle nett (i 727, i 728).

Temperatur und Atmosphäre meinen in dem genannten Kontext etwas Unterschiedliches und werden dennoch miteinander verknüpft, da sie in ihrem eigentlichen Kontext, dem Wetter, miteinander verbunden sind. Auch die Themen des skizzierten Smalltalks mit dem Moderator zeigen eine solche assoziative Verbindung: Aufnahmegerät – Moderator – sein Job in der Bibliothek – seine Tätigkeit im Job – Katalogsoftware. Der Dialog kann so verstanden werden, dass Max mit einem technischen Gerät begann, das ihn interessierte und zugleich mit seinem Gesprächspartner verbunden war, und eine Kette von Themen fand, um am Ende in seinem Interessensgebiet, Software, zu landen. Diese Kette besteht unabhängig vom Kontext des Gesprächs aus assoziativen Verbindungen. »Assoziativ« ist allerdings ein schwieriger Begriff, da er je nach Kontext unterschiedliche Bedeutungen haben kann. Er soll an dieser Stelle dennoch eingeführt werden; zunächst in der Bedeutung von intrinsischen, kontextunabhängigen Verknüpfungen von Begriffen oder Themen.

Schwierigkeiten im Knüpfen von Kontakten und Freundschaften und in der Kommunikation waren für Max zentrale Aspekte, die er mit Autismus verband. Darüber hinaus nannte er auch »Spezialinteresse« (ii 68) und das Nichtverstehen von Witzen und Ironie:

Max: [G]ibt's da son Fachwort, das man sagen kann so äh, Witze oder so, was die andern machen oder irgendwie.

Jan-Torge: ((leise)) Ich versteh es nicht, was du meinst.

Mod.: Dass man die nicht so versteht?

Max: Genau (ii 68–71).

Auch später führte er es noch einmal an: »Kann man eigentlich auch sagen, Ironie, oder sowas? Das wir das nicht so gut verstehen?« (ii 350). Darüber hinaus machte er an einer Stelle deutlich, dass ihm das Einhalten von Regeln wichtig sei (ii 111–116). Hier bestätigte er die Erfahrung des Moderators, dass es ihn aufregt, wenn sich Leute nicht an Verkehrsregeln halten. Max passt insgesamt sehr gut in das Bild des »Musterdenkers«, das in dem Text »Autismus und Fähigkeiten« (s. Anhang 3a iv) dargelegt wird, insbesondere im Hinblick auf eine »intuitive Theory of Function«, die der Moderator bei ihm erkannte. Besonders gut passt auch Max' rationaler Umgang mit sozialen Situationen und Kommunikation zu dem, was der Autor in demselben Text als Persönlichkeitstypen von »getrennten Denkern« darlegte, die in der sozialen Interaktion vieles bewusst handhaben, was bei anderen (»verschränkten Denkern«) intuitiv geschieht.

Pascal

Pascal gab zu Beginn des Workshops an, dass er sich eine Arbeit mit Computern vorstellen könnte (i 49). Allerdings hatte er darüber hinaus keine konkreteren Vorstellungen und antwortete auf entsprechende Nachfragen des Moderators, dass er es nicht wisse. So bei der Frage, ob er sich ein Studium vorstellen könnte (i 696), ob er Alternativen zu einer sitzenden Tätigkeit habe (i 728) und welche Arbeitsbereiche ihm genau vorschwebten (i 1014ff.). Einzig das Praktikum bei einer Computerfirma schilderte er als gute Erfahrung, in der er Arbeitsfelder kennengelernt hatte, die er sich für sich – bedingt – vorstellen konnte. Zunächst wollte er auf jeden Fall die Mittlere Reife machen (i 701). Er gab als Interessen als Erstes Ordnen und Sortieren und dann später Videoschnitt an (i 49, i 130). Das Erstellen und Bearbeiten von Videos schien aber sein wirkliches Interesse zu sein, mit dem er viel Zeit verbrachte (i 390ff.). Er nutzte die erste Pause, um dem Moderator die Ergebnisse seiner Arbeit zu zeigen (i 530ff.). Der Moderator war sich offenbar unsicher, wie er diese beiden Interessen zusammenbringen sollte. Nach seinen Ausführungen zu »Muster- und Detailerkennung« und »bildlichem Denken«, ordnete er Pascal aufgrund seines Interesses für Ordnen und Sortieren in die Kategorie »Musterdenken« ein, hatte aber Schwierigkeiten, das Interesse für Videoschnitt passend einzuordnen: »Und ähm mit dem Sortieren, ordnen, das geht in sone Richtung [Muster] irgendwie, ne. Ähm, Videoschnitt ist ähm, ich mein', da können wir auch nochmal gucken, also wie du da arbeitest, ne, irgendwie, ob das auch in sone Richtung halt eben geht« (i 165). Er bot Pascal eine Erklärung an, nämlich »Videoschnitt ist ja eigentlich auch 'ne Sache, wenn's hinterher gut aussehen soll, muss man da präzise arbeiten« (i 165), die dieser auch annahm: »Ja, das kann ich« (i 166). Später, in der vierten Runde, wurden die beiden Pole »Sortieren« und »Erstellen von Videos« als Genauigkeit und Kreativität Gegenstand einer kurzen Diskussion:

Mod.: Videoschneiden [...] ist ja schon [...] ein sehr kreatives Arbeiten, [...] während das Sortieren und Ordnen, ist es kreativ? Wenn du sowas machst? Findest du auch.

Pascal: Ja auch.

Mod.: Das Sortieren und Ordnen auch als ne kreative Tätigkeit?

Pascal: Ich denke schon.

Mod.: Ja?

Co.: Du musst extrem genau sein, ne, beim Schnitt.

Pascal: Ja.

Co.: Hajo [der Moderator], das ist ja, also, Kreativität hin oder her, aber das ist ja ...

Mod.: Ja, ja aber ...

Co.: Da muss man extrem genau sein.

Mod.: Ja, ja, muss man, muss man auch, ja klar.

Co.: Präzise; das passt schon gut zusammen (i 1001–1010).

Die hergestellte Beziehung der mutmaßlichen Gegenpole »Genauigkeit und Kreativität« zu den beiden Interessen »Videoschnitt und Sortieren« scheinen den Moderator nicht überzeugt zu haben. Er fasste Pascals Fähigkeiten unter dem Begriff »Umsetzen von Vorstellungen« zusammen (i 1011; Anhang 4e i, Flipchart 2 und 3). Tatsächlich erklärte Pascal, dass ihm das Sortieren und Ordnen nicht leicht fiel:

Mod.: Da könnt' ich tatsächlich mal jemand brauchen, der da mal mein, mein Rechner ordnet.

Pascal: Ich auch.

Mod.: Du auch, ja?

Pascal: Ja, also ich ordne auch ab und zu aber – eben ist das Problem, ich hab' so viel auf meinem Computer, dass ich das nicht alles sortieren kann, das ist richtig durcheinander alles schon (i 139–142).

»Sortieren und Ordnen« erscheint hier weniger als ein Interesse denn als eine Notwendigkeit, die sich aus dem Videoschnitt ergab. Als er hinsichtlich seiner Berufswahl auf das Arbeiten mit Listen angesprochen wurde, gab er zu bedenken, »[j]a, also, wenn man zum Beispiel dies mit der Liste macht, wo man überprüfen soll, die Zahlen und so, sind ganz viel Zahlen auf einmal und so, da kommt man vielleicht leicht durcheinander« (i 712). Der Moderator fragte dabei extra noch einmal nach, »Fällt dir das leicht, so mit Zahlen umzugehen, mit solchen Listen« (i 713), was Pascal verneinte. Weder das Ordnen und Sortieren noch der Umgang mit Listen und Zahlen fielen ihm also leicht. Das war dem Moderator entgangen, im Bericht hält er fest: »Pascal hat eine Vorliebe für strukturierte und strukturierende Tätigkeiten, ordnen und sortieren« (Anhang 4e iv, Bericht Pascal). Er zieht außerdem das Fazit: »Pascals Stärken liegen in der Kombination von strukturierendem und kreativem Denken, was ein außerordentlich hohes Potenzial hat.«

Pascal gab an, mehrere Tage an einem Videoclip von fünf Minuten zu arbeiten (i 390ff.). Bei der Beschreibung seiner Arbeitsweise beim Videoschnitt erklärte er, dass er ohne Drehbuch arbeite: »Ich hab alles im Kopf« (i 376). Insofern hat die Einschätzung des Moderators, Pascal habe ein »strukturierendes Denken«, durchaus eine Berechtigung. Allerdings nicht im Umgang mit Tabellen oder Zahlen und auch nicht beim Sortieren oder Ordnen, sondern beim Videoschnitt, einer Tätigkeit, die eben auch ein visuelles Denken anspricht. In der Dichotomie von Bild und Text, so wie sie der Moderator im Workshop darlegte, ist Pascal deutlich erkennbar auf der »Bild«-Seite, ein »bildlicher Denker« (i 133). Besonders deutlich wird dies an manchen Stellen, in denen Pascals Beschreibungen auffallend konkretisierend wirken:

Mod.: Wie läuft das da so ab bei so nem Praktikum?

Pascal: [E]inen Arbeitsplan mit den Nummern drauf, den bekommt man am ersten Tag, wo man hin muss, wann und wer das leitet und da geht man dann eben hin (i 669, 670).

Pascal: »[U]nd dann hab ich auch mal [...] den Stromkasten angesehen, Telefonkasten mit In und Out, also wie es da reinkommt die Signale und ja raus (i 678).

Pascal: [U]nd dann kriegt man eben einen Ausweis, na Ausweis, so ne Karte eben zum Scannen und die muss man überall ranhalten zum Scannen, sonst kommt man nicht rein (i 686).

Pascal: Die haben son Headset so, kann ich auch mal zeigen, was die haben, Moment ((Knistern)). Die haben, da, sowas hier.

Max: Mhm.

Pascal: Das benutzen die, oder eben son Headset und dann schreiben sie Probleme auf – und machen zum Beispiel auch per Remote eine Übertragung, also sie greifen auf den PC damit zu. Die sind eben alle in einem Netzwerk, das muss man auch richtig verwalten. Das ist sehr kompliziert mit dem. Die haben eben halt einen großen Netzwerkserver und – ja die gibts schon, zehn Jahre (i 690–692).

Pascal: [U]nd die kümmern sich um die Netzwerke, also die ganzen Netzwerkkabel, ganz viele Server und so (i 724).

Auch bei Beschreibungen von Videos, die er gesehen hatte, wie über eine überfüllte Bahn oder über eine Verkehrssituation:

Pascal: [U]nd dann ist das zugegangen und dann klebten, dann ist er förmlich an das Fenster gedrückt worden so irgendwie war das. Also er war so ((Würgegeräusch)), so fest dran, konnte sich nicht bewegen, das war richtig voll. Das hab' ich irgendwie gesehen (ii 252).

Pascal: Wie ist es, wie kann man überhaupt es schaffen, sich auf einen Platz zu setzen? Wie kriegt man da überhaupt einen Platz und wie will man von dem Platz wegkommen und wie überhaupt wie zugequetscht wird man, wenn man da sitzt, frag ich mich (ii 267).

Pascal: [D]ie warn auf ner, auf ner Straße, so ner ganz langen Straße eben, Autobahn (ii 314).

Gerade die letzten drei Beispiele zeigen geradezu plastisch, wie seine Beispiele von konkreten Bildern ausgehend sprachliche Gestalt annehmen. Das »bildliche Denken«, das der Moderator wohl in dieser Deutlichkeit nicht erkannt hatte, wird hier recht anschaulich: Als ein Denken, das ausgehend von konkreten (hier visuellen) Wahrnehmungen oder Erinnerungen die passenden Kategorien und Begriffe sucht, um die Erfahrung, die mitgeteilt werden soll, in Sprache zu übersetzen: »so ner ganz langen Straße eben, Autobahn«. Gelegentlich führte dieser Übersetzungsprozess zu neuen Wortschöpfungen: »und ich hätte mich fast übergeben, hatte Schwindel, Schwindelkeit und so« (ii 300) oder »also ich glaub nicht, dass es [...] den Leuten [...] Spaß gemeint war« (ii 314). Im letzteren Beispiel waren nach Einschätzung des Autors beide Bedeutungen gemeint, dass es nicht als Spaß gemeint war und den Leuten keinen Spaß bereitet hatte.

»Dinge« nicht zu verstehen, ist das, was Pascal am meisten mit seinem Autismus in Verbindung brachte. Als er nach seiner Diagnose befragt wurde, schilderte er dies in einer Mischung aus Innen- und Außenperspektive: »Naja manchmal bin ich ein bisschen anders als die andern und ich tu mich manchmal schwerer, versteh manche Dinge nicht und äh ja, bin manchmal ein bisschen komisch und so« (ii 322). Für das Verstehen führte er auch ein Beispiel aus seinem Praktikum bei dem Computerunternehmen an:

> »Als wir bei [...] die Gruppenarbeit gemacht haben, da haben die ja so gesagt, ähm ›Hier wir geben Geld aus für die Sach, Sachen also alles kostet so zehn Euro‹. Als sie dann zehn Euro gesagt haben, da dacht ich erst, so erst, wir sollen das __wirklich__ bezahlen [Betonung auf ›wirklich‹]« (ii 348).

Richtig deutlich wird es aber bei einem kurzen Dialog mit Josefine:

Pascal: Ich hab übrigens auch mal ein Video gesehen, da waren zwei Autos, die haben sich um eine Autospur gestritten, also eine Spur da auf der Straße, obwohl dahinter eigentlich noch Platz war und die anderen immer so tuff, tuff gegeneinander gestoßen und so. Es war voll komisch. Ich frag mich, was es nützt [...] Da sollte der eine den andern da vorlassen. Das ist sinnlos.

Mod.: Das stimmt, ja.

Josefine: War wahrscheinlich auch witzig gemeint von dem, der das Video gemacht hat.

Pascal: Wie jetzt?

Josefine: »Ja, also halt so als Witz, als Witz über diese Autofahrer, die meinen, ›Oh mein Gott, Ampel wird grün, ich muss jetzt unbedingt losfahren‹. Also diese Autofahrer, die halt immer versuchen, anderen die Vorfahrt zu nehmen oder so, das.

Pascal: Also so wars nicht, so ganz, die warn auf ner, auf ner Straße, so ner ganz langen Straße eben, Autobahn. Und die haben sich einfach um die Spur gestritten, wer da fahren soll, nicht um ne Ampel oder so. Und, naja, also ich glaub nicht, dass es auf jeden Fall den Leuten, die sich gestritten haben, Spaß gemeint war, weil sie sich ja rammen, dann geht das Auto ja auch ein bisschen kaputt und dann (ii 307–314).

Während Josefine den Umstand, dass sich die Leute in dem Video widersinnig verhielten, auflöste, indem sie das Ganze in einen sprachlichen

Kontext setzte (»War wahrscheinlich auch witzig gemeint«), lehnte Pascal diesen Perspektivwechsel brüsk ab. Tatsächlich zeigt dieses Beispiel sehr anschaulich, wie sich Wirklichkeit im Kontext der Sprache von Wirklichkeit in einem konkret wahrgenommenen Kontext unterscheidet. Der sprachliche Kontext lässt mühelos Wechsel zwischen verschiedenen Perspektiven zu, zwischen der Perspektive der Akteure im Video, der Betrachter und die filmende Person. Die Tatsache, dass die Akteure aus der Perspektive des Betrachters unvernünftig handeln, lässt sich so mit der mutmaßlichen Intention der Macher des Videos mühelos erklären. Im Kontext konkreter Wahrnehmung ist so ein Perspektivwechsel offenbar völlig unplausibel: Weil konkret etwas kaputt geht, kann es kein Spaß sein. Verstärkt wird dies noch durch einen weiteren sprachlichen Kniff, den Josefine angewendet hatte, indem sie eine Metapher für die Autofahrer verwendete, die ihrer Meinung nach vorgeführt werden sollten. Sie wechselt damit nicht nur die Perspektive, sondern verallgemeinert auch die Situation. Auch dieser Schritt war für Pascal offensichtlich nicht nachvollziehbar: »[D]ie haben sich einfach um die Spur gestritten [...] nicht um ne Ampel oder so.«

Mit Kontakten zu anderen Menschen tut sich Pascal nach seinen Beschreibungen deutlich schwerer als Max. So sagte er: »[M]it Menschen, die keine, die überhaupt nicht meine Interessen teilen, mit denen komm ich überhaupt nicht klar« (ii 361) und »Mir fällt der Kontakt mit andern Menschen im Gegensatz zu normalen Menschen halt eben nicht so leicht. Also [...] ich bin eben nicht gesellig, [...] ich geh nicht so gerne unter die Menschen, also da fühl ich mich einfach überhaupt nicht wohl« (ii 406). Gegen Ende des Workshops erzählte er auch: »Also ich war ja noch nie auf ner Party, weil ich war ja noch nie wirklich eingeladen« (ii 571). Andere Menschen nicht zu verstehen, ging bei Pascal also mit einer gewissen Isolation einher. Er hatte im Workshop nicht gesagt, dass ihm die sozialen Kontakte fehlten, aber erzählte von Depressionen, die er wohl bis kurz vor dem Workshop hatte:

Pascal: Ja, also er [Jan-Torge] hat ja grad gesagt, er war depressiv 'ne Zeit lang. Also ich war bis vor Kurzem auch, auch sehr depressiv. [...] Ich hab' auch eigentlich, war auch ziemlich verschlossen, also hab' da mit niemanden wirklich drüber geredet und war einfach nur am Ende, dacht ich so. Aber wenn man depressiv ist, sollte man trotzdem immer, immer nach vorne blicken, man sollte nicht aufhören, daran zu. Man sollte nicht aufhören, positiv zu denken auf jeden Fall nicht.

Mod.: Das war deine Strategie im Umgang mit den Depressionen?
Pascal: Naja, ich hab' einfach …
Mod.: Positiv zu denken?
Pascal: Ich hab' einfach, als ich depressiv war, hab' ich einfach gesagt, dass ich mein Leben so nicht mag, und dann hab' ich einfach gesagt, ›Dann änder es verdammt nochmal‹. Und das mach ich dann auch und dann.
Mod.: Ja, ok.
Pascal: Und dadurch fühl ich mich auch viel besser, weil ich, weil ich mich selbst, weil ich hab' mich einfach selbst nicht durchgesetzt. Dadurch wurde ich auch depressiv unter anderem (i 621–627).

Als Grund für seine Depressionen nannte er also, dass er sich selbst nicht durchgesetzt hatte. Dass er gegen Ende des Workshops sagte, »man sollte die Menschen nicht gleich so schlecht, als schlecht beurteilen, weil sie autistisch sind« (ii 703), legt die Vermutung nahe, dass es dabei auch um ein positives Selbstbild ging, das er durchsetzen musste.

In dem bereits erörterten Text »Autistische Fähigkeiten erkennen« werden Bilderdenken und Musterdenken wie folgt voneinander abgegrenzt: »So geht ein ›klassisches‹ Bilderdenken mit einem guten Gedächtnis und einer Neigung zum ›Abdriften‹ der Wahrnehmung einher, während ein ›klassisches‹ Musterdenken, gute Detailwahrnehmung und Wahrnehmungsoverloads zusammengehören« (s. Kapitel »Von Beobachtungen zu Theoriefragmenten« sowie im Anhang 3a vii, G 04). Das gute Gedächtnis, gerade auch für Details, konnte bei Pascal gut beobachtet werden; ein »Abdriften der Wahrnehmung« aber nicht. Allerdings gab Pascal an, Tabletten zu nehmen (ii 46), als es um ADHS ging. Da er offensichtlich nicht hyperaktiv war, könnte dies auf Aufmerksamkeitsschwierigkeiten hinweisen, die medikamentös behandelt wurden. Im Unterschied zu Pascal ging bei Max die Intuition für Computer sicherlich mit einer guten Detailwahrnehmung einher, während im Workshop keine Neigung zu Wahrnehmungsoverloads festgestellt werden konnte und auch Max davon nicht berichtete. Bei beiden fällt auf, dass Kommunikation zu ihren zentralen Themen gehörte, wenn auch in unterschiedlicher Weise. Vor allem fällt auch ihr für ihr Alter beachtliches Reflexionsniveau und die distanzierte, ausgesprochen rationale Art und Weise der Beschreibungen ihrer sozialen Erfahrungen auf. Die Erfahrungen der Teilnehmenden mit Kommunikation und Sozialisation werden im Kapitel »Der Workshop als Kommunikationsumgebung« nochmals vergleichend betrachtet.

Hannah

Hannah berichtete zu Beginn des Workshops, dass sie sich »zurzeit bei so'ner Maßnahme [Berufsvorbereitungsmaßnahme speziell für autistische Menschen]« befand und »dann irgendwann auf den ersten Arbeitsmarkt« möchte (i 62, i 64). Sie gab an, in einem Berufsbildungswerk eine Ausbildung zur Bürokraft gemacht zu haben (i 66), was inzwischen einer »Fachkraft für Bürokommunikation« entspricht (i 1114). Auf die Ausbildung war sie gekommen, nachdem sie bemerkt hatte, dass die anderen Bereiche, die sie ausprobiert hatte, nichts für sie waren:

> »Wollte mich aber erst Hauswirtschaftshelferin reinschmecken, aber das war so allgemein überhaupt nichts […]. Ich weiß, wie man (?) Nudeln kochen kann […]. Ja, dann hab' ich, hat man gesagt, Bürokraft. […] Da ich ja kein Realschulabschluss hab', konnt' ich ja auch keine Bürokauffrau werden« (i 1120).

In diesem Arbeitsfeld konnte sie sich einen Beruf vorstellen, bei dem sie mit Buchhaltung, Einkauf oder Verkauf zu tun hatte, aber nicht so viel telefonieren musste (i 784ff.). Nach der Ausbildung hatte sie »Bewerbung geschrieben, Bewerbung geschrieben« (i 808), zwei Monate als »Produktionshelferin« gearbeitet und ein halbes Jahr lang bei der Lebenshilfe (i 810ff.). Da sie in einer Kleinstadt lebte, sah sie nur ein sehr eingeschränktes Angebot an Jobs, die für sie überhaupt infrage kamen (i 836ff.). Dass sie bei der Schilderung ihrer Berufswünsche (»Ich geh zur Deutschen Bahn. Will dort (streiken?) lernen« [i 1041]) thematisch abschweifte, bestärkt den Eindruck, dass ihre Erwartungen an ihre berufliche Zukunft nicht sehr hoch waren. Zuvor erwähnte sie noch Fußball als ein Arbeitsbereich, den sie sich wünschen würde, ging aber in der Folge nicht mehr auf diese Idee ein (i 1026).

Als Interessen nannte Hannah »Computer, Erdkunde und Fußball« (i 62). Computer und Fußball spielte sie mit anderen Leuten zusammen (i 134ff. und i 329), mit Freunden, wie sie sagte. Über das Fußballspielen erzählte sie nur sehr wenig und auch die Art der Computerspiele, die sie spielte, blieb unklar; es wurde lediglich deutlich, dass es um Rollenspiele ging. Das zeigt die folgende Sequenz:

Mod.: Was sind denn das für Spiele eigentlich, die ähm, also wie würdest du sie charakterisieren, die Spiele, die dich interessieren?
Hannah: (?)
Mod.: Im Vergleich zu Spielen, die irgendwie ähm dich gar nicht interessieren.
Hannah: Also ich mehr Fantasy auch.
Mod.: Fantasy.
Hannah: Also so, so in die Richtung.
Mod.: Mhm. Also so, sag' ich mal, so jetzt diese klassischen Ballerspiele ...
Hannah: _Ne_
Mod.: ... oder sowas sind überhaupt nicht dein Ding. Mhm.
Hannah: Ich ((betont)) kann das überhaupt nicht, diese Ballerspiele.
Mod.: Mhm, mhm. Das jetzt war jetzt nur 'ne Frage ...
Hannah: (?)
Mod.: ... weil irgendwie; es, gibt's, gibt's ja sowas auch irgendwie, ne, und ähm was ist denn das, was dich an den Spielen so fasziniert? Also sind das irgendwie ähm jetzt tatsächlich die Geschichten, die sich da entwickeln, oder sind es dann die Figuren, die da auf...
Hannah: Die Figuren.
Mod.: ... auftauchen. Ja, mhm. Und ähm ((lange Pause)) hast du da so für dich so Lieblingsfiguren ...
Hannah: Nö.
Mod.: ... mit denen du arbeitest, oder da geht's ...
Hannah: unterschiedlich
Mod.: ... geht's eher die unterschiedlichen Figuren auszutesten ...
Hannah: Ja.
Mod.: ... und ähm damit dann; mhm, dann auch, dann auch zu arbeiten.
Hannah: Ja.
Co.: Auch sich da 'reinzuversetzen in die Figuren.
Hannah: Nö (i 285–308).

Auf jeden Fall mochte sie keine Ballerspiele. Etwas merkwürdig wirkt ihre Angabe, dass sie sich für die Figuren im Spiel interessierte, aber keine Lieblingsfiguren hatte und sich auch nicht in sie hineinversetzen wollte oder konnte. Der Moderator verstand es so, dass es Hannah in erster Linie auf die sozialen Kontakte ankam, die mit dem Spielen – sei es Fußball oder Computer – verbunden waren. Im Bericht formulierte er es so: »Dass sich Hannahs Interessen dabei auch an andere beteiligte Menschen richten, deutet auf eine gute soziale Intuition. Die kommt am meisten dann zum Tragen, wenn die sozialen Interaktionen klaren Regeln folgen, wie etwa in Mannschafts- oder Rollenspielen« (Anhang 4e iv, Bericht Hannah).

Bei ihrem Interesse für Erdkunde schien es sich eher um die Schilderung einer Fähigkeit zu handeln als um Interesse: »Ich kann mir Wege (?) im Kopf; ich brauch kein Navi, ich find' den Weg überall hin. [...] Also die Orientierung hab' ich« (i 103, i 105). Im Fragebogen zum Workshop hatte ihre Mutter lediglich Fußball und Computer als Interessen angegeben (Anhang 4e iii). In der zuvor zitierten Sequenz (i 285ff.) ist auch zu erkennen, dass Hannah meistens sehr kurze Antworten gab und diese sehr schnell, nicht selten, bevor die Frage überhaupt zu Ende formuliert war. Es wirkt fast, als brauchte sie über ihre Antworten gar nicht nachzudenken. Sie sagte auch: »Ich konnt' auch nie Sätze schreiben, Aufsätze, Diktate« (i 619), nachdem Josefine von ihren Schreiberfahrungen berichtete (siehe dazu das Kapitel »Josefine«). Anders als gesprochene Sprache konkurriert geschriebene Sprache mit einem visuellen Denken – wenn beide getrennt sind. Der Moderator hielt auf der Flipchart zu Hannah schließlich fest: »[A]lso was ich halt eben so auch so denken würde, ist halt eben, dass so dieses ((Schreibgeräusch)) bildhafte Denken bei dir auch noch relativ stark ist, ne« (i 1040; Anhang 4e i, Flipchart 3), und schrieb im Bericht, dass ihr Orientierungsvermögen »auf ein gutes bildhaftes Denken hin[weise]« (Anhang 4e iv, Bericht Hannah).

Zur Diagnose gab Hannah an, dass zu ihrer Zeit (sie wurde 1990 geboren) Autismus auch noch nicht bekannt war (ii 33) und es »immer Entwicklungsverzögerung ADHS« war (i 39). Ihre Autismus-Diagnose erhielt sie vier Jahre vor dem Workshop und gab dafür als Begründung an, dass sie »wohl immer anders« gewirkt habe (i 373, i 375). Ihre Diagnosegeschichte wirkt etwas undurchsichtig:

Hannah: Ich hab' bei mir frühkindlichen Autismus seit dem 11.10., angeblich seit dem 11.10.1990. Da gab's mich noch nicht mal. Da war ich noch im Bauch. Ich hab' auf –, jedes normale Kind würde, wenn es auf dem Bauch liegt, den Kopf auflegen, die Hände komplett immer nur oben. Ich konnte also nie den Kopf runter irgendwie ablegen.

Co.: »So, du hattest vorher 'ne frühkindliche Diagnose, oder ...

Hannah: Nö, ich hatte die jetzt erst vor vier Jahren bekommen. Aber die meinen, ich bin frühkindlich (ii 380–382).

Die Diagnose »frühkindlicher Autismus«, die einem erwachsenen Menschen gestellt wird, deutet auf einen verspäteten Spracherwerb hin. Im Fragebogen zum Workshop schrieb ihre Mutter, dass Hannah »2010 durch ein gerichtliches Gutachten« die Diagnose »Autismus Spektrum Störung« erhalten hatte. Als der Moderator Hannah fragte, wieso sie diese Diagnose bekam, sagte sie: »Ich setz mich da auch nicht wirklich mit auseinander. Ich bin so wie ich bin« (ii 386). Später sagte sie:

Co.: [A]ls Autist ist man nicht krank, ist auch nicht irgendwie …
Hannah: Man ist besonders.
Co.: … schwer behindert (ii 697–699).

Auch wenn sie es nicht explizit formulierte, ist aus ihren Schilderungen herauszulesen, dass sie sich verkannt, vielleicht sogar diskriminiert fühlte, gerade, was ihre berufliche Situation anging. Mündlich zeigte sie sich im Workshop durchaus sprachgewandt, sprach aber sehr schnell und undeutlich, wobei sie auch Silben verschluckte. Das führte wohl auch zu den kurzen Antworten: In ihrer Kürze spiegelten sich ihre Sprachschwierigkeiten wider, in ihrer Schnelligkeit die dahinter vermutlich oft verkannte Sprachgewandtheit. Als der Autor sie etwa drei Jahre nach dem Workshop erneut traf, waren die hier geschilderten Sprachschwierigkeiten fast komplett verschwunden. Die sozialen Kontakte, die sie offenbar vornehmlich durch ihre Interessen Fußball und Computerspiele hatte, waren ihr wichtig.

Yunus

Yunus kam etwa 50 Minuten nach Beginn des Workshops und wurde eine Stunde vor Ende, kurz nach der zweiten Pause, von seiner Mutter wieder abgeholt. Er sagte im Workshop nur, dass er nichts sagen wolle. Auf der Aufnahme ist zu hören, dass er sich während der Pause mit Jan-Torge unterhalten hat (i 1191, i 1195). Als seine Mutter kam, sagte er nur »Endlich« und verließ den Workshop ansonsten wortlos (ii 32). Das klingt, als hätte er nicht freiwillig am Workshop teilgenommen; dem Autor ist es aber nicht bekannt. Auf der Aufnahme ist zu hören, dass der Co-Moderator mit Yunus' Mutter sprach, als sie ihn abholte, der genaue Wortlaut ist jedoch nicht zu verstehen (ii 41). Der Moderator erhielt auch keine Kenntnis über den Inhalt des Gesprächs. Von Yunus ist nur bekannt, was seine Mutter im Workshopfragebogen angegeben hatte. Yunus besuchte eine Schule mit »Musikprofil«, als Interesse hatte seine Mutter notiert: »[N]atürlich Musik. Er möchte Rapper werden« (Anhang 4e iii, Fragebogen Yunus). Seine Mutter ergänzte, Yunus habe »vor Kurzem bei einem Rap-Workshop auf dem Schulfest teilgenommen« (ebd.). Als der Co-Moderator ihn fragte, ob er etwas zum Thema Musik sagen wollte, antwortete er: »Nein, lieber nicht« (i 949).

Josefine

Josefine machte während des Workshops immer wieder deutlich, dass sie sich von anderen falsch eingeschätzt fühlte. Sie nannte als Interessen zunächst Tiere und Zeichnen, gab an, »Ich bin oft im zoologischen Museum und zeichne dort die ausgestopften Raubkatzen« (i 109), und betonte, dass sie sich »überhaupt nicht« für Computer interessiere. Tatsächlich gaben von den Teilnehmern und Moderatoren nur sie und der Co-Moderator an, sich nicht für Computer zu interessieren (i 109–110). Die Einordnung ihrer Fähigkeiten in »Ein gutes Gespür für Tiere haben«, lehnte Josefine ab und schlug beim Beispiel Temple Grandin als Fähigkeit »Mustererkennung« vor: »Jeder, der 'ne Rinderherde sieht, sieht normalerweise eigentlich nur 'n riesen Durcheinander und sie hat herausgefunden, dass die Tiere sich eigentlich immer langsam im Kreis um das Zentrum der Herde bewegen« (i 174). Etwas später verdeutlichte sie: »[I]ch denk', wenn ich sagen würde, ich versteh' mich super mit den Tieren, dann würd' ich vielleicht auch einfach zu viel reininterpretieren« (i 248). Spätestens mit ihrer Antwort, dass sie keine Vögel beobachte (i 242), wurde deutlich, dass bei ihr das Zeichnen im Vordergrund stand. Aber auch das darauffolgende Angebot des Moderators, »Und ich mein', wenn du […] gerne zeichnest, dann hast du auf jeden Fall von diesem Bildlichen auch was« (i 175), wies sie zunächst zurück: »((lacht)) Ich sag' ja auch nur, dass ich gerne zeichne, ich sag' ja auch nicht, dass es klappt« (i 182). Allerdings nahm sie das auch gleich wieder zurück (»Aber eigentlich klappt's meistens« [i 184]) und zeichnete sogar später eine Eule (ii 177ff.). Am Ende der zweiten Runde stellte der Moderator fest, dass sie eine Neigung zur nüchternen Betrachtung hatte:

> »Das heißt aber, du hast dann doch'n sehr ähm ((Pause)), wie soll ich sagen nüchternen Blick, was so Umgang mit Tieren angeht, ne also das ist jetzt gar

> nicht so das enge gefühlsmäßige […]. [D]u nimmst sie einfach so wahr, wie sie sind, und das interessiert dich« (i 271, i 273).

In der vierten Runde hielt er als Fähigkeit für Josefine schließlich »Genaues Beobachten« fest (i 1161; Anhang 4e i, Flipchart 4). Josefine merkte daraufhin an: »Sind ja auch total verschiedene Sachen, für die ich mich da teilweise interessiere«, und dass sie in dieser Hinsicht keine »Klischee-Autistin« sei (i 1162). Der Moderator erläuterte daraufhin, dass »die wenigsten Autisten […] in son Klischee auch tatsächlich rein[passen]« und dass ihre Interessen durchaus etwas mit ihren Stärken zu tun hätten. Als Stärken nannte er dabei, »Beobachten auch von Tieren« und »relativ genaues Arbeiten« (i 1163).

Auch ihre beruflichen Vorstellungen gingen in unterschiedliche Richtungen. Josefine nannte zuerst Naturschutz als ein denkbares Berufsfeld und sagte, dass sie sich bei einem Tierschutzverein um einen Praktikumsplatz beworben hatte (i 111). Eigentlich wollte sie in einer Arzt- oder Tierarztpraxis ein Praktikum machen, aber da hatte sie keine Praktikumsstelle in Aussicht (i 923). Daher hatte sie sich in der Stammapotheke ihrer Mutter beworben und einen Praktikumsplatz erhalten. Das Praktikum in der Apotheke lief nach ihrer Einschätzung vor allem deswegen so gut, weil dort nur Frauen arbeiteten (i 871, i 873). Später gab Josefine Gold- oder Silberschmiedin als weiteren Berufswunsch an (i 1146) und sagte, dass sie auch das Handwerk gerne mochte, solange es nicht mit groben Arbeiten verbunden sei (i 1166). Als vorrangiges Ziel gab sie an, erst einmal das Abitur machen zu wollen, »und, ja, ich hab' halt noch nicht so wirklich viel Ahnung, in welche Richtung es gehen soll« (i 919).

Im Workshop fiel Josefine durch eine ziemlich bildhafte Sprache auf. Als sie nach dem Namen des Museums, in dem sie gewöhnlich zeichnete, gefragt wurde, antwortete sie: »[D]ie haben da vorne so 'nen großen Schaukasten mit Hühner, Küken, wie die sich im Ei entwickeln, oder andere Tiere« (i 148). Über ein Schulprojekt sagte sie: »[D]as ich mal in der Schule gemacht hab', das ging dann über die Wanderfalken und ähm dann hab' ich halt, El, Eleonorenfalken mein' ich, und dann hab' ich halt auch ewig gesucht, bis ich dann 'n Schaubild hatte zu der Jagdtechnik« (i 240). Oft benutzte sie auch wörtliche Rede, was das Bildhafte ihrer Sprache noch verstärkte. Der Autor zitiert hier nur ein paar solcher Stellen; im Transkript finden sich eine ganze Reihe davon:

> »[I]ch denk', wenn man jetzt sagt, ›Oh, ich versteh' die Tiere ja so gut und jetzt muss ich das machen und das‹ ((mit erhöhter Stimme)), dann tut man ja eher der Katze und sich selbst was Schlechtes« (i 277).

> »[O]der es waren Kindergruppen, so ›Schau da ist ein Regenwurm‹, und ähm dann« (i 940, über Erfahrungen im Tierschutzverein).

> »[T]eilweise klappern da die Bodenklappen und man denkt, ›Ok, wo halt ich mich fest, wenn das jetzt auseinanderfällt?‹« (ii 164, über die S-Bahn in Boston).

> »[W]eil die denken immer, Deutschland ist Bayern und dann sagt man so, ›Ich komme aus Deutschland‹, ›Ah, Oktoberfest‹« (ii 250, über Amerikaner).

> »[K]leine Katzen versuchen dann oft, an dir hochzuklettern, weil die dann halt denken, ›So kann ich zum Futter kommen‹« (ii 498, über das Verhalten von Katzen).

Anders als für Pascal hatte für Josefine sprachliche Wirklichkeit einen »Realitätswert«, der mit dem einer konkreten Wahrnehmung vergleichbar war. Das drückt sich gerade durch ihre bildhafte Sprache aus. Sehr gut zeigt sich dies in dem bereits zitierten Beispiel, als sie – vergeblich – versuchte, Pascal durch einen bildhaften Vergleich einen Witz (bzw. die Ebene des Witzes) zu erläutern. Sie ist während des Workshops an mehreren Stellen diejenige, die den anderen Teilnehmenden Kommunikation erläuterte:

Josefine: [A]lso ich meine nur, weil halt, es gibt manche Erwachsene, die können das gar nicht ab ((lacht)), wenn ihnen was beigebracht wird (i 444).

Co.: ((leise)) Lange Leitung, bei mir.

Josefine: Ne.

Co.: Mhm?

Josefine: Lange Leitung ist ja eher, also ich kenn' lange Leitung ja eher so als Begriff, dass man blöd ist, aber man …

Co.: Ne.

Josefine: … wenn man Ironie nicht versteht, dann ist man ja nicht blöd, dann isses einfach nur, dass man ((lacht)) Ironie nicht versteht (ii 74–79).

Hannah: Die sind nicht normal, die Japaner.
Josefine: Ja gut, das würd' ein Japaner wahrscheinlich auch über uns sagen (ii 228, ii 229).

Oder als sie die Funktion des Smalltalks erläuterte:

> »Ich denk', dass es irgendwie [...] einfach son bisschen, weil wenn du sagst, ›Ach ist ja schönes Wetter heute‹ [...] Die meisten Leute wissen dann ja gleich, dass ähm du mit ihnen reden willst, und ähm es ist außerdem so eigentlich strategisch auch ziemlich sinnvoll, weil du beginnst die Rede erstmal mit 'ner positiven Sache, wo sich jeder denkt, ›Ja, stimmt, ein schönes Wetter heute‹, und das ist jetzt anders so, als wenn man sagen würd, ›Oh, son blödes Wetter heute‹, dann kriegst du vielleicht auch Zustimmung, aber dann bist du gleich als jemand aufgetreten, der schlechte Laune hat« (ii 430–434).

Dennoch berichtete sie auch davon, dass sie Schwierigkeiten hatte, andere zu verstehen, etwa als sie ihr sehr gutes Hörvermögen schilderte:

> »[A]ber auf der anderen Seite ist es dann so, dass ich dann manchmal drei Mal nachfrage, weil ich einfach ein Wort nicht verstehe. Und es ist dann so, auf der einen Seite kann ich super hören, auch beim Hör, Hörtest, sagt mir der Arzt immer, ›Du kannst doch super hören‹. Aber auf der anderen Seite versteh' ich dann die Leute trotzdem irgendwie nicht« (ii 338).

Nach Situationen befragt, in denen sie die Leute nicht verstanden hatte, schilderte sie eine Situation im Bus, als sie ihre Schwester nicht verstand. Der Moderator versuchte dies mit den mutmaßlich zu intensiven Hintergrundgeräuschen zu erklären, was sie allerdings nicht überzeugte:
Mod.: Einfach, weil da soviel drum herum war, oder sowas vermutlich, ne?
Josefine: Ja.
Mod.: Oder ...
Josefine: Vielleicht deswegen halt.
Jan-Torge: Nebengeräusche (ii 340–345).

Die Nebengeräusche waren hier vermutlich nicht deswegen die Ursache, weil sie zu laut waren, sondern weil sie es Josefine erschwerten, in einem

Denkmodus zu sein, in dem sie Sprache verstand. Der Effekt war vielleicht eher der, dass die Nebengeräusche Denkmodi anregten, die direkter und unmittelbarer mit dem Hören verbunden waren. Darauf weist auch ihre Erfahrung hin, »dass ich [beim Lesen] mit den Personen durcheinanderkomme, weil ich kann mir keine Namen merken« (i 256), und vor allem auch ihre Schilderung von Schwierigkeiten mit dem Schreiben, die sie in der Grundschule hatte:

> »[A]lso durch den [Grundschullehrer] war halt aufgefallen, dass ich zwar sehr klug war, aber wenn's ans Schreiben ging, hab' ich halt ähm, ich wollte nen Text schreiben, son Satz wie ähm ›Die Katze jagt den Hasen‹ und dann stand da am Ende ›D K ja d H‹ und weil ich halt so in Gedanken war, dass ich die Wörter nie ausgeschrieben hab', sondern in einer Weise Anfänge Ende von den Sätzen zusammengemischt hab', weil ich ähm war eigentlich noch mit der Hand beim Schreiben von ›Die Katze‹, war aber in Gedanken schon längst, ›Was passiert dann mit dem Hasen?‹« (ii 618).

Der Moderator bezeichnete dies als »ein typisches Beispiel [...] für son, so ein bildhaftes Denken« (ii 620). Im Bericht zum Workshop beschrieb der Moderator ihre Fähigkeiten dann so:

> »Zeichnungen, die ihre präzise Beobachtungsgabe zeigen, und ihre klare Sprache gehören zusammen. Sie zeigen Josefines unvoreingenommene und klare Perspektive, in der sie die Dinge genau so wahrnimmt, wie sie sind, und dies ebenso klar und reflektiert darstellt. Es ist davon auszugehen, dass Josefine eine gute Verbindung zu ihrem Bilderdenken hat, wodurch dieses Denken erst zu einer richtigen Stärke wird. Um dies zur Geltung kommen zu lassen, benötigt Josefine eine angemessene Ruhe und Zeit« (Anhang 4e iv. Bericht Josefine).

Dass Josefine Ruhe und Zeit benötigte, ist eine Schlussfolgerung aus dem Umstand, dass sie langsam und bedächtig sprach und zum Zeichnen ein Museum aufsuchte, weil »man [...] da seine Ruhe [hat]« (i 152). Für das Bilderdenken spricht, dass von allen Interessen, die Josefine nannte, Zeichnen und künstlerisch ausgerichtetes Handwerk die »eigentlichen« Interessen waren, während Naturschutz, Tiere oder Medizin eher wie Versuche wirken, ihre Interessen mit passenden Berufsbildern zu verbinden.

Zum Zeitpunkt ihrer Autismus-Diagnose war sie noch jung und sie wusste auch nicht mehr, wie diese zustande kam (i 539). Ihre Schilderung lässt auf einen längeren Prozess schließen, bis die Diagnose gestellt wurde (i 111). Als Grund für die Diagnose gab sie an, dass sie »in der Schule viel Halt brauch[te]« (i 111) und sich »ungeschickt« bewegte, eher hüpfte als lief (ebd.). Mit Autismus verband Josefine insbesondere, anders als gleichaltrige Mädchen zu sein: »Auf der einen Seite denk' ich, wenn ich nicht Autismus wär', dann wär' ich vielleicht wie andere Mädchen in meiner Klasse, ähm die dann so teilweise, ›Ja also ähm letzt‹« (ii 541) und »Ja oder auch dieses schwachsinnige ›Oh mein Gott, der ist in die, die ist in den verknallt.‹ Also ich bin ganz, teilweise recht froh, dass ich nicht so bin« (ii 545). Anders als Max oder Pascal war es für sie eher positiv, nicht »dabei« zu sein, obschon sie auch äußerte: »[I]ch glaub, mich würd' auch keiner einladen, wenn's mein Ding wär'« (ii 547). Ebenfalls anders als die beiden, machte sie immer wieder deutlich, dass sie nicht eingeordnet werden mochte. Ganz zum Ende des Workshops sagte sie, dass sie bei ihren Bewerbungen nicht erwähne, autistisch zu sein, »[w]eil ähm es ist so, ich denk', wenn man Autismus sagt [...] dann bekommen die Leute immer ein [...] ein Bild so im Kopf« (ii 690, 693 und 696).

Jan-Torge

Jan-Torge schilderte seine Fähigkeiten am Beispiel Gartengestaltung: »[M]eine Mutter sagt, wenn ich irgendwas im Garten gestalten soll, klappt das eigentlich immer ganz gut, außer dass ich nicht darauf achte, dass die Pflanzen halt im Winter eingehen, und ich sie fest einpflanze draußen« (i 188). Sein Talent lag hier offensichtlich in der Gestaltung und nicht im Umgang mit Pflanzen, was er später bestätigte, als Josefine ihn fragte: »Du meinst, es passt auf einmal, meinst du damit auch, dass ähm beispielsweise, kriegen die Pflanzen dann genug Sonne, weil du sagst ja, du kennst dich nicht aus« (i 204). Nach seiner Arbeitsweise befragt, gab er an, im Wesentlichen intuitiv zu arbeiten:

Mod.: [A]lso du malst es nicht auf'm Papier auf oder sowas ...
Jan-Torge: Nö, ich ...
Mod.: ... oder sowas ...
Jan-Torge: ... ich guck mir (?) an und denk' mir, ja so müsste sie ungefähr passen, dann mach' ich es einfach hin (i 193–196).

Sein gestalterisches Interesse lag allerdings deutlich mehr im Bereich Computer (i 223, i 224). Vermutlich bekam er dazu nicht das Feedback, das er für seine Gartenarbeiten bekam. Sein gestalterisches Herangehen war dabei nur teilweise übertragbar:

Mod.: Und wenn du da jetzt da ähm am PC jetzt dich mit Spieledesign, Spielegestaltung beschäftigst, ist das jetzt so 'ne ähnliche Arbeitsweise wie im Garten? Also siehst du da Parallelen oder sagst du, das ist was komplett anderes?

Jan-Torge: Also ähm, ich würde sagen, ja, teilweise gibt es da Parallelen, aber jetzt nicht so viele.

Mod.: Gehst du da auch nach Gefühl, also spielt, spielt da auch das Gefühl die entscheidende Rolle ...

Jan-Torge: Ja ...

Mod.: ... beim Spieledesign?

Jan-Torge: ... eigentlich schon, bloß Unterschied, wenn ich, wenn ich keinen Plan habe, dann mach' ich auch nichts, weil dann hab' ich halt kein' Plan, ähm, dann weiß ich nicht, was ich dann machen soll, dann lass' ich's weg, dann mach' was anderes, hör' mir Musik an oder so (ii 225–230).

Jan-Torge gab an, »wenn ich etwas Kreatives machen möchte, ähm teilweise *Minecraft*« zu benutzen, »oder halt etwas von mir selbst geschriebenes, also es ist eigentlich wie *Minecraft* nur mit viel kleineren Blöcken« (i 232). *Minecraft*[14] ist ein Computerspiel, das den Spielern weitreichende Freiheiten beim Spielen lässt und kein festgelegtes Spielziel hat. Es geht darum, mithilfe würfelförmiger Elemente eigene Welten zu erschaffen. Das Spiel ist erweiterbar und wird wohl teilweise auch im Schulunterricht verwendet. Er schien also in dieser Art der kreativen Gestaltung am Computer durchaus erfahren zu sein. Er sagte, dass er es spannend fände, »die Graphik so zu erstellen, dass es die Umwelt halt im Spiel so realistisch wird wie im echten Leben fast« (i 115).

Als weiteres Interesse nannte er »Medizin und zu helfen, so mit Prothesen oder so« (i 113). Er war »ab und zu bei den ähm Sanitätern aus unserer Schule und guck halt, wie die arbeiten, also wie die mit Verletzungen umgehen und so« (i 119). Das Thema »Verletzungen« schien für ihn ein besonderes Thema zu sein; allerdings wurde es im Workshop nicht weiter beachtet und bearbeitet. So sagte Jan-Torge bei seinen Schilderungen der Gartenarbeit: »[U]nd, ja, wenn ich mich verletze, dann, oder breche, dann

14 https://de.wikipedia.org/wiki/Minecraft

komm' komm' ich auch noch nach Hause« (i 188); außerdem schilderte eine seiner Schulerfahrungen recht drastisch: »[D]a ist mir auch jemand mal mit dem Knie, mit einem Knie in den Nacken gesprungen und da [...] lag ich halt zwei Stunden bewusstlos irgendwo rum auf dem Pausenhof und keiner hat sich um mich gekümmert« (ii 631, ii 633).

Im Fragebogen betonte seine Mutter seine Lese-Rechtschreib-Schwäche: »leidet stark an LRS, so dass er die 4. Klasse wiederholte«, »aufgrund der starken LRS-Schwäche, bereiten ihm alle Fächer Schwierigkeiten, wo er schreiben und lesen muss« und »er has[s]t das Lesen, selbst bei Computerspielen« (4e iii). Obwohl er mit einer Hauptschulempfehlung auf eine Gesamtschule kam, hatte sein letztes Zeugnis, vermutlich das der siebten Klasse, nach Angaben seiner Mutter Gymnasialniveau. Der Moderator bescheinigte ihm im Workshopbericht »ein deutlich erkennbares leistungsfähiges Bilderdenken« und schrieb, dass dieses Denken »nicht selten mit Schwierigkeiten beim Lesen und Schreiben einher [ging], weil dies immer auch eine beträchtliche Übersetzungsleistung bedeutet« (Anhang 4e iv, Bericht Jan-Torge). Jan-Torge erzählte, dass er in seiner Kindheit schwerhörig war und zur Zeit seiner Diagnose 2012 »nicht richtig lesen konnte« (i 611). Anders als Max, Pascal oder Josefine sprach Jan-Torge während des Workshops nicht sehr viel und gab in der Regel immer kurze Antworten. Auch das lässt auf die »Sprachferne« schließen, die der Moderator in seinem Bericht darlegte.

Als Grund für seine Autismus-Diagnose gab Jan-Torge an:

> »[I]ch war halt in der Kindheit sehr schwerhörig und hab' halt nie jemanden verstanden und dann kams dazu, dass ich nicht richtig lesen konnte, dann musste erst was aus den Ohren entfernt werden, sodass ich wieder richtig hören konnte, [...] und dann musste ich lesen lernen und dann hat ich auch keine Freunde und, ja, dann wurd' ich auch depressiv und dann kam ich zum Psychologen und der sagte, ›Ja, du bist Autist‹« (ii 611).

Das klingt nach einer eskalierenden Krise, bevor es zur Diagnose gekommen war. Entsprechend schilderte er auch recht drastische Mobbingerfahrungen in der Schule:

> »Es war halt so, dass ich halt keine Freunde hatte und fast jeden Tag aus der Schule mit einem blauen Auge rausging, weil ähm halt es so war, dass die Lehrer keine Sicherheit gewährleistet haben und halt der stärkste Schüler ge-

winnt und und war halt zu der Zeit am Anfang ziemlich klein und schmächtig und da wurd' ich halt pausenlos vermöbelt« (ii 631).

Gegen die Depressionen, von denen er berichtete, nahm er Tabletten (ii 635). Sein Gefühl von Fremdheit drückte sich im Workshop recht deutlich aus, als er einen Vorfall mit einer Katze schilderte: »Ich komm' von der Bahn also da sitzt ne Katze, die miaut mich auf einmal an und greift mich an« (ii 477). Seine Frage, ob dies »normal« sei, klingt ein wenig so, als wenn Jan-Torge sein Anderssein so ausgeprägt wahrnahm, dass er glaubte, sogar Katzen würden auf seine Andersartigkeit mit Ablehnung reagieren (ii 470). Das ist zugegebenermaßen eine Interpretation des Autors, dieser hatte aber beim Lesen der Passage, die sich von ii 470 bis ii 533 erstreckt, immer wieder diese Assoziation. Interessanterweise »kippte« das Gespräch dank Hannahs Beiträgen in eine andere Richtung, in der es um Katzen ging, die sich höchst seltsam verhielten (ii 524ff.); damit sind die Katzen die Andersartigen. Wie Jan-Torge sein Anderssein wahrnimmt, wird auch an einer anderen Stelle deutlich, als er eine Erklärung dafür gab, warum es so schwierig sei, andere (nichtautistische) Menschen zu verstehen:

> »Ich würde sagen, die Denkweise von uns ist anders als die von anderen. [...] Komplizierter, sagen die meisten. [...] Ähm ich denk' viel komplizierter als die, zum Beispiel mein Bruder oder Mutter. Und das verwirrt meine Mutter ab und zu« (ii 325, 328 und 331).

Auffallend ist hier, dass er die Teilnehmenden, die er im Workshop das erste Mal getroffen hatte, mit »wir« bezeichnete, während sein familiäres Umfeld »die« waren.

Er selbst erklärte die Ausgrenzungen, die er erlebte, mit einer »Unreife« seiner Mitschüler: »[I]ch kam mit dem ähm mit dem Verhalten meiner Mitschüler nicht klar, weil ich sie nicht verstanden habe, weil sie gefühlt viel zu unreif waren« (ii 641). So ergab sich für ihn auch eine Lösung seiner Situation, da diese inzwischen reifer wurden:

> »Also meine Klasse ist immer noch chaotisch, aber deswegen gehe auch immer in der Pause zu der andern Klasse gleich. Setz mich da rein zu den Mitschülern, also zu den Schülern, die _mich_ mögen und die einigermaßen nett, die nett zu mir sind« (ii 643).

Er schilderte, dass er mit zwei Mitschülern, »die drei ältesten, größten, stärksten aus dem Jahrgang« (ii 650), zusammen eine Gruppe bilde, um sich gegenseitig zu helfen. Entsprechend legte Jan-Torge dar: »Ich komm' nur mit sehr dummen Menschen nicht klar. [...] die gar nichts verstehen. [...] Und beim dritten Mal es zu erklären und es trotzdem nicht verstehen« (ii 362ff.).

Er gab an, einen Realschulabschluss anzustreben und bei einer großen Unterhaltungselektronikfirma eine Ausbildung machen zu wollen (i 951). Die berufliche »Richtung Design und Programmieren [...], also Graphiken halt so« war für ihn klar (i 960).

Der Workshop als Kommunikationsumgebung

In den Texten über die Workshops werden diese immer wieder als Kommunikationsumgebungen dargestellt, in denen »[d]ie Teilnehmenden [...] in aller Regel konzentriert, nicht wertend, offen und reflektiert miteinander [kommunizieren] und [...] sich auf diese Weise ihre eigene Perspektive auf ihren Autismus [erschließen]« (siehe Anfang des Kapitels »Fähigkeitenworkshops als Forschungsumfeld«; das Zitat stammt aus dem Text »Entwicklung der Fähigkeitenworkshops« vom September 2015 [Anhang 3b, E 14]). Dies kann für den hier untersuchten Workshop ebenfalls festgestellt werden. Insbesondere angesichts des Alters der Teilnehmenden und auch des Umstands, dass sie sich vorher nicht kannten, überrascht es zumindest den Autor dieser Arbeit, dass sie vier Stunden lang (mit zwei ca. halbstündigen Pausen) in der Tat konzentriert und außerordentlich reflektiert den Workshop absolvierten. Sie gingen dabei auch sehr offen und nicht wertend miteinander um. Hier stellt sich die Frage, ob und – wenn ja – inwieweit der Rahmen des Workshops so etwas fördert und was genau diesen Rahmen ausmacht. In der erwähnten Broschüre »Entwicklung der Fähigkeitenworkshops« wird die Entwicklung der Workshops selbst als eine »Art Grounded Theory« (Anhang 3b, E 13) beschrieben. Das heißt insbesondere auch, dass hinter den Workshops kein vorgegebenes Konzept liegt, sondern im Wesentlichen die mehr oder weniger systematisch erfassten Erfahrungen, die die Moderierenden selbst in den Workshops machten. Auch der Rahmen des hier betrachteten Workshops wurde nicht bewusst oder mithilfe bestimmter Techniken hergestellt, sondern entwickelte sich gewissermaßen von selbst zu einem Rahmen, indem er von allen, Moderierenden wie Teilnehmenden, gemeinsam gestaltet wurde. Im Folgenden soll daher die Kommunikation im Workshop anhand von Ausschnitten beleuchtet werden, die besonders selbstläufig waren.

Folgende fünf Gespräche werden dabei genauer betrachtet:

1. »Bahn und Fußball«, angeregt von Hannah während der vierten Runde (i 1041–1112)
2. »Autoverkehr« (ii 131–176) und »Eingequetscht-Werden« (ii 186–306), angeregt von Max und dem Moderator
3. »Smalltalk« (ii 414–464), angeregt von Max
4. »Katzen« (ii 470–533), angeregt von Jan-Torge
5. »die eigene Peergroup« (ii 541–609), angeregt von Josefine

Die Gespräche über »Bahn und Fußball«, »Autoverkehr« und »Eingequetscht-Werden« hatten ungeregelte soziale Situationen oder Regelbrüche in der Öffentlichkeit, insbesondere im Verkehr, zum Thema, was Pascal im letzteren Gespräch mit dem Thema »eingequetscht werden« verband. An diesen Gesprächen beteiligten sich mehrere, manchmal auch alle Teilnehmende.

Vergleichbar mit dem Verlauf des Pausengesprächs zwischen dem Moderator und Max zeigen auch diese selbstläufigen Gespräche eine Struktur, in der die einzelnen angesprochenen Themen durch kontextfreie assoziative Bezüge zusammengehalten werden. Das erste Gespräch, an dem sich im Wesentlichen Hannah und Josefine beteiligten, eröffnete Hannah mit der Bemerkung: »Ich geh zur Deutschen Bahn. Will dort (streiken?) lernen« (i 1043), und wurde fortgesetzt mit Josefines Feststellung, dass die Arbeit als Kontrolleur auch schwer sei (»da wirst du ja ständig angeschnauzt« [i 1048]). Das Gespräch ging weiter mit den Themen »Betrunkene in der Bahn« (Josefine, i 1050), »Fußballfans« (Hannah, i 1058), »fehlende Frusttoleranzgrenze« (Josefine, i 1073) und schließlich »nichtfunktionierende Sitzplatzreservierungen« (Josefine, i 1084), bevor der Moderator das Thema auf die verschiedenen Berufsfelder bei der Bahn lenkte (i 1095). Das Gespräch verließ den Kontext des Workshops und die Fragestellung, welche Berufsoptionen Hannah hatte und wahrnehmen wollte. Es zeigt eine eigene Dynamik, in der jedes Einzelthema jeweils den Kontext für das Folgethema bildet. Das lässt sich auch beim zweiten selbstläufigen Gespräch feststellen, das der Moderator mit der Bemerkung anregte, ihn rege es auf, wenn sich Leute nicht an Verkehrsregeln hielten (ii 111). Es wurde wieder von Hannah eröffnet mit der Bemerkung, »[D]ie können in

Hamburg hier kein Auto fahren« (ii 133), und streifte dann die Themen »Regeln und andere Länder« (Co-Moderator, ii 138), hier formulierte der Co-Moderator die These, dass in anderen Ländern der Verkehr funktioniere, obwohl sich noch weniger Leute an die Verkehrsregeln halten, »Autofahren in unterschiedlichen Ländern« (Moderator, ii 147ff.), »U-Bahn in China: hineingequetscht werden« (Max, ii 157), »laute U-Bahn in Boston« (Josefine, ii 159) und »Autofahren in Italien« (Hannah, ii 172). Nach einer kurzen Unterbrechung, in der Josefine ihr gezeichnetes Bild zeigte, setzte sich das Gespräch fort mit »Flugzeug in China: hineingequetscht werden« (Max, ii 186), »Enge in der Bahn« (Pascal, ii 202), »Japan und China« (Hannah, ii 228), »kulturelle Unterschiede« (Josefine, ii 247), »Enge in der Bahn« (Pascal, ii 252), »Behindertenausweis«, mit dem man kostenlos Zug und S-Bahn fahren kann (Jan-Torge, ii 283), und »Bus und Enge« (Pascal, ii 300). Im Hinblick auf die assoziativen Verknüpfungen, die der Autor anhand dieser Gesprächsverläufe aufzeigen möchte, sind diese beiden zusammen mit dem »Smalltalk« zwischen Moderator und Max die prägnantesten.

Am letzten Gesprächsverlauf ist auch erkennbar, wie Pascal immer wieder sein Thema (irgendwo hineingequetscht werden) einbrachte. Es geschah während des Workshops mehrere Male, dass Pascals Teilnahme am Gespräch etwas asynchron wirkte; sehr prägnant, als er versuchte, von einem Video zu erzählen (ii 215, 227, 249, 252). Das störte aber offenbar niemanden in der Runde und verhinderte auch nicht seine Teilnahme am Gespräch. Der Eindruck, dass die Teilnehmenden sich als eine zusammengehörende Gruppe wahrnahmen, drängt sich gerade auch beim Lesen der freieren Gespräche auf. Max und Jan-Torge bezogen sich explizit auf die Gruppe (oder die Autisten) mit »wir« (i 106 bzw. ii 325), Pascal vertraute der Runde an, Depressionen gehabt zu haben, von denen er sagte, dass er »mit niemanden wirklich drüber geredet« hatte (ii 621), Josefine fertigte ein Bild an, das sie der Runde zeigte (ii 177), und auch Hannah wirkte trotz des Altersunterschieds gut in die Gruppe integriert. Einzig Yunus wahrte die Distanz, indem er (weitgehend) nichts sagte; aber auch das wurde im Workshop nicht thematisiert oder gar problematisiert. Außer ihm hatten die Teilnehmenden mit ihren unterschiedlichen Kommunikationsgewohnheiten offensichtlich das Gefühl, dazuzugehören.

Bei der Analyse des Transkripts ist dem Autor auch eine kurze Sequenz zu Beginn des Workshops aufgefallen, in der Moderator und Co-Moderator ihre Neigung zu einem eher konkreten Denken zeigen:

Mod.: Und ähm ja, also ich würd' jetzt einfach anfangen wollen mit so ner kleinen Vorstellungsrunde, na, wir machen die Vorstellungsrunde klassischer Weise immer so, dass ähm – ähm. Ich seh' grade, es gibt keine Stifte für die Flipchart, kann das sein?

Co.: Die gibt's schon. [Die Stifte waren im autWorker Büro und nicht im Seminarraum, in dem der Workshop stattfand.]

Mod.: Ach, also jetzt hier nicht, mein ich. Ähm dass ähm dass dabei eben so'n bisschen um die eigenen Interessen halt eben geht, vielleicht auch für die Vorstellungen (i 24–27).

Auch der jeweils nahtlose Themenwechsel, den der Moderator vollzogen hatte, scheint einer Kommunikationsweise zu entsprechen, an die die Teilnehmenden anknüpfen können. Alles in allem liegt die Vermutung nahe, dass die beschriebenen Aspekte der Kommunikation einen großen Anteil daran hatten, den Teilnehmenden zu signalisieren, sich in einem für sie kompatiblen Gruppenkontext zu befinden.

Die Rolle der Moderierenden

Es darf schließlich nicht fehlen, einen Blick auf den Einfluss der Moderierenden auf den Workshop und die Teilnehmenden zu werfen. Gerade wegen des Alters der betrachteten Gruppe ist davon auszugehen, dass die Moderatoren in gewisser Weise als »Experten« zum Thema Autismus wahrgenommen wurden. Auf jeden Fall wurden sie als erwachsene Autisten wahrgenommen, deren Autistischsein die Teilnehmenden mit hoher Wahrscheinlichkeit mit dem eigenen verglichen oder in irgendeiner Weise in Beziehung setzten. Der Moderator stellte sich im Workshop als jemand vor, der sich schon sehr lange mit dem Thema Autismus beschäftigte und ein Spezialinteresse hatte, das er in eine Berufstätigkeit umsetzen konnte, was er allerdings erst spät und nach Umwegen erreichte (i 28). Der Co-Moderator hatte seine Diagnose erst vor drei Jahren erhalten, war eher an Musik interessiert und nach längerer Arbeitslosigkeit bei autWorker angestellt (i 57). Er nutzte die Vorstellungsrunde für einen Appell an die Teilnehmenden: »[L]asst euch nicht unter Druck setzen, na ihr habt Zeit« (i 57). Nach Eindruck des Autors sprach er gelegentlich als »Experte« zu den Teilnehmenden. Sehr wird es deutlich, als ihm Hannah widersprach (i 80); weitere Beispiele sind i 345, i 933, ii 80, ii 142ff. Auch in den letzten beiden Fällen teilten die Teilnehmenden seine Ansicht nicht und widersprachen. Der Moderator war selbstverständlich auch in der Rolle des »Experten«, insbesondere bei den zentralen Themen des Workshops, »Interessen« und »Autistische Fähigkeiten«. Das hielt die Teilnehmenden jedoch nicht davon ab, ihm an manchen Stellen zu widersprechen. Themen, die Moderator und Co-Moderator vorgaben, waren »Bilder- und Musterdenken« (i 165ff., als »bildliches Denken« und »Mustererkennung«) und »besondere Sensibilität« (i 351ff.). Andere Themen, wie »Planung« (i 211) und »Leute nicht wiedererkennen« (i 261ff.), schilderte der Moderator als eigene Erfahrungen.

Der Autor möchte hier auch nicht unerwähnt lassen, dass er seit seiner Jugend einen Umgang mit seinem Anderssein gefunden hat, indem er es nicht verbirgt. Das äußert sich unter anderem auch darin, dass er seine Kleidung danach auswählt, wie er sich darin fühlt und was sie für ihn bedeutet. Allerdings nicht unabhängig von den sozialen Erwartungen, die mutmaßlich an ihn gestellt werden: Er testet mit seiner Kleidung gerne die Grenzen aus, wie viel von seinem Selbst er anderen zumuten kann. Beispielsweise trug er in diesem Workshop, wie in fast allen, T-Shirt und eine Hose mit Tarnmuster. Was dies mit dem autistischen Erleben des Autors genau zu tun hat, wird weiter unten, im Kapitel »Vier Aspekte autistischen Erlebens«, dargelegt.

An den Gesprächen des Workshops lässt sich genauso wie in den Interviews erkennen, dass der Moderator die Teilnehmenden immer wieder in ihren Ausführungen bestätigte, so wie es in dem Absatz »Synchrone Wirklichkeiten« beschrieben wurde. Insgesamt scheint es für die Kommunikationssituation in dem Workshop nicht unwichtig gewesen zu sein, dass die Moderatoren von den Teilnehmenden als Autisten und damit auch als »ihresgleichen« wahrgenommen wurden.

Aspekte autistischen Erlebens

In den selbstläufigen Gesprächen ging es im Wesentlichen um ungeregelte soziale Situationen in öffentlichen Verkehrsmitteln. Dabei erzählten die Teilnehmenden weniger von eigenen Erfahrungen als von Befürchtungen oder Erfahrungen, die sie aus anderen Quellen kannten. Pascal und auch Max fokussierten dabei vor allem das Thema »Bedrängtwerden«, während es Hannah und Jan-Torge vornehmlich um das Einhalten von Regeln ging und Josefine mehr um ein angemessenes Verhalten im öffentlichen Raum.

Insgesamt erzählten die Teilnehmenden vorwiegend von ihrem sozialen Erleben, wie sie die Schule als soziales Umfeld erlebten und insbesondere auch ihre jeweiligen Peergroups, über die sie im letzten Teil des Workshops ausführlich sprachen. Ihre Erzählungen zeigten aber auch etwas über ihre Art und Weise, in der Welt zu sein und sich mit ihr in Beziehung zu setzen, und nicht zuletzt auch über ihr Denken. Die Auseinandersetzung mit ihrem Anderssein schien bei allen fünf Teilnehmenden, die darüber Auskunft gaben, nur wenig mit der konkreten Autismus-Diagnose zusammenzuhängen. Die Diagnosen hatten alle bis auf Hannah, die ihre Diagnose erst im Alter von 20 Jahren erhielt, etwa während des Übergangs von der Grundschule zur weiterführenden Schule erhalten. Zumindest bei Max und Josefine ging der Diagnose eine längere »Diagnoseodyssee« voraus.

Anderssein

Die Mehrheit der Teilnehmenden verband ihre Autismus-Diagnose mit einem recht unspezifischem Anderssein. So nannte Pascal als Grund, dass er »komisch drauf« sei, Hannah, dass sie »wohl immer anders wirkte« und auch Josefine führte ein untypisches Verhalten als Grund für ihre Diagnose an. Max und Jan-Torge sahen den Grund zumindest teilweise darin, keine Freunde zu haben – was ja auch auf ihr Anderssein zurückzuführen war. Für beide waren ihre Schwierigkeiten, soziale Kontakte zu finden, ein zentrales Thema im Workshop. Aber auch Pascal fand offensichtlich keine Kontakte in der Schule und Josefine erzählte ausführlich davon, mit dem Verhalten gleichaltriger Mädchen nicht zurechtzukommen. Einzig Hannah gab an, dass sie Freunde habe, mit denen sie Computerspiele spiele, und dass sie in einem Verein Fußball spiele. Das Thema »Gleichaltrige« war gegen Ende des Workshops eines, an dem sich alle Teilnehmenden beteiligten und was bei allen auf große Resonanz traf. Hier ist anzumerken, dass es um Gleichaltrige von Max, Pascal, Josefine und Jan-Torge ging; Hannah war etwa zehn Jahre älter als die anderen, bezog sich aber mit ihren Beiträgen auf deren Altersklasse, nicht auf ihre eigene. Das Gefühl, von der eigenen Peergroup entfremdet zu sein, kannten offenbar alle. Besonders Josefine schilderte recht ausführlich die als fremdartig wahrgenommenen Verhaltensweisen anderer Mädchen. Beispielsweise, wenn sich die Mädchen auf Äußerlichkeiten bezogen oder wenn Partys und ähnliches im Mittelpunkt standen. Einzig Hannah schien da ein anderes Verständnis zu haben und machte das Desinteresse an Partys am Alter der anderen Teilnehmenden fest:

Hannah: Wie alt bist du jetzt?
Josefine: Ich bin jetzt vierzehn.
Hannah: Ja. Man geht in dem Alter auch noch nicht feiern. Mit vierzehn.
Mod.: Du gehst aber feiern?
Hannah: Ja.
Mod.: Ja?
Hannah: Ei, ich bin vierundzwanzig.
Mod.: Mhm.
Hannah: Ich darf das ((allgemeines Gelächter)) (i 549–558).

Wie oft sie nun tatsächlich feiern ging, blieb offen.

Außerdem waren auch Verhaltensweisen, die gegen den Jugendschutz verstießen, wie etwa Alkoholkonsum oder Rauchen, Themen des Gesprächs. Regelverstöße waren insgesamt ein Thema, wodurch sich die Teilnehmenden von ihrer sozialen Umgebung entfremdet fühlten. Als es um den Umgang mit Verkehrsregeln ging (und darum, dass man sich in vielen Ländern nicht an diese hält), formulierte der Co-Moderator die These, dass der Autoverkehr auch gut funktionieren könne, ohne dass sich alle an die Regeln hielten:

Co.: Woanders, wo man denkt, da ist das totale Chaos, ne, also du musst zum Beispiel mal in Paris da in den Kreisverkehr um den Arc de Triomphe mal gehen. Da würd' ich niemals mit dem Auto fahren, ne, das ist der Wahnsinn, da sind, ich weiß nicht, acht Spuren nebeneinander, keine, keine Verkehrslinien oder sowas, aber die kriegen das geregelt.
Hannah: Und alle hupen.
Co.: Na gut, die hupen, ne, und, das ist natürlich auch nervig, aber irgendwie, aber die kriegens geregelt, da passiert nichts, ne. Weil jeder guckt, wie der andere fährt.

[Der Moderator schilderte eine Begebenheit, die zeigte, dass es in Schweden üblich war, die Verkehrsregeln strikt einzuhalten.]

Hannah: Barcelona ist aber auch schlimm. Die fahrn da, die fahrn da auch anders (ii 144–149).

Das Anderssein wurde auch mit dem Eindruck verbunden, falsch eingeschätzt zu werden. So teilte am Ende des Workshops Josefine mit, dass sie den Eindruck habe, dass es falsche Vorstellungen wecke, wenn sie etwa bei einer Bewerbung ihre Autismus-Diagnose erwähne:

Josefine: Weil ähm es ist so, ich denk, wenn man Autismus sagt [...] dann bekommen die Leute immer ein ...
Max: In Rainman oder so?
Mod.: Ja [...] Vorstellungen, ja das stimmt.
Josefine: ... ein Bild so im Kopf (ii 690–696).

Anders als bei den meisten Interviewten empfand hier keiner der Teilnehmenden die Autismus-Diagnose als Stigma. Einzig Hannah sagte, dass sie sich »nicht wirklich« damit auseinandersetzte; sie war aber in ihrem Alter den Interviewten näher als den anderen Workshopteilnehmenden. Max, Pascal und Jan-Torge identifizierten sich explizit positiv mit ihrem Autistischsein, das sie mit einer besonderen Art zu denken verbanden. Max äußerte dies zwar nicht explizit, aber indirekt dadurch, dass er sich offenbar – ein Stück weit – mit dem Moderator identifizierte. Das zeigte sich nicht nur am Smalltalk in der ersten Pause und der Nennung von »Spezialinteresse« als etwas, was er mit seinem Autismus verband. Es zeigte sich auch in einer Art Gegenübertragung darin, dass der Moderator ihn als »Paradebeispiel« für einen stringenten Weg von Interesse über Fähigkeit zu einer Berufstätigkeit nannte. Das wird umso augenfälliger, als es obendrein noch um ähnliche Interessen, Fähigkeiten und Berufsfelder ging. Hannah und Josefine identifizierten sich nicht so deutlich mit ihrem Autismus oder ihrer Autismus-Diagnose. Beide zeigten eine ähnliche Haltung wie Melanie in den Interviews, als sie sagte: »[S]eh mich jetzt auch nicht unbedingt als was Besonderes, sondern bin halt anders« (siehe Kapitel »Autismus heißt, anders zu sein«). Es liegt hier die Vermutung nahe, dass Mädchen tendenziell andere Umgangsstrategien mit ihrem Autismus und ihrem Anderssein zeigen als Jungen. Sowohl von den interviewten jungen Erwachsenen und Jugendlichen als auch von den Teilnehmenden des Workshops waren die Jungen eher geneigt, ihr Anderssein deutlich auszudrücken, wobei sie auch Ausgrenzung oder Isolation erlebten. Die Mädchen dagegen relativierten ihr Anderssein eher; sie waren auch eher in der Lage, sich zumindest teilweise sozial zu integrieren. Der einzige, der hier eine Ausnahme bildete, war Jonas, der seine Autismus-Diagnose nicht angenommen hatte.

Insgesamt fällt auf, dass die Gespräche im Workshop über soziale Situationen sehr reflektiert und rational waren. Für ihr Alter zeigten besonders Max und Josefine ein außergewöhnlich gutes analytisches Verständnis für soziale Gegebenheiten. Das zeigt sich beispielhaft in dem Gespräch über Smalltalk, das die beiden miteinander führten (ii 414ff.). In dieser analytischen Perspektive kommt aber auch eine Distanz zum Ausdruck, ein Fremdsein, das durchaus mit einem »Fremdverstehen« in der ethnografischen Forschung vergleichbar ist. An dieser Stelle möchte der Autor gerne die Vermutung äußern, dass gerade Josefines Erläuterungen sozialer Situationen für die anderen Teilnehmenden deswegen wertvoll waren, weil sie dabei diese fremdverstehende Perspektive innehatte. Aber auch bei Pascal, Hannah und Jan-Torge ist dieser distanzierte, »fremdverstehende« Blick zu erkennen, wenn auch mehr im Hinblick auf sich selbst und die eigenen sozialen Situationen. Dieses auffallende analytische Verständnis auch für Kommunikation steht in einem gewissen Kontrast dazu, dass die Teilnehmenden des Workshops mit ihrem Autistischsein in erster Linie verbanden, andere nicht verstehen zu können.

Andere nicht verstehen

Andere nicht oder nicht richtig zu verstehen, war das zentrale Thema von Pascal, der immer wieder teils direkt, teils indirekt deutlich machte, dass ihm seine soziale Umwelt durch und durch fremd und unverständlich war. Aber auch die anderen Teilnehmenden thematisierten, dass sie Schwierigkeiten hatten, andere zu verstehen. Max und Hannah sagten, dass sie Witze und Ironie häufig nicht verstehen, Josefine, dass sie manchmal die Worte nicht verstehen könne, während Jan-Torge umgekehrt den Eindruck äußerte, von anderen manchmal nicht verstanden zu werden, weil er »komplizierter« dachte als sie. Aus dem Kontext wird deutlich, dass er dieses »komplizierter denken« als etwas positives verstand, im Sinne von »komplexer denken«, vermutlich aber von seiner Umwelt eher den negativen Aspekt als »komplizierter« gespiegelt bekam. Er identifizierte hier zwei verschiedene Perspektiven, zum einen die eigene, die wohl wahrnahm, dass das eigene Denken zu vielschichtig war (um ein anderes Wort als komplex zu verwenden), um von anderen verstanden zu werden, zum anderen die von außen, die ihm vermittelte, dass er »kompliziert« dachte. Eine ähnliche Überlagerung von Perspektiven lässt sich auch bei Pascal feststellen, als er sein Autistischsein damit verband, »dass ich komisch, anders eben bin, indem ich irgendwie anders denke und manche Dinge überhaupt nicht verstehe, die andere verstehen« (ii 324).

Auch in den Interviews wurde Autismus von fast allen Interviewten mit einem fehlenden Verstehen verbunden, allerdings eher im Sinne von Nicht-verstanden-Werden. Sehr gut passt hier eine Aussage von Timo: »[E]igentlich habe ich immer das Richtige gesagt, meinte immer das Richtige, habe es zwar anders formuliert, aber der Lehrer hatte darunter etwas ganz anderes verstanden« (siehe Kapitel »Innen- und Außenperspektiven«). Insgesamt fiel es den Interviewten schwer, genau zu benennen, warum sie sich nicht verstanden fühlten beziehungsweise nicht verstanden wurden. So hatte Sönke den Eindruck, es lag an seinem (zu großen) Wortschatz, Melanie fand es generell schwierig mit »den nichtautistischen Leuten« zu kommunizieren, Adrian bemängelte in einer Situation unklare Formulierungen und Jonas und Timo hatten den Eindruck, ihre Art der Ironie (oder generell Formulierung) würde von anderen nicht richtig verstanden (ebd.). Daher stellt sich die Frage, worin genau diese Verständnisbarriere besteht, die scheinbar so schwer zu benennen ist.

Im Transkript zum Workshop finden sich immer wieder Stellen, die den Gedanken nahelegen, dass dieses andere Denken etwas mit Perspektiven zu tun hat. Dafür wurde bereits das prägnante Gespräch zwischen Pascal und Josefine wiedergegeben, in dem sich Pascal weigerte, die Perspektive der filmenden Person anzuerkennen. Das ist umso bemerkenswerter, da Pascal ja selbst Videofilme anfertigte. Aber auch denjenigen Teilnehmenden, denen es gelang, sich auf analytischem Weg andere Perspektiven zu erschließen, war diese Perspektivübernahme eher suspekt. Das Gespräch über das Verhalten Gleichaltriger beispielsweise war davon geprägt. Josefine machte es deutlich, als sie sagte:

> »Naja, es ((Pause)), gut, es ist schwierig, es zu sagen, weil, ich mein, du kannst ja auch nicht wissen, wie diese Eule denkt, weil du kannst diese Eule, selbst wenn du diese Eule fragen könntest, ›Wie denkst du, Eule?‹, würde die Eule wahrscheinlich sagen, ›Ja, ich denk doch völlig normal. Denkst du etwa nicht normal?‹ Weil jeder geht ja davon aus, dass die Art, wie er denkt, eigentlich die normale Art ist, würd' ich sagen« (ii 329).

Mit demselben Argument verneinte sie auch die Möglichkeit, ein besonderes »Gespür für Tiere« zu haben.

Auch bei Sönke, einem der Interviewten, wurde das Thema Perspektivübernahme explizit angesprochen, etwa als er schilderte, wie er den Verwaltern der Jugendherberge »Guten Morgen« gesagt hatte (siehe Kapitel »Auf die Umgebung kommt es an [Sönke & Henning]«). Aber auch die anderen Interviewten, vor allem die männlichen, »fremdelten« mit der Perspektive anderer Menschen. Für sie war die Perspektive der anderen oft zugleich auch die derjenigen, von denen sie verkannt oder ausgeschlossen wurden. Auch Pascal deutete auf diesen Aspekt hin, als er seine Depressionen darauf zurückführte, dass er sich nicht selbst durchgesetzt hatte.

Ein Gedanke zu Perspektiven (Exkurs)

Die Diskussion zwischen Josefine und Pascal um das Video zeigt ein Aufeinandertreffen zweier verschiedener Perspektiven ein und derselben Sache, wodurch ein gegenseitiges Verständnis erschwert wird. Dieser Effekt soll mit einem kurzen Exkurs zum Thema »Perspektive und Perspektivität« beleuchtet werden.

Ein Thema, das den Autor immer wieder fasziniert hat, sind die frappierenden Unterschiede zwischen den bildlichen Darstellungen des europäischen Mittelalters und der Renaissance. Ein wesentlicher Unterschied besteht in der Anwendung von Techniken zur perspektivischen Darstellung, die in den mittelalterlichen Gemälden weitgehend fehlt. Diese Techniken bestehen darin, Fluchtpunkte der Perspektive zu definieren, mit deren Hilfe die Bilder konstruiert werden. Diese Fluchtpunkte definieren zum einen die Horizontlinie des Bildes, zum anderen spiegeln sie die Perspektive des Malers – und des Betrachters – wider. Das Bild wird auf diese Weise zu einer Art Spiegel, der dem Betrachter eben nicht nur das Gemalte zeigt, sondern im Gemalten implizit auch die eigene Position; er (oder sie) wird auf diese Weise in das Gemälde geholt. In der mittelalterlichen Malerei wird dagegen deutlich, dass die Sphäre des Gemalten und die der Betrachtenden klar voneinander getrennt sind. Das wird meistens schon durch die Inhalte der Gemälde deutlich, immer aber dadurch, dass die Bilder nicht zeigen, wo sich die Betrachter in Bezug auf das Dargestellte befinden. Bildinhalt und Betrachter befinden sich in getrennten Welten.

In analoger Weise kann auch der kurze Disput zwischen Pascal und Josefine verstanden werden, in dem es um die Autos ging, die um ihren Platz auf der Straße »kämpften«. Josefine analysierte die Situation dahingehend, dass sie nur verstanden werden kann, wenn von einer weiteren

Perspektive ausgegangen wird, nämlich die der filmenden Person, die das Ganze als Witz konzipiert hat. Sie »sah« quasi mittels ihrer Analyse diese Perspektive in dem Video (das ja sonst tatsächlich sinnlos wäre, wie Pascal anmerkte), während Pascal diese Perspektive in dem Video nicht sah. Verstärkt wurde dieser Effekt noch dadurch, dass Josefine die zusätzliche – im Grunde ja virtuelle – Perspektive verdeutlichte, indem sie eine Metapher für das Geschehen verwendete. Für Pascal bestärkte diese Metapher dagegen seine Position, dass nämlich diese zusätzliche Perspektive eben nicht im Video zu sehen – und daher auch nicht real – sei. Während Pascal, um das Bild der perspektivischen Malerei zu verwenden, ein Bild ohne Perspektive »sah«, war es bei Josefine eines mit einer akkurat konstruierten Perspektive.

Ein weiterer wichtiger Aspekt der Perspektive in der Malerei liegt darin, dass sie die Bilder strukturiert. Sie schafft einen Vordergrund und einen Hintergrund und legt den Blick der Betrachtenden fest: Es gibt immer einen Punkt, der sozusagen ins Auge gefasst wird. In der mittelalterlichen Malerei fehlen diese Strukturmerkmale; an ihre Stelle tritt häufig die Größe der jeweiligen Objekte, die dann zeigt, worauf es in den Gemälden ankommt. Assoziative Verknüpfungen von Gegenständen haben ebenfalls keine ihnen inhärente Struktur. Alles kann miteinander verknüpft werden: Wissen, Kissen, Schlaf, Schaf, grau, Wolke, leicht, seicht usw. Ohne Kontext steht alles gleichbedeutend nebeneinander; das Schaffen eines strukturierenden Kontextes bleibt dem Betrachter überlassen. In der perspektivischen Malerei der Renaissance, wo Bild und Urbild idealerweise als dasselbe erscheinen, ist mit der Perspektive ein solcher Kontext gegeben, in dem sich die Bildinhalte zueinander arrangieren. Wo Bild und Urbild auseinanderfallen, fehlt so ein vorgegebener Kontext.

Anders denken

Josefine und Pascal zeigten beide eine sehr bildbezogene Art und Weise zu erzählen. Josefine verwendete eine sehr bildreiche Sprache mit viel wörtlicher Rede, wobei diese wörtliche Rede durchaus als »akustische Bilder« verstanden werden kann. Pascal dagegen merkt man an vielen Stellen an, wie er von Bildern ausgehend seine Erzählungen formulierte; nicht nur, wenn er sich auf Videofilme bezog. Interessant ist hierbei auch die unterschiedliche Art und Weise der beiden, im genannten Dialogausschnitt mit der Perspektive des – im Film nicht sichtbaren – Filmenden umzugehen. Die Perspektive des Filmenden ist Pascal mit Sicherheit bekannt, da er ja auch selbst filmte und auch über seine Filme sprach. Was ihm offenbar unplausibel vorkam, war, beide Perspektiven zu mischen, die des Films und die des Filmenden; der Filmende war ja nicht im Film zu sehen. Josefine hatte dagegen offensichtlich keine Probleme, beide Perspektiven zu mischen. Nicht nur das: Ihr ist dieses Mittel der Perspektivübernahme zur Einschätzung von Situationen bewusst und sie erkannte, dass Pascal genau diese Perspektive fehlte, um die Situation richtig einschätzen zu können. Die Reaktion des Moderators an der Stelle legt die Vermutung nahe, dass ihm dies zu diesem Zeitpunkt nicht einfiel; er stimmte vielmehr Pascals Bemerkung, dass das sinnlos sei, zu. Auch auf die Gefahr hin, hier etwas überzuinterpretieren: Josefine hat sicherlich gewusst, dass eine sprachliche Perspektive (die Situation als Witz) andere Erklärungsmöglichkeiten zulässt als eine rein visuelle Perspektive, die sich auf das beschränkt, was explizit im Videofilm zu sehen ist.

Das bedeutet, dass beide, Josefine und Pascal, zwei Modi in ihrem Denken wahrnahmen, die sie aber in unterschiedlicher Weise aufeinander bezogen. Bei Josefine fällt ein sehr rationales, analytisches Denken auf, besonders hinsichtlich sozialer Fragen. Zugleich hat sie aber auch eine ausgesprochen bildhafte Sprache; während des Workshops zeichnete sie mit einem Kugelschreiber eine Eule, mit einem Ergebnis, in dem durchaus ein gewisses Talent zum Zeichnen erkennbar ist (Anhang 4e ii). Auf die Frage nach der Besonderheit ihres Denkens, nannte sie ihr Hörvermögen: »[S]agt mir der Arzt immer, ›Du kannst doch super hören‹. Aber auf der anderen Seite versteh' ich dann die Leute trotzdem irgendwie nicht« (Anhang 4a ii 338). Das erinnert sehr an das, was Henning in seinem Interview sagte: »Ich hör' sehr gut, also ich kann sehr gut hören. Also ich hör' schon manchmal nicht, was andere Leute sagen, weil die so n bisschen nuscheln, aber ich kann dann sehr gut hören« (Anhang 2b ii, H 04); gut hören, aber schlecht verstehen. Zugleich war aber Josefine sehr gut im Verstehen, vor allem analytisch, sodass die Erfahrung, die sie (und vielleicht auch Henning) schilderte, eher von einem Umschalten herrührte, zwischen einem guten Hören und einem guten Verstehen. Hier ist natürlich auch interessant, was sie über ihre Schreibschwierigkeiten in der Grundschule sagte, nämlich, dass sie eine Art Stenografie schrieb, weil ihre Gedanken zu schnell waren.

Pascal formulierte seine Beiträge wie Josefine immer sehr präzise, wobei ihm logische Konsistenz sehr wichtig war. Hier ist auch erkennbar, wie sich seine Schilderungen »bottom-up« aus Bildern erzeugen. Der Weg von der visuellen Wahrnehmung zum sprachlichen Ausdruck ist bei Pascal sehr transparent. Interessant sind auch die beiden Tätigkeiten, die er als Interessen genannt hatte, »Ordnen und Sortieren« und »Videos erstellen«. Dem Erstellen von Videos galt offensichtlich sein eigentliches Interesse, während das Ordnen eine Tätigkeit war, die er dafür benötigte, aber nicht gut beherrschte. Das Ordnen von Dateien ist mit grafisch gestalteten Werkzeugen eine eher mit Text verbundene Tätigkeit, das Trennen von Vordergrund und Hintergrund, von Wichtigem und Unwichtigem. Das visuelle Denken, oder wie er es auch nannte, »räumliche Denken«, zeigt sich bei Pascal als deutlich getrennt vom sprachlichen Denken. Die Anstrengung der Übersetzung ist ihm an einigen Stellen deutlich anzumerken.

Hannah und Jan-Torge sprachen deutlich weniger als Josefine und Pascal und fielen auch nicht wie diese durch ausgefeilte Formulierungen auf. Ihre Antworten waren meistens kurz; Hannah antwortete oft sehr schnell. Bei ihr fällt auch auf, dass sie zu konkreten Aussagen neigte, etwa bei dem Gespräch über Autoverkehr: »Barcelona ist aber auch schlimm. Die fahrn da, die fahrn da auch anders. […] Ja und ich glaub' auch in Indien, China, Peking, da muss man auch nicht unbedingt Auto fahren. […] Und in, in Italien auch nicht« (ii 149–155). Jan-Torge zeigt so eine Tendenz auch, allerdings mit einem direkteren Bezug zu Bildern: »[F]alls jetzt […], na, ein Klassenkrieg ausbricht, wo die dann mit Stühlen sich bewerfen und so. Weil das ist schonmal passiert bei uns. Besen, Handfeger« (ii 650). Beide argumentierten sehr rational und zeigten außerdem ein ausgeprägtes Gefühl dafür, was richtig oder gerecht war und was nicht. Beide sahen ihre Stärken in visuellen Bereichen, Orientierung beziehungsweise Gestaltung. Hannah schilderte ihre Fähigkeit sehr klar und konkret, »man kann mich auch in Italien aussetzen, ich find' nach Hause« (i 353), während Jan-Torges Schilderungen eher vage blieben. Allerdings erwähnte er, dass er Erweiterungen für Minecraft erstellt habe, was darauf hindeutet, dass er sich damit schon etwas eingehender beschäftigt hatte. Er gab auch an, »komplizierter« zu denken als die anderen, konnte aber nicht erläutern, was das genau bedeutete.

Wie Josefine und Pascal scheinen Hannah und Jan-Torge zwei verschiedene Denkmodi wahrzunehmen; der eine zeigt sich mehr wahrnehmungsbezogen, der andere mehr sprachbezogen. Beim Sprechen übersetzen sie konkrete Bilder, visuelle Eindrücke oder Erinnerungen in sprachliche Kategorien; sie denken ähnlich wie Pascal bottom-up, von Bildern ausgehend zu Begriffen. Allerdings fiel ihnen diese Übersetzung deutlich schwerer; Hannah hatte Schwierigkeiten bei der Aussprache und Jan-Torge bis in die Grundschule mit dem Hören. Beide hatten außerdem Probleme mit dem Schreiben, Jan-Torge auch mit dem Lesen.

Im Gegensatz zu den vieren zeigte Max keinen deutlichen Bezug zu Bildern. Seine Beiträge waren wohlformuliert und ausgesprochen analytisch und reflektiert, besonders auch, wenn es um Kommunikation ging. Regeln und das Einhalten von Regeln waren ihm sehr wichtig. Zugleich gab er an, einen intuitiven Zugang zu Computern zu haben, was der Moderator als ein »gutes Gespür« für Computer deutete. Er hatte auch eine deutliche Neigung zu assoziativ strukturierten Gesprächsverläufen. Was ihm an Fähigkeiten fehlte, waren das Verstehen von Ironie und das Führen von Smalltalks. Er verstand beide Konzepte rational, fand aber nur schwer einen intuitiven Zugang dazu, was er deutlich zum Ausdruck brachte, als er über seinen Vater sprach: »[U]nd er kann dann einfach so zack so, dann ist er im Gespräch drin, ich kann das irgendwie nicht« (ii 416). Auch Max kannte zwei Arten des Denkens: Das rationale, reflektierte Denken, das mit Kommunikation und sozialen Kontakten verknüpft war, und ein intuitives Denken, was bei seinem Umgang mit Computern in den Vordergrund trat. Daher waren ihm in Bezug auf soziale Situationen Regeln wichtig, während er bei Computern auf eine gute Intuition setzen konnte.

Alle fünf Teilnehmenden verbanden ihre Interessen mit eher intuitiven Tätigkeiten. Soziale Situationen und Kommunikation dagegen wurden von allen sehr rational – und distanziert – betrachtet; auch die eigene Position darin, wie in Pascals Schilderung der Überwindung seiner Depressionen. Überhaupt zeigten sich alle fünf im Workshop auffallend analytisch und reflektiert; dabei hatten sie eine Neigung zu assoziativen Gesprächsverläufen. Die detaillierten Betrachtungen der einzelnen Teilnehmenden legen die Vermutung nahe, dass alle fünf ihr Denken in zwei Modi wahrnahmen: ein an Sprache orientierter Modus, der sich bei allen auch analytisch und reflektiert zeigte, und ein eher an der Wahrnehmung orientierter, der durch assoziative Verknüpfungen strukturiert war und sich den Teilnehmenden eher als intuitiv zeigte. Die weiblichen Teilnehmenden waren dabei eher zu einer Perspektivübernahme bereit und berücksichtigten mehr als die männlichen Teilnehmenden soziale Funktionen der Sprache. Sie konnten sich so besser zu dem jeweils Geschilderten positionieren und hatten mehr Handlungsoptionen in sozialen Situationen. Ihnen ging es daher mehr um eine Annäherung an ihr soziales Umfeld, während die männlichen Teilnehmenden sich eher distanzierten und das Umfeld als Barriere wahrnahmen.

Insgesamt lassen sich anhand der fünf Teilnehmenden des Workshops folgende Schlussfolgerungen zum Denken erkennen:

- Das Sprechen fällt entweder durch eine präzise, schriftsprachliche Ausdrucksweise auf oder durch eher kurze Formulierungen; in letzterem Fall gekoppelt mit Schwierigkeiten beim Lesen oder Schreiben.
- Das Denken ist meistens konkret, bildlich oder »lautbildlich«. Die Ausnahme bildet Max, dessen Denken eher abstrakt wirkt und eher mit Text als mit konkreten Bildern arbeitet.
- Das Denken orientiert sich bei den meisten am Sehen (Bildern oder Strukturen). Josefines Denken orientiert sich mehr als das der anderen auch am Hören.
- Alle haben ein sehr rationales und bewusstes Verständnis von ihrer sozialen Umwelt und sich selbst.

Im Kapitel »Eine Art Grounded Theory« wird über die Workshops geschrieben: »Auf dieser Basis werden zwei grundlegende Aspekte des Autistischseins als Themen entwickelt, die für die Arbeit der Fähigkeitenworkshops zentral erscheinen: spezifisch autistische Kommunikation und spezifisch autistische Denkstile.« Bei dem analysierten Workshop lassen sich beide Aspekte, eine spezifisch autistische Kommunikation und ein spezifisch autistisches Denken, gut beobachten. Gut feststellen lässt sich insbesondere auch, dass alle Teilnehmenden –Yunus sei hier noch einmal explizit ausgenommen – ohne erkennbare Irritationen oder Barrieren miteinander kommunizierten, obwohl alle angaben, Schwierigkeiten mit der Kommunikation, insbesondere auch mit dem Verstehen ihrer Umwelt zu haben.

Annäherung an die eigene Biografie

Der Autor der vorliegenden Arbeit ist als Moderator der Workshops, als Entwickler des Workshopformats und als Begleiter der Freizeit, während der die Interviews geführt wurden, eng mit dem Forschungsfeld verflochten. Davon »lebt« diese Untersuchung. Für sie sind sowohl die Lebenserfahrung des Autors als Autist als auch die Beziehungen zu den hier befragten und betrachteten autistischen Menschen essenzielle Voraussetzungen. Dabei ist nicht nur die eigene Lebenserfahrung des Autors wichtig, sondern vor allem die Erfahrung von vielen anderen autistischen Menschen. Außerdem die Reflexion seiner Erfahrungen auch in Form von Vorträgen und die damit verbundenen Diskussionen. Wichtig ist auch, dass er von den Teilnehmenden an Freizeiten und Workshops als Autist und in diesem Sinne als »ihresgleichen« wahrgenommen wird. Ohne das würden einige der hier beschriebenen Aspekte autistischen Erlebens nicht in dieser Form zutage treten. Nach Meinung des Autors sind dies durchaus wesentliche Aspekte, die ansonsten einem wissenschaftlich fundierten Autismusverständnis nicht zugänglich wären.

Bei einem solchen Forschungsdesign besteht natürlich die Gefahr, dass sich in der Arbeit wesentlich das Erleben des Autors widerspiegelt. Dass sich das Erleben des Autors darin widerspiegelt, lässt sich auch bei größter methodischer Sorgfalt nicht vermeiden; es wäre vermessen, etwas anderes zu behaupten. Aus Sicht des Autors ist es sogar fraglich, ob es überhaupt wünschenswert wäre, das Erleben des Autors auszublenden. Dass der Forschende selbst derartig eng mit dem Forschungsfeld verwoben ist, macht eine methodische Sorgfalt und die transparente Darstellung des Forschungsweges notwendig. Der Autor hält es auch darüber hinaus für sinnvoll, soweit wie möglich Reflexionen zu seinem Erleben offenzulegen. Auf diese Weise wird der Einfluss des Autors auf die vorliegende Forschung transparenter und kann besser eingeschätzt werden.

Das Autismusbild des Autors wird im Folgenden anhand von ausgewählten Veröffentlichungen herausgearbeitet, die dabei allerdings nicht analysiert, sondern lediglich als Literatur herangezogen werden. In erster Linie werden Artikel betrachtet, die in Sammelbänden erschienen sind (Aspies e.V., 2010; Kohl et al., 2018); darüber hinaus auch veröffentlichte Vorträge und Ausschnitte aus Monografien, die der Autor als »graue Literatur« veröffentlicht hat.[15] Zunächst wird anhand des Vortrags »Über die Struktur meines Autismus«[16] dargelegt, wie der Autor seinen Autismus versteht. Den Vortrag hielt der Autor bei mehreren Gelegenheiten vor autistischem Publikum. Danach werden die bereits herausgearbeiteten Themenkomplexe »Anderssein« und »Verstehen« beleuchtet. Schließlich wird dargelegt, wie der Autor seine Stärken und Fähigkeiten reflektiert.

Vier Aspekte autistischen Erlebens

In dem Vortrag »Über die Struktur meines Autismus« zeigt der Autor, wie eine Persönlichkeitsstruktur aufgezeigt und dargelegt werden kann, die er mit seinem autistischen Erleben in Verbindung bringt. Die Vortragsfolien sind recht knapp gehalten und stellen lediglich ein Gerüst des Vortrags dar. Sie bestehen im Wesentlichen aus Fotos und Bildern, die mit knappen Texten erläutert werden, in denen zum Teil einzelne Worte oder Phrasen hervorgehoben sind. Am Ende werden diese Phrasen zunächst zusammengetragen und verdichtet in Form von Gleichungen dargestellt.

Zu Beginn des Vortrags bestimmt der Autor vier Bereiche, anhand derer er die Struktur seines Autismus darlegen möchte: Seine Kleidung, sein Körper, die Art und Weise, wie er andere Menschen wahrnimmt, und seine Vorliebe für Formeln. Im Bereich Kleidung werden Kleidungsvorlieben des Autors betrachtet, im Bereich Körper körperliche Besonderheiten und Körper- und Selbstwahrnehmung des Autors. Der Bereich »andere Menschen« verzichtet auf Text und wird durch vier Tuschebilder aus *Tomaten*

15 Die Vorträge können unter http://autistische-faehigkeiten.de abgerufen werden; die weiteren Artikel und Monografien sind auf der Website des Autors (http://hajoseng.de/buecher) erhältlich. Eine Liste mit allen Veröffentlichungen des Autors ist im Anhang 1b zu finden.

16 Der Vortrag ist zu finden unter http://autistische-faehigkeiten.de/media/Folien%20Hajos%20Struktur.pdf (3.8.2019).

gehören nicht auf die Augen (Behrmann & Seng, 2013) dargestellt. Im Bereich »Zeichen und Formeln« werden Formeln und Darstellungen von Strukturen als Illustrationen verwendet. In jedem dieser Bereiche werden vier Themen herausgestellt: »innen und außen«, »abgeschlossen sein«, »getarnt« und »verschieden gleich«. Alle vier Bereiche werden dialektisch durch Gegensätze beschrieben, die am Ende als Gleichungen formuliert werden. Dabei ergeben sich folgende Charakterisierungen:

> »innen und außen: innen = außen; offen; schutzlos; sensibel; selbst im anderen; sich äußern
> – innen = außen
> – offen = sensibel«

> Das innere und das äußere Erleben sind nicht klar voneinander getrennt. Das zieht ein Selbsterleben als offen und verwundbar nach sich, ermöglicht aber auch, sich selbst in einem anderen zu finden, sowie sich zu äußern und zu zeigen. Hierin spiegelt sich die dialektisch verstandene Erfahrung, Innen- und Außenerleben nur schwer voneinander unterscheiden zu können. Auf der einen Seite macht ein solches Erleben verwundbar, auf der anderen ermöglicht es auch Kontakte zu anderen Menschen.

> »abgeschlossen sein: Zuhause; geschützt; Glasglocke; nicht leben; keine Geschichten
> – abgeschlossen = geschützt
> – Zuhause = nicht leben«

> Das Erleben, in einer abgeschlossenen Welt zu Hause zu sein, sich zugleich geschützt und abgeschirmt zu fühlen. Die abgeschlossene Welt ist eine, die nicht das Leben als eigene Qualität erkennt und in der es keine Geschichten gibt; keine Geschichten bedeuten keine Entwicklung. Der Autor bezieht den Ausdruck »keine Geschichten« auf ein Zitat der Philosophin Sybille Krämer (1988). Dort charakterisiert sie Formeln als sprachliche Ausdrücke, die keine Geschichten erzählen können. Der Autor verbindet dies mit seinen Schwierigkeiten, seine Erinnerungen zeitlich einzuordnen und damit keine Geschichten erzählen zu können. Er verbindet es auch mit der Vorliebe für Formeln, die er bereits im Vorschulalter entwickelt hatte. Die eigene, als autis-

tisch reflektierte Welt wird als eine leb- und erinnerungslose Heimat erfahren, während die nichtautistische lebendige Welt als fremd wahrgenommen wird. Abgeschlossen sein heißt, geschützt sein, aber auch nicht leben.

»getarnt: Anpassung; Wahrnehmung; unsichtbar; auffallen; Alien; verschmelzen; kein ich; gleich sein; Strukturen
- tarnen = wahrnehmen
- unsichtbar = angepasst«

Die Erfahrung, zugleich unsichtbar zu sein und aufzufallen, mit der Umwelt zu verschmelzen und zugleich ein »Alien« in dieser Welt zu sein. Sich anzupassen bedeutet, die Umwelt wahrzunehmen. Sie wird dabei als Strukturen wahrgenommen, in denen das Selbst so gut getarnt ist, dass es unsichtbar wird und verschwindet.

»verschieden gleich: Gleiches im Unterschiedlichen; Konstanz; Determinismus; keine Erinnerung
- gleich = verschieden
- Routine(n) = Kreativität«

In Routinen kehren dieselben Erfahrungen immer wieder, allerdings auch immer wieder etwas anders. Im Gleichen wird so das Unterschiedliche gefunden. Das eigene Leben wird als determiniert erfahren und in einer beständigen Gegenwart erlebt. Innerhalb einer solchen Wahrnehmung, die die Welt unter dem Aspekt des Gleichbleibenden erfährt, sind Routinen die Voraussetzung für Entwicklung und Kreativität.

In dem hier betrachteten Vortrag schildert der Autor sein autistisches Erleben dialektisch im Spannungsfeld von Gegensätzen: Seine Offenheit und Verletzbarkeit ermöglichen ihm Kontakt zu und Kommunikation mit anderen Menschen. Durch die Abgeschlossenheit seiner als Heimat empfundenen Welt hatte er Kontakt zu anderen, fremden Welten aufgenommen. Um mit seinem Gefühl von Fremdsein umgehen und insbesondere er selbst bleiben zu können, passt er sich an, indem er heraussticht. Seine Kreativität schöpft er schließlich aus seinen Routinen, während diese umgekehrt das Chaos seines Lebens unter Kontrolle halten. Die hier skizzierten Spannungsfelder stellen aber kein Merkmal des Autismus oder auch des autistischen Erlebens des Autors an sich dar. Sie entspringen vielmehr seiner Auseinandersetzung damit, als autistischer Mensch in einer nicht-autistischen Umwelt zu leben.

Anderssein

Es gibt Themen, die bereits seit seiner Jugendzeit im Zentrum der Auseinandersetzungen des Autors mit seiner Biografie und seinem Erleben stehen. Neben dem Gefühl, grundlegend anders zu sein als andere Menschen, sind dies die weitgehend fehlenden episodischen Erinnerungen an seine Kindheit bis etwa zum zwölften Lebensjahr, die große Bedeutung seiner »speziellen« Interessen in seinem Leben und das schwule »Coming-out«, das er als 15-Jähriger in einem süddeutschen Dorf Ende der 1970er Jahre hatte. Später kam noch die Feststellung einer Hochbegabung dazu. Der Autor hat das Erleben seines Andersseins in mehreren kurzen Texten geschildert, die im Band *Ein autistisches Leben leben* (Seng, 2015a) gesammelt und zum Teil in *Risse im Universum* (Aspies e. V., 2010) veröffentlicht wurden.

Sein Gefühl, anders zu sein, verbindet der Autor mit dem Umstand, dass er bis zu seinem elften oder zwölften Lebensjahr in einer als völlig anders und abgeschlossen wahrgenommenen Welt lebte. Diese Erfahrung ist Gegenstand seines Textes »Achsenzeiten« (Aspies e. V., 2010, S. 73ff.), wo er sie wie folgt darstellt:

> »Es hat in seinem Leben überhaupt nur ein einziges Mal einen Übergang zwischen zwei verschiedenen Lebensphasen gegeben [...] Diese beiden Lebensphasen [...] sind voneinander unvorstellbar verschieden. Der Unterschied ist so groß, dass ihm seine Erinnerungen an die ersten zehn, elf Lebensjahre richtig fremd sind; er kann sie nicht entziffern, er hat auch keinerlei emotionalen Bezug zu ihnen« (S. 74f.).

Die erste Lebensphase verbrachte er in einer »Welt ohne Menschen«, denen er erst nach seinem zehnten oder elften Lebensjahr begegnete: »Es war wie ein Schock, diese Begegnung« (ebd., S. 76). Seine zweite Lebensphase ist von einem »Gefühl, fremd zu sein« geprägt, das sich »als unüberwindlich herausstellte [...]. Die Welt seiner Kindheit dagegen war eine vertraute Welt, in der er nicht fremd war« (ebd.).

Erst spät hat der Autor sein Anderssein mit Autismus in Verbindung gebracht, worüber er in »Coming-out« (Aspies e. V., 2010, S. 173ff.) schreibt:

> »Im Herbst 1994, da war ich Anfang Dreißig, verdichtete sich bei mir der Gedanke, ›irgendwie autistisch‹ zu sein, zu einer Gewissheit. Es war – gerade auch im Nachhinein gesehen – ein Meilenstein in der Suche nach der Antwort auf die Frage, was mit mir und mit meinem Leben ›anders‹ ist« (ebd., S. 173).

Diese »Gewissheit« entstand zu einer Zeit, als der Autor Mathematik studierte und nebenher mit behinderten Menschen arbeitete. Er begann sein Mathematikstudium im April 1990. Zuvor, von April 1988 bis Dezember 1989, absolvierte er seinen Zivildienst in einer Tagesförderstätte für schwerstmehrfachbehinderte Jugendliche. Durch diesen Zivildienst spezialisierte er sich auf schwerstmehrfachbehinderte Menschen und arbeitete bis zum Ende seines Studiums Anfang 1997 vorwiegend als Sonderbetreuer in Einrichtungen oder auf Freizeiten sowie in der Einzelfallbetreuung. Die Kombination von Beidem, Mathematik und Arbeit mit behinderten Menschen, bildete den Rahmen für sein »autistisches Coming-out«. In »Eine kurze Erwerbsbiographie« (Kohl et al., 2018, S. 234ff.) schreibt er dazu: »Interessanter Weise bildete sich dieser Befund [autistisch zu sein] auch in dem Zusammentreffen von Mathematikstudium und Arbeit mit behinderten Menschen ab: Ein Leben als Gratwanderung zwischen (Hoch-)Begabung und Behinderung« (ebd., S. 238).

Die Erkenntnis, autistisch zu sein, stellt er dabei in den Kontext seiner umfangreichen Auseinandersetzung mit seinem Anderssein, die bereits in seiner frühen Jugend begonnen hatte: »Viel früher, nämlich gegen Ende 1978, drei Monate vor meinem sechzehnten Geburtstag, hatte ich mein schwules Coming-out« (Aspies e. V., 2010, S. 173).

Dieses schwule Coming-out ist Teil einer Auseinandersetzung mit seinem Anderssein, die er bereits ein paar Jahre zuvor begonnen hatte: »Hier [im Sexualkundeunterricht] wurde etwas als ›Sexualität‹ dargestellt, was mir absolut fremd, ja sogar völlig absurd, vorkam. Noch viel befremdlicher kam mir vor, dass ich scheinbar der einzige war, der mit ›Sexualität‹ etwas ganz anderes verbunden hatte« (ebd.).

> »Diese Geschichte mit meiner Sexualität stand symbolhaft für eine andere, weit umfassendere Geschichte, die mein Leben prägte. Sie stand für eine

> Umwälzung, die ich als Elf- oder Zwölfjähriger in meinem Leben erfahren hatte, nämlich meine Verwandlung von einem selbstgenügsamen Kind, das seiner Umwelt kaum Beachtung schenkte, zu einem Jugendlichen, dem plötzlich seine Isolation bewusst wurde und der diese Isolation überwinden wollte« (ebd., S. 173f.).

Zu seiner Gewissheit, autistisch zu sein, führten aber am Ende andere Überlegungen. Der Autor sah in seinem Leben mehrere erklärungsbedürftige Aspekte, die zusammenzuhängen schienen:

> »Es gab dabei viele Aspekte meines Lebens, die nach einer Erklärung suchten: Angefangen damit, dass ich psychisch wenig belastbar war und meine Wahrnehmung schnell überfordert reagierte, weiter damit, dass ich scheinbar allergisch auf fast alles Soziale reagierte, dass ich als Kind in einer völlig abgeschlossenen Welt lebte und eben meine Isolation, das Gefühl, wie unter einer Glasglocke zu leben« (ebd., S. 176).

Seine Bildungs- und Erwerbsbiografie ist ein weiterer Aspekt, den er mit seinem Anderssein verbindet. Bereits bei der Einschulung wurde ein Problem deutlich, das er im Nachhinein als »typisch autistisch« einschätzt: »Der stille, zurückgezogene Junge konnte bereits lesen, schreiben und die Grundrechenarten, aber wurde nach den Einschulungstests als ›nicht schulfähig‹ klassifiziert – wegen seinem Sozial- und Kommunikationsverhalten« (Kohl et al., 2018, S. 234).

Trotz eines Abiturs mit einer eins vor dem Komma, folgte eine wechselhafte Erwerbsbiografie mit mehreren Rückschlägen und Krisen. Der Autor hatte versucht, sich als bildender Künstler zu etablieren und arbeitete fast zehn Jahre lang mit schwerstmehrfachbehinderten Menschen. Im Alter von fast 34 Jahren beendete er sein Mathematikstudium mit einem Diplom und drei Jahre später begann er, als Programmierer zu arbeiten. Abgesehen von seinem Zivildienst war das seine erste Vollzeitanstellung.

Anders als der Autor haben die Interviewten und Workshopteilnehmenden noch keine Erwerbsbiografien, auf die sie zurückblicken. Sie entdeckten ihren Autismus auch nicht im Sinne eines Coming-out, wie vom Autor geschildert, sondern erhielten aufgrund von äußeren Anlässen ihre Autismus-Diagnosen. Es ist klar, dass sie mit diesem Hintergrund ihr Autistischsein anders erleben und ihre Diagnosen teilweise kritisch betrachten. Es berichtete auch niemand von ihnen von einem grundlegenden

Wechsel zwischen zwei Lebensphasen in der Kindheit, den der Autor als stärksten Ausdruck seines Autistischseins wahrnimmt. Tatsächlich hat der Autor autistische Menschen kennengelernt, die etwas Vergleichbares erlebten; sie scheinen aber eine kleine Minderheit unter den autistischen Menschen zu sein.

Somit teilen die in dieser Arbeit betrachteten Jugendlichen und jungen Erwachsenen keine der Erfahrungen, die für den Autor zentral sind im Hinblick auf sein Erleben als autistischer Mensch. Dafür teilen sie weitgehend die Kernsymptome, die der Autor bereits beschrieben hatte, bevor er erkannte, autistisch zu sein: geringe Belastbarkeit, Neigung zu Overloads, das, was er als »Allergie gegenüber Sozialem« beschreibt, das Gefühl, fremd zu sein, und auch das der Isolation, sind alles Themen, die in der einen oder anderen Weise auch in den Interviews oder im Workshop auftauchten.

Verstehen

Für die folgenden Betrachtungen werden Texte aus dem Buch *er/es* (Seng, 2016 [1999]) betrachtet. Dabei handelt es sich um eine Sammlung von Prosa, Gedichten und Zeichnungen, die in der Zeit zwischen 1989 und 1999 entstanden sind. Für den Autor ist dies im Nachhinein betrachtet eine wertvolle Quelle, weil es in wesentlichen Teilen seine Auseinandersetzung mit seinem Autistischsein zum Thema hat. Zur Zeit der Entstehung der Texte war ihm das nicht bewusst. Die Zeit dieser Texte und Zeichnungen umfasst zum einen seine Auseinandersetzungen, die im Herbst 1994 zur Einsicht führten, autistisch zu sein; zum anderen auch die Auseinandersetzungen mit dieser Erkenntnis danach. Der ebenfalls über mehrere Jahre geschriebene Roman *Jan-Jan oder anders anders* (Seng, 2018 [2009]) setzt diese Auseinandersetzung ab 2003 fort.

Dem Autor ist eine klare Trennung von Denken und Sprechen von Jugend an vertraut. *er/es* eröffnet er mit einem Zitat aus dem Jahr 1979, als er gerade 16 Jahre alt war:

> »Der Spiegel silbergrau bis hellblau spielend. Der harte Rahmen. Ein Biss: rot. Grün die obere Hälfte. Mattgrau verschleiert. Ein Mensch: Ich erschrocken. Ein Gesicht. Der Körper unförmig, surrealistisch. Farben. Der violette Rand. Ich sehe mein Bild einmal anders spiegelverkehrt, nämlich richtig

herum. Die Leere. Der Spiegel kommt näher, verschwimmt. Ein Schatten scharf. Er? Ich. Das Ganze dreht sich ... er verkehrt herum: flach wie ein Stück Papier, wie meine Zeichnungen. Ich sehe ihn an, ohne den Spiegel. Voll, tief und ungründig. Die Farben kommen wieder: alles beißt« (Seng, 2016 [1999], S. 11).

Die Sprache zeigt sich hier als ein recht schwerfälliges Mittel, um das Erleben zu zeigen, das der Autor in dieser kurzen Sequenz zu beschreiben versucht. Dabei geht es hier lediglich um einen momenthaften Eindruck beim Betrachten des eigenen Spiegelbildes. Aspekte wie vom konkreten Gegenstand losgelöste Farbeindrücke, die Wahrnehmung des eigenen Spiegelbildes als etwas fremdes und das vom Spiegel losgelöste Spiegelbild, das der Autor im Geiste sogar wenden kann, lassen sich nur mühsam sprachlich fassen. In einer anderen Passage aus *er/es*, aus dem Jahr 1995, beschreibt er das Verhältnis zwischen seinem sprachlichen und »eigentlichen«, eher wahrnehmungsbezogenem Denken:

> »[E]in Traum die gesprächigen Welten, Vögel & Fische oben & unten, die alle was zu sagen haben? Jetzt jedenfalls sind sie weg. Wie nie dagewesen. Statt dessen Fremdes, abstrakte Muster, Geräusche, die zäh durch die Straßen kriechen, Linien, Farben, aus denen ich versuche, Gesichter zu rekonstruieren, Sprachfetzen, die mir vielleicht verständlich sein könnten: nichts. Was hat mich je veranlasst, diese Linien, die ständig zerfließenden Muster & Farbenensembles als Menschen, Bäume, Steine oder Licht zu interpretieren, es greifbar zu machen, zu zeitlichen Konstanten, zu irgendeinem etwas, was meine Nerven umwachsen oder irgendwie – wenn auch noch so indirekt – befühlen könnten: Verbindung herstellen, irgendeine Sprache?« (ebd., S. 390).

Deutlich ist hier zu erkennen, dass sich das als eigentlich und ursprünglich erfahrene Denken radikal von dem »gesprächigen« unterscheidet. Der Autor versucht in diesem Text offensichtlich, etwas darzustellen, was sprachlich nicht darstellbar ist: ein Denken jenseits konkreter Objekte, die als »Interpretationen« bezeichnet werden; ein Denken, das aus Mustern, Geräuschen, Farben und Linien besteht, die »ständig zerfließen«. Am Ende ist es ein Streben nach »Verbindung«, die ihn in die Sprache gedrängt hat. Eine Verbindung, die »irgendeine Sprache« ist. Sein nichtsprachliches Denken kennt dagegen eine andere Form der Verbindung

»[M]it geschlossenen Augen mittendrin im Schattenjagen, dringen die Bilder durch die Haut in mich, ich kann sie fühlen, hören, sie lähmen mich, mit geöffneten Augen kann ich sie aber nicht sehen« (ebd., S. 351).

Diese andere Form von Verbindung hat der Autor in einer kleinen Geschichte, die er 1991 erlebt hatte, dargestellt (»Finger« in Aspies e. V., 2010, S. 91ff.). Dort mit einem autistischen nichtsprechenden Jungen, mit dem er über einen entzündeten Finger in Verbindung kam. Dazu resümierte er:

> »Dieses Erlebnis mit Finn zeigte mir, dass es etwas Besonderes sein konnte, wenn zwei Autisten sich begegneten. Die Tatsache, auf ähnliche Weise eine ähnliche Welt wahrzunehmen, kann wirklich verbindend sein und ganz spezielle Kontakte möglich machen. Das möchte ich in meinem Leben nicht missen« (ebd., S. 95).

Ein autistisches Selbst

Diese spezifische Form seines Denkens hat nach Ansicht des Autors auch Auswirkungen auf seine Selbstwahrnehmung. Solchen spezifischen Aspekten seiner Selbstwahrnehmung geht er in dem Text »Jemandlos« (Seng, 2015a, S. 87ff.) nach: »Früher, als Jugendlicher, wollte er immer irgendjemand sein. Vor allen Dingen auch jemand anderes als er selbst. Jemand wirkliches, jemand, der sich nicht wie er irgendwo in einem Grenzbereich zwischen Traum und Realität wiederfand« (ebd., S. 87).

Das Erleben, nicht »jemand wirkliches« zu sein, bringt er mit seinem Gefühl von Isolation in Verbindung, das in seiner Jugendzeit einen zentralen Raum seines Erlebens einnahm:

> »In den anderen Menschen beobachtete er etwas, was ihm absolut fremd war und das er einige Zeit später als ein Jemandsein identifizierte. War es anfangs nur etwas faszinierend fremdes, erhielt es nach einiger Zeit eine enorme Bedeutung, als er diesen Unterschied als Ursache für die Isolation ausmachte, in der er lebte« (ebd., S. 93).

Wie bereits angedeutet, stellt der autobiografisch motivierte Roman *Jan-Jan oder anders anders* die Entwicklung der Auseinandersetzung des Autors mit seinem Autismus ab 2003 dar. Bereits die Form des Romans zeigt deutlich, wie das Denken des Autors weiter in eine Sprachnähe gerückt ist. Im Unterschied zu *er/es* ist dieser Roman zeitlich klar strukturiert und erzählt Geschichten, die episodisch miteinander verbunden sind. 2003 ist auch das Jahr, in dem der Autor begonnen hatte, sich in der Autismusselbsthilfe zu engagieren.

Die Schilderungen des Autors legen den Schluss nahe, dass er das, was er als »Jemandsein« beschreibt, die Selbstwahrnehmung als »Person«, nur sehr langsam entwickelt und erst im Erwachsenenalter richtig ausgebildet hatte. Andere Menschen durchlaufen nach seiner Einschätzung eine solche Entwicklung in ihrer Kindheit und Jugend. Er verbindet dieses Personsein mit einem episodischen Erleben der eigenen Biografie als Geschichten, die sich erzählen lassen. Er verbindet es auch mit der Überwindung des Gefühls, von anderen Menschen isoliert zu sein. Eine solche Form der Reflexion war bei den hier betrachteten autistischen jungen Menschen nicht zu beobachten. Wohl aber eine mal mehr, mal weniger deutlich hervortretende Verletzbarkeit, die eng mit der Wahrnehmung, anders zu sein, verbunden war.

Verstehen und verstanden werden

Das Thema »Verstehen« taucht in den Interviews und im Workshop sowohl im Sinne von »andere verstehen« als auch von »verstanden werden« auf. Die Reflexionsebene unterscheidet sich hier deutlich von der der zuvor betrachteten Texte des Autors. Es ist der Unterschied zwischen einer Innenperspektive auf die eigenen Erfahrungen und einer Außenperspektive der Feldforschung. Dennoch gibt es Momente, in denen sich beide Perspektiven berühren, etwa wenn Sönke im Interview schildert:

> »[W]enn ich genervt, nervig bin, dann sind die anderen rückwirkend auch zu mir nervig. [...] Aber ich will halt versuchen, dass es weniger wird oder komplett aufhört. Gib mir da größte Mühe innerlich, aber es gelingt mir halt noch nicht so richtig. [...] Wenn ich halt gut drauf bin, sind die ander'n auch gut zu mir drauf, hab' ich so das Gefühl. [...] ich hab' auch manchmal gute Laune und nerv' dann trotzdem 'rum und dann spiegeln die das halt wider« (siehe Kapitel »Innen- und Außenperspektiven«).

Oder wenn Pascal in einer Diskussion um die Interpretation eines Videos verrät, dass er die Perspektive des Erzählers in einer Erzählung nicht wirklich nachvollziehen kann (siehe Kapitel »Ein Gedanke zu Perspektiven«).

Bei Sönke fällt dabei direkt auf, dass er sich selbst aus einer Außenperspektive heraus betrachtet; es erinnert an das Verhaltens-Ich, das Temple Grandin aus ihrem Gespräch mit Tito Mukhophadyay, einem nichtsprechenden Autisten, im Unterschied zu einem Wahrnehmungs-Ich annimmt. Verhaltens-Ich und Wahrnehmungs-Ich, Innen- und Außenwahrnehmung scheinen für ihn dieselbe Qualität zu haben; er kann sie direkt aufeinander beziehen. Die beiden Perspektiven, die in dem Gespräch zwischen Josefine und Pascal zu erkennen sind, spiegeln zwei Modi wider: ein Modus, in dem Innen- und Außenperspektiven getrennt sind (wodurch die Perspektive der filmenden Person als eine Außenperspektive erkennbar wird), und einer, in dem sie zusammenfallen; hier findet die Perspektive des Filmenden keinen plausiblen Ort, da sich der Betrachter (Pascal) direkt mit dem darin dargestellten Geschehen identifiziert.

Der Autor leitet den Aufsatz »Jemandlos«, in dem er der Frage nach seiner Identität, seinem »Ichsein« nachgeht, mit der Schilderung einer Begegnung mit einem Pfau ein:

> »Als er an der Pfauin vorbeigegangen war, spürte er, wie ihm ihr Blick folgte und nach kurzer Zeit wieder losließ. In Gedanken sah er sich dabei aus den Augen der Pfauin, von hinten, genau so, wie ihn der Vogel gesehen hatte. [...] Und wenn sein Denken dann den sprachlichen Modus verlässt, versteht er die Tiere, denen er lauscht, plötzlich viel besser und die Tiere umgekehrt – den Eindruck hatte er – ihn ebenfalls. In seinem nichtsprachlichen Modus war er den Tieren eindeutig näher als den Menschen« (Seng, 2015a, S. 87).

Der Modus, in denen er sich den Tieren näher fühlt als den Menschen, ist einer, in der direkte Perspektivübernahmen möglich sind und der Autor sich mit den Augen anderer sehen kann (in einem nichtübertragenen Sinn). Das ist eine völlig andere Form der Perspektivübernahme als Josefines, die – auf analytischem Wege – die Perspektive der filmenden Person einnimmt. Josefines Perspektivübernahme besteht nicht in der Identifikation mit der anderen Perspektive, sie besteht in der Distanz. Josefine tritt aus dem im Video gezeigten Geschehen heraus und erlangt dadurch eine Perspektive, die von der konkreten Situation losgelöst ist. Durch diese Perspektive erkennt sie die Situation als Ganzes, als etwas logisch in sich Abgeschlossenes. Die Distanz dieser Perspektive zeigt sie auch, indem sie die Struktur der dargestellten Handlung auf einen anderen Plot überträgt. Aus der Perspektive Pascals macht eine solche Übertragung keinen Sinn.

Solche Beobachtungen kann der Autor durchaus anhand seiner eigenen Erfahrungen spiegeln und verstehen; allerdings eben vor dem Hintergrund der eigenen Biografie. Gerade bei einem so schwer fassbaren Thema wie »andere verstehen« und »verstanden werden« ist dieser Hintergrund eine Chance, Aspekte zu erkennen, die anderweitig nicht aufgetaucht wären. In den hier beschriebenen Situationen kann der Autor zwei verschiedene Modi des Denkens und der Wahrnehmung nachvollziehen, die mit unterschiedlichen Formen der Selbstwahrnehmung und auch Kommunikation verbunden sind. Er weiß aus eigener Erfahrung, dass diese beiden Modi unterschiedlichen Gesetzmäßigkeiten unterliegen, unterschiedlich funktionieren und unterschiedlich gehandhabt werden müssen. Der sprachliche Modus zeigt sich dabei als distanziert und abgeschlossen, während der bildliche Modus andere Perspektiven durch Identifikation einnimmt und durch seine Art der Perspektivität grundsätzlich offen ist. Der Hintergrund des Autors erleichtert es ihm, die geschilderten Erfahrungen wahrzunehmen und zu verstehen. Gleichzeitig besteht aber auch die Gefahr, die hier betrachteten autistischen Jugendlichen und jungen Erwachsenen zu überinterpretieren.

Stärken und Fähigkeiten

Zum Schluss soll noch ein Blick auf die Art und Weise geworfen werden, wie der Autor seine Stärken und Fähigkeiten reflektiert. Es gibt eine Reihe von Texten, in denen er sich diesem Thema widmet. Für eine knappe Charakterisierung seines Denkstils und der sich daraus ergebenden Stärken werden die Folien für einen Vortrag betrachtet, in dem der Autor darlegt, wie in den Workshops die »autistischen Fähigkeiten« entwickelt werden.[17] Für die nachfolgende Betrachtung soll aber »Ein eigenständiges Leben leben« (Seng, 2015a, S. 39ff.) herangezogen werden, in dem der Autor schildert, wie er mit seinem Denken in verschiedenen Lebensphasen umgegangen ist. In »Ein eigenständiges Leben leben« schildert der Autor, wie er sein spezifisches Denken erst als Erwachsener in sein Leben integrieren konnte:

17 Siehe dazu http://www.autistische-faehigkeiten.de/media/Folien%20Hajos%20Denktyp.pdf (3.8.2019).

> »Ich befand mich häufig in Überforderungszuständen, die den Effekt hatten, dass ich beispielsweise von einem Moment zum anderen Sprache nicht mehr verstehen konnte oder alltägliche Dinge mehr wiedererkannte. Das gesprochene Wort verwandelte sich in bedeutungslosen Lärm, die Gegenstände in Ansammlungen von Linien und Farben. [...] Erst in den Zwanzigern lernte ich, zwischen äußerer und innerer Wahrnehmung bewusst umschalten zu können« (ebd., S. 41).

> »Inzwischen ist mein Bilderdenken so gut in mein Leben integriert, dass ich es relativ problemlos steuern kann [...] Jetzt profitiere ich von ihm als Stärke, ohne dass es mich daran hindert, als ›wirkliches‹ Lebewesen in einer wirklichen Welt zu leben« (ebd., S. 42).

Den Begriff »Bilderdenken« hatte der Autor von Grandin übernommen. Allerdings hatte er ein deutlich erweitertes Verständnis davon als sie, gerade auch, weil er sich nicht in ihrem damals engen Sinne als »Bilderdenker« verstanden hatte. Nach seinem Verständnis von »Bilderdenken« erweiterte er den Begriff des Bildes, sodass er auch Strukturen oder Klänge umfasst. Diese Form des Denkens wäre daher treffender als »wahrnehmungsbezogenes Denken« beschrieben worden. Der Autor beschreibt dieses Denken in einem Vortragsteil über seinen Denkstil, indem er seine Interessen darlegt und abstrahiert. Dabei gibt er drei Interessen an: ein seit der Kindheit bestehendes »Spezialinteresse« für Zahlen und Zeichen, ein Interesse an Psychologie und Philosophie, das seit seiner Jugend besteht, und eines für Malerei, das er als junger Erwachsener entwickelt hatte. Danach zeigt er Beispiele dafür, wie er diesen Interessen jeweils nachgeht und führt aus, dass in allen Fällen der Fokus deutlich auf Mustern und Strukturen liegt. Er führt auch aus, wie die Verbindung dieser Interessen, wie etwa Mathematik und Psychologie, zu speziellen und teilweise ungewöhnlichen Sichtweisen führt, die ebenfalls als Potenziale betrachtet werden können. Schließlich zeigt er die drei Stärken dieses Denkstils auf: »Muster- und Fehlererkennung«, »komplexe Probleme lösen« und »innovative Ideen«.

Auch wenn das Interessensspektrum des Autors recht weit zu sein scheint, ist es dennoch spezifisch für ihn. Der herausgearbeitete Denkstil, Denken in Mustern, ist dennoch einer, den er mit zumindest manchen anderen autistischen Menschen teilt, allerdings nicht mit allen. Ein Unterschied zu den in der vorliegenden Arbeit betrachteten Jugendlichen und jungen Erwachsenen ist hier wiederum die lange Lebenserfahrung des Autors. Sie zeigt ihm, wie sich Interessen und damit verbundene Fähigkeiten im Laufe eines Lebens entwickeln können. Am Ende des Vortrags ist seine Erwerbsbiografie schlaglichtartig in einer Tabelle zusammengefasst.

Tab. 1

1969	Sonderschule
1970	Grundschule
1973–1982	Gymnasium
1983	Versuch, selbstständig zu leben (zunächst gescheitert)
1983–1985	Versuch, Physik und Mathe zu studieren (zunächst gescheitert)
1984–1987	große Depression (Einschnitt)
1987	Ausweg: Einsamkeit und Isolation überwinden (Partnerschaft)
1988–1997	Arbeit mit behinderten Menschen (Teilzeit, gelegentlich)
1990	Bewerbung für ein Kunststudium (gescheitert)
1990–1996	Mathematikstudium
1997–2000	große Depression (Einschnitt)
2000	Ausweg: Struktur, eigenen Autismus akzeptieren
2000–2003	Erster »echter« Job: IT; bis zum Konkurs des Arbeitgebers
2004–2008	selbstständige Tätigkeit; bis zum eigenen Konkurs
2009	Beginn autWorker-Projekt und Job in der Bibliothek

Darin ist auch zu erkennen, dass es recht lange gedauert hat, bis der Autor sein als »Spezialinteresse« bezeichnetes mathematisches Interesse zu einem Beruf gemacht hat. Diese Lebenserfahrung, auch inklusive der Rückschläge, reflektiert der Autor als eine weitere Stärke mit weiteren Potenzialen.

Was ist Autismus?

Um das Bild der Bricolage aufzugreifen, das den Ausgangspunkt der vorliegenden Arbeit bildet, liegen jetzt die Bestandteile der zu erstellenden Collage wie Puzzleteile vor dem Autor wie auch der Leserin oder dem Leser der Arbeit. Es sind so unterschiedliche Teile wie die Überlegungen zum Stand der Autismusforschung, die im Kapitel »Perspektiven in der Autismusforschung« skizziert wurden, die Interviews aus »Autistisches Anderssein«, die Darlegung der Workshops »Autistische Fähigkeiten«, die Analyse eines solchen Workshops in »Autistisches Erleben« und am Ende die Reflexionen des Autors über seine Autismusvorstellungen. Diese Teile gilt es, zu einer Art Gesamtbild zusammenzusetzen, das eher den Charakter einer Collage haben wird, als den eines in sich geschlossenen Bildes. Bereits jetzt, bevor sie zusammengesetzt wurden, ist klar, dass dafür ein vielschichtiger Rahmen notwendig sein wird. Er wird neben den biologischen und neuropsychologischen Aspekten der »klassischen« Autismusforschung weitere psychische und soziale Aspekte beleuchten, die von diesen eher selten, wenn überhaupt, erfasst werden.

Am Ende schließt sich der Kreis zu den Anfängen der Autismusforschung: Wie zu Beginn dargelegt, hatte bereits Hans Asperger 1944 eine Collage erstellt, um Autismus zu charakterisieren. Seit jener Zeit entstand eine kaum zu überblickende Fülle an Einzelerkenntnissen in unterschiedlichen Wissenschaftsdisziplinen, die sich aber nicht zu einem Gesamtbild zusammenfügen lassen. Von Asperger stammt der Satz: »Autistisches Verhalten hat eine besondere Klangfarbe, die für den Erfahrenen unverkennbar ist; die ganze Persönlichkeit erscheint von da aus ›durchstrukturiert‹, die Ausdruckserscheinungen, die besondere Denk- und Erlebensweise entsprechen einander genau« (Asperger, 1968, S. 143). Das entspricht durchaus auch der Erfahrung des Autors. Vor diesem Hintergrund ist das Fehlen eines Gesamtbildes in der Autismusforschung doch eher erstaunlich. Das scheint andere Ursachen zu haben als nur eine unscharfe oder gar in sich inkonsistente Bildung des Begriffs Autismus.

Vielleicht liegt es ja daran, »daß es ganz allgemein eine Möglichkeit menschlichen Seins ist, sich ›autistisch‹ zu verhalten« (ebd.), wie Asperger in demselben Text schreibt. Wird Autismus als eine »Möglichkeit menschlichen Seins« verstanden, dann ist es nicht verwunderlich, dass es einzelnen Wissenschaften nicht gelingt, so etwas wie ein Gesamtbild zu entwickeln. Ein solches Gesamtbild wäre ein nicht unerheblicher Teil eines Bildes des »menschlichen Denkens« überhaupt. Vermutlich würde es sogar die Wissenschaften selbst beinhalten, die dieses Bild zeichnen, denn, wie Asperger in eben diesem Text anmerkt, »es scheint uns, als wäre für gewisse wissenschaftliche oder künstlerische Höchstleistungen ein Schuß ›Autismus‹ geradezu notwendig« (ebd., S. 141).

Aber auch, wenn kein Gesamtbild möglich ist, kann eine Collage durchaus noch erstellt werden. Eine Collage kann im Grunde genommen immer erstellt werden; sie ergibt sich von selbst, wenn von einem Aspekt ausgehend Teilaspekte gesucht, gefunden, zusammengesetzt, mit weiteren Teilaspekten ergänzt werden und so weiter. Im ungünstigen Fall zeigt sich auch mit der Zeit nicht mehr als eine Ansammlung scheinbar beliebig zusammengestellter Versatzstücke. Im günstigen Fall erscheint nach und nach ein Bild; ein unvollständiges und vorläufiges zwar, aber eines, das Zusammenhänge erkennen lässt und vielleicht sogar zu einem neuen Verständnis führt.

Im Folgenden werden zunächst die bislang beschriebenen Aspekte autistischen Erlebens zusammengefasst. In einem zweiten Schritt werden diese Aspekte vor dem Hintergrund wissenschaftlicher Befunde und Konzepte betrachtet. Die Betrachtung beginnt mit einer Einordnung der herausgearbeiteten sozialen Aspekte des autistischen Erlebens. Sie bilden sozusagen die Oberfläche der Collage, das, was direkt erkennbar ist. Für eine tiefergehende Betrachtung dieser Befunde folgen einige zeichentheoretische Überlegungen aus der strukturalen Psychoanalyse, um die Standardkonzepte der Neuropsychologie vor dem Hintergrund der gewonnenen Erkenntnisse der vorliegenden Arbeit zu beleuchten und zu verstehen. Diese Überlegungen korrelieren mit einigen Ergebnissen aus der Neurobiologie, insbesondere zur funktionalen Konnektivität. Die neurobiologischen Befunde bilden dann quasi den Hintergrund der Collage und runden so das Verständnis ab. Damit wird die Collage erarbeitet sein, zwar nicht vollständig, aber, das wird sich am Ende zeigen, ausreichend umfangreich, um ein Bild entstehen zu lassen.

Die Teile der Collage

Bereits diese kleine Gruppe von insgesamt 12 (mit dem Autor 13) autistischen Menschen zeigt sich als ziemlich heterogen, obwohl sie alle ein ähnliches Alter haben und der Kontakt über denselben Kontext, dem autWorker-Projekt, bestand. Das »spezifisch Autistische« fällt bei der Betrachtung ohne weitere Analyse nicht ins Auge. Eine der wenigen Gemeinsamkeiten der betrachteten autistischen Menschen ist, dass sie ihren Autismus grundsätzlich als ein Anderssein verstehen, nicht etwa als ein Leiden oder ein Defizit. Sie haben auch gemeinsam, dass es ihnen ungemein schwerfällt, dieses Anderssein zu fassen und genau zu benennen. Es bildet daher auch den Beginn der Collage und zeigt sich in zwei sehr verschiedenen Aspekten.

Anderssein

Zum einen zeigt sich das Anderssein in dem Gefühl, von anderen nicht verstanden, nicht richtig eingeschätzt oder sogar diskriminiert zu werden. Dieses Gefühl basiert auf einer als grundlegend erlebten Diskrepanz zwischen einem Eigenerleben und dem, was von der (sozialen) Umwelt gespiegelt wird. Sowohl in den Interviews als auch im Workshop wird diese Diskrepanz in dem im Wesentlichen aus autistischen Menschen bestehenden Umfeld weitgehend nicht oder nur vermindert wahrgenommen. Das Unverständnis wird daher auch nicht als ein individuelles reflektiert, sondern als ein generelles zwischen autistischen und nichtautistischen Menschen.

Zum anderen zeigt es sich in einer Entfremdung, insbesondere von den »Peers«, den Gleichaltrigen in der Schule. Sie können nicht an deren Themen und Interessen anknüpfen und verstehen deren Handlungsweisen nicht. Die Entfremdung von ihrer sozialen Umgebung drückt sich auch in einer durchweg auffallend analytischen Weise aus, über soziale Situationen zu sprechen. Autistisches Anderssein hat eine Dimension, die die Kluft zwischen autistischen Menschen und ihrer Umwelt sehr groß werden lässt, nämlich die eines gegenseitigen Nichtverstehens.

Verstehen und verstanden werden

Für nichtautistische und autistische Menschen scheint es schwer zu sein, die jeweils andere Perspektive nachzuvollziehen. Diese Perspektive kann allerdings durch rationale Analyse erschlossen werden, was die hier betrachteten autistischen Menschen unterschiedlich gut beherrschten. Die Unterschiede zwischen diesen beiden Perspektiven zeigen sich in zwei Befunden. Zum einen werden die Verständnisbarrieren zwischen ihnen als ein zentrales Merkmal autistischen Erlebens wahrgenommen. Zum anderen werden soziale Kontexte, die im Wesentlichen von autistischen Menschen geprägt sind, als deutlich barrierereduziert wahrgenommen. Dieser Befund spricht gegen Modelle, Autismus hauptsächlich als ein Defizit an Fähigkeiten der sozialen Kommunikation zu verstehen. Er spricht dagegen dafür, dass autistische und nichtautistische Menschen soziale Situationen jeweils anders verstehen und die Barrieren auf ein mangelndes gegenseitiges Verständnis zurückzuführen sind, auf beiden Seiten.

In den Interviews und im Workshop lassen sich einige Aspekte beobachten, die zum Verständnis der Kommunikation autistischer Menschen beitragen können. So konnte in beiden Fällen eine assoziative Strukturierung der Gesprächsverläufe identifiziert werden. Assoziative Strukturierung bedeutet hier, dass die einzelnen Aspekte intrinsisch miteinander verbunden sind. Das heißt, dass sich ihre Verknüpfungen aus den Aspekten selbst ergeben und nicht aus einem Kontext, etwa der Interviewsituation, der gerade aktuellen Fragestellung oder den gerade besprochenen Themen. Bei der Analyse des Workshops wurde dieser Unterschied anhand von Beispielen explizit herausgearbeitet. Darüber hinaus wurde sowohl in den Interviews als auch im Workshop eine beständige Synchronisierung durch Wiederholungen und gegenseitige Bestätigungen beobachtet. Im Unterschied dazu wird die »geteilte Aufmerksamkeit« (im Englischen »joint attention«) als grundlegend für menschliche Kommunikation betrachtet; sie zu erlernen, stellt ein wesentliches Element der Autismusfrühförderung dar. Dazu gibt es eine unüberblickbare Fülle an Artikeln. Alleine das *Journal Of Autism And Developmental Disorders* enthält weit über 600 Artikel um das Thema »joint attention« (zwischen den Jahren 2000 und 2018). Der Befund der vorliegenden Arbeit weist zumindest darauf hin, dass autistische Menschen auch einen Weg der Kommunikation kennen, der überwiegend durch eine Synchronisation von Assoziationen funktioniert.

Anders denken

Ein Unterschied zwischen autistischem und nichtautistischem Denken wurde in der Analyse des Workshops näher betrachtet, nämlich die Perspektive. Der Grund für die dort skizzierten Missverständnisse liegt dabei nicht in einem grundsätzlichen Fehlen einer Perspektivübernahme. Als jemand, der selbst Videos aus Fremdmaterial erstellt, ist Pascal durchaus zu

Perspektivübernahmen fähig. Der Grund liegt vielmehr darin, dass die zu übernehmende Perspektive eine ist, die sich auf einen sprachlichen Kontext bezieht. Die Absicht des Erstellers ist es, eine allgemeine Haltung (Egoismus) in überspitzter Form ironisch darzustellen. Die Ironie liegt hier darin, dass der Egoismus allen Beteiligten zum Nachteil wird und deswegen in Wirklichkeit ganz und gar unegoistisch ist. Der Grund des Missverstehens liegt somit in der Vermischung zweier Denkkategorien: die einer konkreten Wahrnehmung und Beschreibung und die sprachlicher Kontexte wie Ironie oder Witz. Er liegt genauer ausgedrückt in der Frage, ob eine solche Vermischung unplausibel erscheint oder – in diesem Fall auf analytischem Wege – nachvollzogen werden kann.

Der kleine Exkurs zur Perspektivität zeigt auf, dass es keine »richtige« Antwort auf diese Frage geben kann. Die Antwort hängt eng damit zusammen, wie sich das Subjekt in seiner Welt und auch in seiner sozialen Umwelt wahrnimmt und positioniert. Aus der einen Perspektive erscheint die soziale Umwelt fremd und deutlich von dem getrennt, was als die Welt, in der man lebt, wahrgenommen wird. Diese »eigene« Welt, in der das eigene Erleben stattfindet, und die soziale Umwelt sind nicht dasselbe; sie bilden zwei getrennte Bereiche des Denkens. Aus der anderen Perspektive erscheinen beide Welten als konzentrisch; sie sind beide Teil einer Welt und eines Erlebens. Mit diesen Überlegungen entsteht das Bild eines autistischen Erlebens, in dem die »eigene« Welt und die soziale Umwelt zwei unterschiedliche Wirklichkeitsaspekte bilden. Diese können aber in unterschiedlicher Weise aufeinander bezogen werden. Eine Strategie ist offenbar, die soziale Welt als unplausibel aus dem eigenen Erleben zu verbannen, eine andere, sie in das eigene Erleben zu integrieren, indem sie auf analytische Weise verstanden wird.

Getrenntes Denken

Offenbar müssen nichtautistische Menschen keine Strategien entwickeln, um ihre soziale Umwelt in ihr Erleben zu integrieren. Sie scheinen beide Aspekte des Denkens und Erlebens als konzentrisch, zumindest als sich weitgehend überlappend wahrzunehmen.

Die Trennung dieser beiden Aspekte bei den jungen Autistinnen und Autisten zeigt sich vornehmlich darin, dass sie sich soziale Situationen auf rationale und analytische Weisen erschließen. Es gibt auch eine weitgehende Übereinstimmung darin, bestimmte Formen der Kommunikation nur schwer verstehen oder nachvollziehen zu können: explizit wurden

Ironie und Witze genannt, teilweise auch Smalltalk. Diese Kommunikationsformen zielen in erster Linie auf die sozialen Kontexte ab, in denen sie stattfinden, oder sind zumindest ohne diese Kontexte nicht zu verstehen. Sie unterscheiden sich damit deutlich von Kommunikationsformen, die auf die Übermittlung von Informationen oder konkreten Erfahrungen abzielen. Auch wenn sich die Kontexte, in die diese Kommunikationsformen eingebettet sind, nicht intuitiv offenbaren, lassen sie sich auf analytischen Wegen erschließen.

Eine weitere Beobachtung ist, dass sich die Formulierungen der Interviewten und Workshopteilnehmenden oft eng an konkreten Wahrnehmungen orientieren. Auch wenn dies auf unterschiedliche Weise geschieht und in unterschiedlicher Ausprägung, ist es ein Aspekt, der die in dieser Arbeit analysierten Gespräche durchaus prägt. Die Sprache ist oft auffallend bildreich, teilweise unter ausgiebiger Verwendung wörtlicher Rede, teilweise auch in Formulierungen, die von einem konkreten Gegenstand ausgehend zunehmend abstrahieren. Eine solche Abstraktion wirkt wie eine Übersetzung; die Übersetzung einer konkreten Wahrnehmung in einen abstrakten Begriff. Diese Art der Begriffsbildung leitet Begriffe aus konkreten Erfahrungen ab und nicht aus abstrahierten Kontexten, die ja als Begriffsnetzwerke wiederum aus Begriffen bestehen. Bei der Beschreibung ihrer Interessen und der damit verbundenen Tätigkeiten zeigen sich die Workshopteilnehmenden deutlich weniger analytisch. Hier spielt unabhängig von den Bereichen Intuition eine zentrale Rolle, egal ob es um Programmieren, Filmen, Orientierung, Zeichnen oder Gestalten geht.

Der Befund, dass soziale Sachverhalte eher analytisch und objekthafte eher intuitiv erfasst werden, weist auf einen grundlegenden Unterschied zwischen dem Kontext konkreter Wahrnehmungsinhalte und dem sozialer Erfahrungen hin. Diese Kontexte stehen für zwei unterschiedliche Wirklichkeitsaspekte, die nach unterschiedlichen Gesetzmäßigkeiten funktionieren. Die soziale Welt scheint eine zu sein, die in einem sprachlichen Kontext, mithilfe von logischen Analysen, verstanden wird, während die als »eigen« wahrgenommene Welt intuitiv erfasst wird, mit einem Denken, das eher in der Wahrnehmung und Wahrnehmungsverarbeitung wurzelt. Es ergibt sich das Bild eines Denkens, das in zwei getrennten Sphären stattfindet, die in einem Übersetzungsprozess aufeinander bezogen werden. Die eine davon scheint der Wahrnehmungsverarbeitung nahe zu sein, die andere der Sprachverarbeitung. Beide Sphären unterscheiden sich auch in der Art und Weise ihrer internen Verknüpfungen: Während im wahrnehmungsnahen Denken diese Verknüpfungen durch Assoziationen erfolgen, die in den Inhalten selbst begründet sind (Ähnlichkeiten im Klang oder Aussehen etwa), sind sie im sprachnahen Denken durch Kontexte gegeben, die durch Sprache und Begriffe gebildet werden. In den unterschiedlichen Weisen, in denen sich dieses Denken ausdrückt, lassen sich unterschiedliche Strategien erkennen, diese Denksphären aufeinander zu beziehen.

Autistische Denkstile

Tatsächlich macht es erst vor diesem Hintergrund Sinn, mit den Teilnehmenden des Workshops ihre spezifischen Denkstile herauszuarbeiten. In dieser Arbeit wurden nur wenige autistische Menschen und damit auch nur wenige Denkstile dargestellt. Der Autor hat allerdings bis zur Fertigstellung der Arbeit an der Herausarbeitung von Denkstilen vieler 100 autistischer Menschen mitgewirkt und ein entsprechend großes Spektrum kennengelernt. Besonders zu erwähnen sind hier ausgeprägt visuelle Denkstile, oft zusammen mit einem ausgeprägten fotografischen Gedächtnis, ausgeprägt auditive Denkstile, oft verbunden mit einem absoluten Gehör, und auch Denkstile, die sich deutlich am Riechen oder am Körpergespür orientieren oder die synästhetisch geprägt sind. Aber es genügen bereits die wenigen hier betrachteten Denkstile, um einige zentrale Unterschiede zwischen ihnen darzulegen. Unter den fünf Teilnehmenden des Workshops, deren Denkstile erörtert wurden, gibt es einen Teilnehmenden, dessen Denkstil eher auf Mustern und Strukturen als auf Bildern beruht. Es gibt zwei mit einem deutlich bildhaften Denken und einer auffallend korrekten sprachlichen Ausdrucksform. Einem dieser beiden Teilnehmenden fiel es schwer, sprachlich begründete Perspektiven nachzuvollziehen, während die andere solche Perspektiven mühelos analytisch durchdringen konnte. Die beiden übrigen Teilnehmenden zeigen ein etwas weniger deutliches, aber dennoch gut erkennbares bildhaftes Denken; beide nehmen ihr Denken als deutlich »anders« wahr. Außerdem hatten beide ausgeprägte Schwächen beim Schreiben und drückten sich eher wortkarg als eloquent aus, was auch dazu beitragen mag, dass ihr Denken nicht so klar in Erscheinung tritt wie bei den anderen. Beide zeigen auch eine starke Neigung, Themen assoziativ, das heißt ohne Berücksichtigung des Kontextes, miteinander zu verbinden. Bei zweien von den vier »Bilderdenkern« spielt neben dem Sehen auch das Hören eine erkennbare Rolle für das Denken.

Das Spektrum autistischer Denkstile lässt sich anhand von Koordinaten beschreiben, entlang derer sie sich voneinander unterscheiden. Als Koordinaten werden hier Merkmale verstanden, die mehr oder weniger ausgeprägt sein können; mehrere solcher voneinander zumindest teilweise unabhängigen Koordinaten spannen das Spektrum der Denkstile auf. Die in dem untersuchten Workshop ermittelten Koordinaten können wie folgt charakterisiert werden:

- *Muster und Bilder*

  In Anlehnung an Grandins Klassifikation konnte als eine dieser Koordinaten die Spanne zwischen Bilder- und Musterdenken ermittelt werden. Das Bilderdenken »verrät« sich hier in der Art und Weise, wie die Teilnehmenden sprechen, während das Musterdenken in den Interessen des betreffenden Teilnehmenden erkannt wurde. Musterdenken bezieht sich auf Beziehungen zwischen Gegenständen, vornehmlich um Funktionsbeziehungen. Es geht hier einher mit einem intuitiven Zugang zu solchen funktionalen Beziehungen zwischen einzelnen Gegebenheiten. Bilderdenken bezieht sich dagegen auf Gegenstände und Objekte selbst. Sie werden nicht durch funktionale Beziehungen miteinander verknüpft, sondern durch assoziative Beziehungen, die oben als intrinsisch bezeichnet wurden, wie beispielsweise Ähnlichkeiten in Aussehen oder Klang. Bei den Bilderdenkenden im Workshop ist darüber hinaus eine deutliche Tendenz zu einer auffallend akkuraten Wahrnehmung erkennbar.

- *Hören und Sehen*

  Als eine weitere Koordinate konnte eine mehr oder weniger ausgeprägte Bedeutung des Hörens als Wahrnehmungsaspekt für das Denken festgestellt werden. Die Bedeutung des Sehens ist bei allen zentral, auch bei denen, wo das Hören einen erkennbaren Einfluss auf das Denken hat. Hören und Sehen unterscheiden sich grundlegend darin, dass das Sehen durch die Perspektive eine Außenwelt »erschafft«, während das Hören wesentlich stärker im Innenerleben verankert ist. Auf die Unterschiede zwischen Seh- und Hörwahrnehmung wird im Kapitel »Denken und Sprache« näher eingegangen. Beim Hören geht es vornehmlich um Klänge und Rhythmen, also Strukturen und Wiederholungen, während es beim Sehen um Objekte und deren Beziehungen miteinander geht. Zwischen dieser Koordinate, die den Einfluss des Hörens auf das Denken beschreibt, besteht in naheliegender Weise eine Abhängigkeit zur Bild-Muster-Koordinate, da es in beiden auch um Strukturen geht. Dennoch tritt die von Hören und Sehen aufgespannte Koordinate im betrachteten Sample als eigenständige Koordinate auf.

➢ *Wahrnehmen und Sprechen*

Die beiden anderen Koordinaten, die ermittelt werden konnten, beziehen sich eher auf Aspekte des sprachlichen Denkens. Sehr auffällig ist der Unterschied im Sprechen der Workshopteilnehmenden: Auf der einen Seite Menschen, die in grammatikalisch korrekten Sätzen sprechen und über ein auffallend gutes Sprachvermögen verfügen, auf der anderen Seite Menschen, die nur sehr knapp antworten und auch erkennbar Mühe haben, ihre Gedanken auszusprechen. Diese Mühe weist auf einen schwierigen Übersetzungsprozess hin, das Wahrgenommene sprachlich auszudrücken. Die beiden Teilnehmenden, denen das Übersetzen schwerfällt, fallen durch eine starke Neigung auf, assoziative (und kontextfreie) Bezüge herzustellen. Sie hatten beide Schwierigkeiten beim Schreiben und sind beide sind Bilderdenker. Den Autor erinnert dies an einen jungen Workshopteilnehmenden, der nicht schreiben, aber fotorealistisch zeichnen konnte. Er erklärte sein Unvermögen zu schreiben damit, dass seine Hand wie von selbst beginnt zu zeichnen, wenn er versucht, einen Buchstaben zu schreiben. Insgesamt macht der Autor sehr konsistent die Erfahrung, dass Musterdenker auch sprachlich versiert sind.

➢ *Gegenstand und Sprache*

Die weitere sprachliche Koordinate hat mit einem spezifischen Perspektivwechsel zu tun. Die eine Seite dieser Koordinate besteht in einer Neigung und auch Befähigung, sprachliche oder kommunikative Gegebenheiten analytisch zu erfassen. Der Bezug auf den Kontext wird im Bereich des sprachlichen Denkens hergestellt, etwa durch das Einbeziehen von Absichten, Ideen oder Hintergedanken, die diesen Kontext und die damit verbundene Perspektive bilden. Auf der anderen Seite der Koordinate werden Aspekte als unplausibel oder unwirklich betrachtet, die ohne ihren Kontext nicht verstanden werden können. Das Denken nimmt hier eine Perspektive ein, die durch konkrete und direkt wahrnehmbare Gegebenheiten gründet. Was diese Perspektive überschreitet, erscheint unwirklich und unplausibel.

Die Collage: Vom Erleben zum Verständnis

Da Autismus so zentrale Aspekte menschlichen Seins betrifft wie Sprache, Wahrnehmung und Denken, ist es unmöglich, dem Anspruch gerecht zu werden, den wissenschaftlichen Rahmen komplett auszuloten, in den dieses Thema eingebettet ist. Es können immer nur einzelne Aspekte der Forschung betrachtet werden, allerdings mit der Option, weitere Aspekte hinzuzuziehen, oder bereits betrachtete weiter zu vertiefen. Im Folgenden werden solche Aspekte angerissen, um aufzuzeigen, inwieweit sich die in dieser Arbeit gewonnenen Einsichten zu einer Collage zusammenführen lassen, die zu einer Weiterentwicklung eines Autismusbildes beitragen kann. Die dafür herangezogenen Aspekte aus der Wissenschaft dienen dabei gewissermaßen als Schablonen, die das Zusammensetzen der Einzelteile unterstützen. Die Betrachtungen beginnen mit den herausgearbeiteten sozialen Aspekten, weil die Erfahrungen von Stigmatisierung, Ausgrenzung oder Diskriminierung bei allen hier betrachteten autistischen jungen Menschen eine große Rolle spielen. Fortgeführt werden sie mit Befunden aus der Neuropsychologie und auch aus zeichentheoretisch motivierten Überlegungen. Denn gerade der Befund, dass bei autistischen Menschen sprachliches und wahrnehmungsbezogenes Denken anders organisiert sind, hat Folgen, die im Licht eines umfassenden psychologischen Verständnisses betrachtet werden sollten. Schließlich werden die Befunde dieser Arbeit vor dem Hintergrund von Erkenntnissen aus der Humanbiologie, insbesondere auch der Neurobiologie, erörtert, weil sie den wissenschaftlichen Rahmen für die bestehende »klassische« Autismusforschung bilden.

Autismus im sozialen Kontext

Die Asperger Follow-up-Studie von Kathrin Hippler (2003) kommt zu Schlüssen, die durchaus bedenkenswert sind, aber in der Autismusforschung nur wenig Beachtung finden. Zum einen beobachtet sie, dass ein Großteil der Studienteilnehmenden die Diagnosekriterien nach ICD-10 nicht mehr erfüllen würde. Das kann darauf zurückzuführen sein, dass sich Aspergers Autismusbegriff von dem der psychologischen Manuale unterscheidet. Nach den bereits dargelegten Überlegungen zu Aspergers Sichtweise und denen der Manuale ist diese Erklärung zumindest nicht unplausibel. Diese Beobachtung kann aber auch darauf zurückzuführen sein, dass die autistischen Kernsymptome mit zunehmendem Alter tatsächlich abnehmen. Dass Autismus eine in diesem Sinne gute Prognose hat, vermuteten bereits Asperger und Kanner. Auch in der Folge gibt es eine Reihe weiterer Beobachtungen, die nahelegen, dass autistische Menschen, insbesondere die aus dem hochfunktionalen Teil des Spektrums, im Lauf ihres Lebens zunehmend lernen, in ihrer sozialen Umgebung zu funktionieren.

Aber diese Untersuchung zeigt einen weiteren sehr deutlichen Befund: Die hier betrachteten Menschen haben fast alle ein »hohes Anspannungsniveau« und zeigen Symptome psychischer Erkrankungen wie Depressionen, Zwangsstörungen und ähnliches. Diese Symptome auf eine Belastung durch ihre sozialen Anpassungsleistungen zurückzuführen, ist naheliegend. Dass psychische Erkrankungen oder Störungen bei hochfunktionalen Autisten häufig vorkommen, zeigt nicht nur die Studie von Kathrin Hippler; ein guter Überblick ist im Kapitel »III Komorbitäten und atypische Präsentationen« zu finden (Tebartz van Elst, 2016b [2012], S. 183–251). An erster Stelle stehen Depressionen, Belastungsstörungen und Angststörungen; das Thema Depression war auch im untersuchten Workshop präsent. Zwar haben autistische Menschen insofern eine gute Prognose, dass sich ihre als problematisch empfundenen Kernsymptome »auswachsen«. Diese Anpassung ist allerdings offensichtlich für eine Mehrheit von ihnen sehr belastend und führt häufig zu psychischen Erkrankungen.

Nicht wenige der befragten autistischen Menschen brachten ihr Autistischsein oder ihre Autismus-Diagnose mit Konflikten in der Schule oder in der Familie in Zusammenhang. Bei einigen schienen diese Konflikte mit richtigen Krisen einhergegangen zu sein. Vor dem Hintergrund, dass nicht nur Asperger die Kindheit und Jugend hochfunktionaler Autisten als konfliktreich beschreibt, kann das auch hier in einigen Fällen vermutet werden. Nach außen tritt der Autismus oft durch den erlebten Anpassungsdruck und die damit verbundenen Anpassungsleistungen in Erscheinung. Die autistischen Menschen selbst erleben ihn aber eher über ihr Gefühl, anders zu sein, anders zu denken und anders wahrzunehmen. Auch wenn die Anpassungsstrategien der hier betrachteten Menschen recht unterschiedlich sind, haben sie einen auffallend rationalen und analytischen Umgang mit sozialen Schwierigkeiten als Gemeinsamkeit. Diese Anpassungsvorgänge werden im Folgenden unter den Aspekten »Anderssein«, »Fremdsein«, inklusive der damit verbundenen Erfahrungen des Missverstehens, sowie »Ausgeschlossensein« betrachtet.

Anderssein

Autismus wurde von allen autistischen Menschen, die sich hier geäußert haben, vorrangig damit verbunden, anders zu sein, anders zu denken und anders wahrzunehmen. Allerdings fiel es ihnen schwer, genau zu bestimmen, worin dieses Anderssein genau besteht. Das entspricht auch der Erfahrung des Autors, der das Gefühl, grundlegend anders zu sein als andere Menschen, bereits in der Kindheit hatte, aber erst mit Anfang 30 eine Erklärung dafür fand. Die jungen Menschen befanden sich bei den Interviews oder dem Workshop in einem sozialen Kontext, der im Wesentlichen aus autistischen Menschen bestand. Diesen Kontext empfanden sie als barriereärmer als andere soziale Kontexte, wie etwa die Schule oder manchmal auch die eigene Familie. Insbesondere fühlten sie sich von anderen autistischen Menschen besser verstanden als sonst. Im Workshop wurde auch deutlich, dass die Teilnehmenden an einem gegenseitigen Erfahrungsaustausch interessiert waren und auch in einen Erfahrungsaustausch kamen.

Dabei fällt auch auf, dass es den Autistinnen bereits im Jugendalter gut gelingt, auf analytische Weise so etwas wie eine soziale Intuition zu entwickeln, während sich die männlichen Autisten damit offenkundig schwerer tun. Es scheint ihnen leichter zu fallen, die der sozialen Welt innewohnenden Gesetzmäßigkeiten anzuerkennen, während männliche Autisten geradezu darauf zu bestehen scheinen, dass sich die soziale Wirklichkeit den Gesetzmäßigkeiten einer Objektwelt unterwirft, in der die Dinge so sind wie sie erscheinen. Es wirkt so, als ob männliche Heranwachsende tendenziell mit einer größeren Distanz zu ihrem sozialen Umfeld sozialisieren als weibliche. Männliche Autisten reagieren tendenziell auf die von ihnen erlebte Distanz mit einem Streben nach einer weitergehenden Abgrenzung, während Autistinnen eher bestrebt sind, diese Distanz zu verkleinern. Vermutlich haben sie eher ein starkes Ich in Abgrenzung zu »den anderen« als Sozialisationsziel, während das Ziel bei weiblichen Heranwachsenden eher in einer guten Integration in ihr soziales Umfeld besteht.

Die Möglichkeit, sich in anderen gleich oder zumindest vergleichbar gearteten Individuen widerzuspiegeln, bildet die Voraussetzung, eine Selbstwahrnehmung als ein in einen sozialen Kontext eingebettetes Individuum zu entwickeln – ein soziales Selbst. Diese Möglichkeit setzt aber wiederum die Erfahrung voraus, mit der eigenen psychischen Struktur in dieses soziale Umfeld zu passen, von ihm verstanden zu werden und es zu verstehen. Erst dann ist es plausibel und möglich, eine Intuition für soziale Gegebenheiten zu entwickeln, die schließlich in etwas wie eine intuitive Theory of Mind münden kann. Ein soziales Umfeld aber, dass als grundlegend anders erlebt wird, erschwert eine solche Entwicklung ungemein. Dass autistischen Menschen nur ein intuitiver Zugang zu ihrer sozialen Umwelt fehlt, hat auch mit einer Sozialisation zu tun, die gerade nicht von der Erfahrung geprägt ist, dass diese Umwelt von allen in ähnlicher Weise wahrgenommen wird.

Die unterschiedliche Wahrnehmung der sozialen Umwelt hat mit einem unterschiedlichen Denken zu tun, das sich insbesondere in der Art und Weise zu unterscheiden scheint, wie sprachliches und wahrnehmungsbezogenes Denken mit- und zueinander organisiert sind. Diese beiden Aspekte des Denkens scheinen bei autistischen Menschen auseinanderzufallen, während sie ansonsten eher als eines wahrgenommen werden. Dass autistische Denkstile mit anderen Lernstilen verbunden sind, ist nach der Betrachtung des Workshops einleuchtend. Das getrennte Denken ermöglicht ein Lernen durch die Synchronisierung von Kommunikation oder Tätigkeiten, das an die Stelle einer geteilten Aufmerksamkeit tritt. Das entspricht allgemein der Erfahrung des Autors in den Fähigkeitenworkshops. Allerdings hat er für diese Annahme (noch) keine Literatur gefunden und kann sich lediglich auf eine Diskussion zwischen Christine Freitag (Leiterin der Klinik für Psychiatrie, Psychosomatik und Psychotherapie des Kindes- und Jugendalters in Frankfurt) und Laurent Mottron beziehen, die er während der Wissenschaftlichen Tagung Autismusspektrum Anfang 2018 mitbekommen hatte. Die Synchronisierung von Kommunikation oder Tätigkeiten bettet das Lernen in einen Kontext bestehend aus intrinsischen Assoziationen, die sich mehr an Wahrnehmungsverarbeitung orientieren als an sprachlichen Konzepten. Die Aussagen, die aufgrund der hier erarbeiteten Befunde über das Lernen autistischer Menschen getätigt werden können, sind allerdings nur sehr vage. Sie weisen aber darauf hin, dass spezifische Lernumgebungen für autistische Menschen wichtig sein können. Gerade auch, um ihre jeweiligen Denkstile und das zugrunde liegende getrennte oder, um diesen Begriff hier zu verwenden, inkohärente Denken gut in ihr Leben integrieren zu können.

Daher ist ein Lernen von anderen über die Synchronisation von Tätigkeiten für autistische Menschen so naheliegend und zielführend, wie das soziale Lernen über geteilte Aufmerksamkeit für nichtautistische Menschen. Durch die Konzentration auf Tätigkeiten und Gegenstände kann sich die Intuition für funktionale Zusammenhänge zwischen autistischen Menschen übertragen. In der Regel haben autistische Menschen kein solches autistisches Lernumfeld und ziehen es vor, alleine zu lernen. Dabei erleben sie, wie sie an alles anknüpfen, alles in ihre Welt holen und mit allem in Verbindung treten können – außer Menschen. Darin besteht die

Isolation, die sprichwörtliche Glasglocke, in der sie leben. In autistischen Kontexten können sie die Erfahrung machen, dass es mit autistischen Menschen anders als sonst funktionieren kann, in Verbindung zu treten.

Fremdsein

Von anderen nicht adäquat verstanden zu werden oder sie nicht zu verstehen, ist ein weiterer zentraler Aspekt in den hier betrachteten Schilderungen. Dieses Gefühl bettet sich ein in das Erleben, fremd zu sein und in einem sozialen Umfeld aufzuwachsen, das weitgehend unpassend zu sein scheint. Das Befremden wird vor allen Dingen im Umgang mit Gleichaltrigen deutlich, die andere Interessen verfolgen und miteinander in einer Weise umgehen, die von den autistischen Menschen in weiten Teilen nicht nachvollzogen werden kann. Besonders deutlich wird dies, als Sönke im Interview schilderte, von wem er sich verstanden fühle und von wem nicht. Dabei spielten nach seiner Einschätzung Kenntnisse von Autismus eine größere Rolle, als etwa dieselbe Sprache zu sprechen. Diese Verständnisschwierigkeiten betreffen beide Aspekte, andere verstehen und von anderen verstanden zu werden.

Die befragten autistischen Menschen teilen die Erfahrung, sich in einem sozialen Umfeld wiederzufinden, das sie selbst nur schwer nachvollziehen können und von dem sie sich nicht verstanden und adäquat wahrgenommen fühlen. Beides schafft eine große Distanz zwischen ihnen und ihrer Umwelt. In den Interviews und im Workshop drücken sie aber auch deutlich den Wunsch aus, diese Distanz zu überwinden. Um dies zu erreichen, wurden unterschiedliche Strategien genannt, von Versuchen, die eigene Kommunikation anzupassen, bis zur Suche nach geeigneten sozialen Kontexten, wie etwa Interessensgruppen, oder Freundschaften zu Gleichaltrigen, die ebenfalls eher am Rand stehen.

Es ist deutlich geworden, dass die Verständnisbarrieren zwischen autistischen und nichtautistischen Menschen von einer unterschiedlichen Wahrnehmung herrühren. Die Unterschiede machen sich vor allen Dingen daran fest, worauf sich das Denken und Wahrnehmen bezieht: Sind es in erster Linie soziale Aspekte, Kontakte zu anderen oder Kommunikation, oder sind es vorrangig andere, Aspekte einer Objektwelt und damit zusammenhängende Interessen? Es sind Verhaltensweisen, die sich vorrangig auf soziale Vernetzung mit anderen beziehen, die von den autistischen Menschen nur schwer nachvollzogen werden können. Umgekehrt sind es

Verhaltensweisen, die sich auf die Objektwelt, Interessen oder Tätigkeiten beziehen, die von nichtautistischen Menschen offenbar leicht missverstanden werden. Dabei können Kontakte, die gemeinsame Interessen im Fokus haben, Brücken bauen, da es hier um beides geht, sowohl um die Gegenstände der Interessen als auch um die dabei gepflegten Kontakte.

Im sozialen Kontext scheinen sich autistische Menschen von anderen vornehmlich durch ihre bevorzugten Bezugspunkte zu unterscheiden. Während sich nichtautistische Menschen auf andere Menschen beziehen, auch wenn es um Tätigkeiten geht, die nicht in erster Linie auf soziale Aspekte abheben, beziehen sich autistische Menschen vorrangig auf die Gegenstände ihrer Tätigkeiten oder die Tätigkeiten selbst. Sie spiegeln sich eher in einer Objektwelt als in einer sozialen Welt. Zwischen den beiden Welten scheint ein grundlegender Unterschied zu bestehen: Bezüge zu einer sozialen Umwelt finden auf sprachlichem Wege statt, in einer Kommunikation, die verbal oder nonverbal sein kann, aber sprachlichen oder symbolischen Charakter hat. Bezüge zu einer Welt der Tätigkeiten und Objekte finden dagegen in Bereichen konkreterer Wahrnehmung statt. Damit sind auch die Spiegelungsmechanismen jeweils andere, je nachdem, ob das Individuum sich in einem sprachlichen Kontext oder in der Wahrnehmung einer Tätigkeit oder eines Gegenstandes spiegelt.

Alexander Durig (1996) stellt fest, dass eine Balance von induktiver und deduktiver Logik notwendig ist, um ein sozial angepasstes Alltagsverständnis zu gewährleisten (siehe dazu Simpson, 2018, S. 14ff.). Nach seinem Ansatz scheitert das Alltagsverständnis autistischer Menschen an ihrer Präferenz für deduktive Logiken, weil die zwischenmenschliche Interaktion im Wesentlichen auf subjektiven Einschätzungen und induktiver Logik beruht. Auch Lacan bietet ein Modell induktiver Logik an, um die Herausbildung einer Positionierung in einem sozialen Kontext darzulegen (siehe Lacan, 1980a [1945]; Seng, 2013 [2010], S. 55ff.). Nach dieser Logik haben in einer Gruppe alle ein Merkmal, das jeweils nur die anderen sehen können. Ob ich Merkmalsträger bin, kann ich durch die Reaktion der anderen herausfinden: Wenn sie auf mich reagieren und zeigen, dass sie mich etwas anders wahrnehmen, scheint mir das entscheidende Merkmal zu fehlen. Reagieren sie nicht auf mich, weiß ich daher, dass sie mich so wahrnehmen wie ich sie. Auf diese Weise lässt sich durch das beobachtete Verhalten der anderen, das den Erwartungen entspricht, eine soziale Gegebenheit induktiv herstellen; wie etwa die Selbstwahrnehmung als soziales Ich. Die induktive Logik wirkt dabei wie ein Spiegel. Lacans Modell induktiver Logik zeigt, wie eine solche Logik ermöglicht, sich in anderen Menschen zu spiegeln, vorausgesetzt, diese Logik wird als nachvollziehbar und plausibel empfunden. Als ein Spiegeln, das im Medium der Sprache stattfindet, lässt sich eine induktive Logik eben nicht auf eine »objekthafte« Wahrnehmung zurückführen, die etwa mit einem Spiegeln in einem optischen Spiegel vergleichbar wäre. In der Objektwelt, ohne Berücksichtigung des symbolischen Gehalts, wirkt so ein Spiegeln durch eine soziale Logik unwirklich, genauso wie damit verbundene Phänomene wie eine Theory of Mind.

So ergibt sich ein Bild von autistischen Menschen, die aufgrund fehlender Anknüpfungsmöglichkeiten das Gefühl haben, in einer anderen Welt als die anderen zu leben. Autistische Menschen wachsen in einem sozialen Umfeld auf, das überhaupt nicht auf ihre Persönlichkeitsstrukturen vorbereitet ist. Das soziale Ich setzt ja gerade eine solche soziale Ich-Wahrnehmung bei den anderen Menschen voraus, ohne die die zugrunde liegende soziale Logik nicht greifen würde. Autistische Menschen leben daher nicht einfach nur als andere unter anderen, sondern auch in einem Umfeld, das ein solches Anderssein nur schwer erkennen, geschweige denn verstehen kann. Erst ein Anderssein, das mit einem so tiefgreifenden Missverständnis verbunden ist, führt zu dem Fremdheitserleben, das autistische Menschen haben. Das Gespür, anders zu sein, geht einher mit der Erfahrung, in einer sehr grundlegenden Weise als Individuum missverstanden zu werden und von Menschen umgeben zu sein, die gewissermaßen einer unbekannten »Hidden Agenda« folgen.

Ausgeschlossensein

Gerade durch die Interviewten ist deutlich geworden, dass sie nicht nur die Erfahrung machen, anders oder fremd zu sein, sondern sich teilweise explizit diskriminiert oder ausgeschlossen fühlen. In irgendeiner Weise ist das von allen befragten autistischen jungen Menschen thematisiert worden; diejenigen, die solche Erfahrungen nicht gemacht haben, empfinden es als etwas Besonderes, ohne Diskriminierung zu leben, oder halten es für wichtig, das eigene Verhalten anzupassen. So wurde auch die Autismus-Diagnose von einigen als Stigma empfunden, als ein Etikett, das sie in bestehenden Konflikten als Verursacher kennzeichnet. Zu dem diffusen Eindruck, anders zu sein, und der Erfahrung, andere Menschen nicht nur als fremd zu erleben, sondern von ihnen auch so erlebt zu werden, kommt bisweilen noch das Stigma, der Grund für das schwierige Verhältnis zum eigenen sozialen Umfeld zu sein. In diesem Gesamtbild scheinen die Rahmenbedingungen für die Sozialisation autistischer Menschen außerordentlich ungünstig zu sein. Das passt zum Bild der Asperger Follow-up-Studie (Hippler, 2003), die ja nahelegt, dass autistische Menschen sehr oft durch den Anpassungsdruck psychisch erkranken.

Asperger hält in einer Krankenakte fest: »Nur in herabgesetzten Maße imstande, auf die Umwelt und ihre Forderungen zu reagieren, instinktmäßig schlecht angepasst und weltfremd, ist er dem Spott der anderen ausgeliefert, ja fordert er ihn geradezu heraus« (zit. n. Pollak, 2015, S. 60). Doch ist es wirklich nur die fehlende soziale Intuition, die autistische Menschen zum »Gespött« macht? Nach Goffman besteht ein zentraler Aspekt der Kommunikation in einem Interesse an der Person der oder des Anderen, um sie oder ihn einschätzen zu können (siehe zum Beispiel die Einleitung in Goffman, 1956). Dass autistische Menschen ein eher geringeres Interesse daran haben, zeigt sich auch in dieser Arbeit. Sehr deutlich beispielsweise in der Art und Weise, mit der im Workshop über die als befremdlich empfunden Verhaltensweisen Gleichaltriger gesprochen wurde. Diese sind ja im Wesentlichen durch das Interesse aneinander begründet und nicht etwa durch gemeinsame im Sinne von geteilten Interessen. Aus autistischer Sicht scheinen die Persönlichkeiten anderer Menschen nicht in dem Maße interessant zu sein, wie sie es für nichtautistische Menschen sind. Umgekehrt fühlen sich autistische Menschen von anderen nicht adäquat wahrgenommen. Die Schwierigkeit, sich als Persönlichkeit erkennen und lesen zu können, besteht offenbar gegenseitig.

Die Befunde dieser Arbeit legen nahe, dass die hier betrachteten autistischen Menschen die soziale Welt, in der sie leben, weniger als eine wirkliche und lebendige Welt erleben, als die Welt ihrer Wahrnehmung, die der Objekte und Gegenstände. Ein Interesse an den Persönlichkeiten anderer Menschen setzt voraus, sich in ihnen spiegeln zu können. Die autistische Künstlerin Gee Vero etwa verwendet in ihren Vorträgen für das, was an anderen als Persönlichkeit wahrgenommen wird, den Begriff »Ich-Maske«. Nur dann wird eine implizite Logik plausibel, die am Ende vermag, sich selbst und die anderen als Persönlichkeiten zu erkennen. Darauf gründet die Intuition im sozialen Umgang miteinander, die so etwas wie eine Theory of Mind ermöglicht. Die sprachliche Ebene solcher sozialen Erfahrungen erscheint autistischen Menschen nicht sehr wirklich und lebendig und damit auch nicht relevant. Durch ihre stigmatisierte soziale Position wird diese Distanz noch vergrößert; das soziale Umfeld ist für sie tatsächlich keines, in dem sie sich spiegeln könnten.

Ein Denken, das sich in erster Linie auf das soziale Umfeld bezieht und darüber den Zugang zu seiner Welt erhält, nimmt sich selbst auch als etwas soziales wahr, ein soziales Ich, das sich über die Wahrnehmung der anderen definiert. Es orientiert sich an sozialen Anforderungen, Normen und Rollen und ist bestrebt, sich in den vorgefundenen sozialen Kontext einzuordnen. Ein autistisches Denken orientiert sich dagegen eher an dem, was es als Objektwelt wahrnimmt. Den Zugang zu seiner Welt erhält es daher vornehmlich über seine Wahrnehmungen und definiert sich entsprechend auch darüber, über den eigenen Körper, der ihm diese Wahrnehmungen vermittelt. »Your child is screaming, spinning or making noises, and you're on the receiving end of disapproving stares or outright hostility from The Annoyed«, beschreibt Marina Sarris (2015, o. S.) eine Erfahrung, die Eltern autistischer Kinder typischer Weise erleben: »Maybe he assumes your child lacks discipline; maybe he recognizes the disability but blames you for subjecting him to such behavior« (ebd.). Das Störende an dem Verhalten des Kindes ist offenbar seine Fixierung auf sich selbst und den eigenen Körper bei gleichzeitiger Ignoranz gegenüber den bestehenden sozialen Erwartungen. Geradezu sinnbildlich für diese autistische »Lust« an sich selbst sind »stereotype« Bewegungen, die der Selbststimulation dienen. Hochfunktionale Autisten, wie auch der Autor selbst, betreiben nicht wenig Aufwand, sich solche Stereotypien abzugewöhnen. Gleichwohl haben sie für autistische Menschen nicht in erster Linie die Funktion der Lustgewinnung, sondern die der Regulation und Stabilisierung der eigenen inneren Zustände.

Sowohl die Interviewten als auch die Teilnehmenden des Workshops haben nicht explizit von solchen Problemen berichtet. Aber in den Schilderungen ihrer Ausgrenzungserfahrungen wird deutlich, dass sie die Gründe dafür nicht verstehen. Sie fühlen sich nicht aufgrund benennbarer Verhaltensweisen stigmatisiert, sondern als Personen, als das, was sie sind und was sie für andere verkörpern. Genau darin besteht auch das grundlegende Missverständnis, was sie erleben, das Gefühl, von den anderen Menschen verkannt zu werden. Es ist die Verweigerung eines sozialen Ichs, wodurch sich andere Menschen provoziert fühlen. Während sie ihr Selbst sozusagen in den Dienst der Gemeinschaft stellen, sich an ihren sozialen Kontexten mit den Anforderungen und Normen orientieren, zeigen autistische Menschen anstelle des sozialen Ichs eines, das sich zumindest in seiner Außenwirkung vornehmlich auf sich selbst und auf den eigenen Körper bezieht. Das wird auch in der Schilderung eines Mannes deutlich, die Asperger an das Ende seiner Habilitationsschrift setzte: »[S]o blieb er auch in seinem Benehmen kraß ungeschickt und unangepaßt (so konnte man ihn noch als jungen Mann in der Straßenbahn mit Hingebung und Ausdauer nasebohren sehen!)« (Asperger, 1944, S. 133). Der Körper dient somit in erster Linie nicht als Träger sozialer Informationen, sondern als Träger der eigenen Empfindungen, etwa durch die Kleidung, in die er gehüllt ist. Hier sei darauf verwiesen, dass der Autor gerne und auch beispielsweise in den Fähigkeitenworkshops Hosen mit Tarnmuster trägt, weil sie nach seiner Wahrnehmung einen Aspekt seiner Persönlichkeit ausdrücken.

Das Stigma eines auf sich selbst bezogenen Körpers rührt offensichtlich an tief liegenden Tabus. Im Abschnitt »An den Grenzen der Autismusforschung« wurde aufgezeigt, wie leicht auch in der Forschung das Framing des autistischen Andersseins als Defizit dazu führt, autistischen Menschen ihr Menschsein abzuerkennen. Die Tabus, an denen autistische Menschen mit ihren Verhaltensweisen rühren, sind offenbar so grundlegend, dass sie selbst in der Forschung manchmal nicht gesehen und sogar als tatsächlich vorhandene Forschungsbefunde angesehen werden, obwohl sie sich nicht belegen lassen. Ein prägnantes Beispiel ist dafür die These, Autismus wäre auf fehlende Spiegelneuronen zurückzuführen, die bis dato aber nicht hinreichend untermauert werden konnte.

Betrachtungen zur Psyche autistischer Menschen

Grandin (2002) erörtert in ihrem Buch eine Frage, die in der Autismusforschung nur wenig Beachtung findet: Wie ist eine autistische Psyche strukturiert? Sie greift dabei auf eigene Erfahrungen sowie auf ihre Überzeugung zurück, dass das Denken autistischer Menschen eher wie das höherer, nichtmenschlicher Säugetiere strukturiert ist als das von Menschen. Das Denken nichtautistischer Menschen charakterisiert sie als eines, das über viele Bereiche des Gehirns vernetzt stattfindet und die Aktivitäten der einzelnen Bereiche, wie der visuellen Wahrnehmungsverarbeitung überdeckt. Diese überdeckten Bereiche des Denkens bilden das Unbewusste, während sich das Bewusstsein auf das – vernetzt stattfindende – sprachliche Denken beschränkt. Bei autistischem Denken werden die Aktivitäten der einzelnen Bereiche dagegen nicht überdeckt; weite Teile dessen, was bei anderen Menschen unbewusst geschieht, ist Teil des autistischen Bewusstseins. Eines, das sich anders als das nichtautistischer Menschen als fragmentiert zeigt.

Grandin versucht, ihre Hypothese mit neurobiologischen Erkenntnissen aus bildgebenden Verfahren und Erkenntnissen über die Denk- und Lernfähigkeit von Tieren zu stützen. Dennoch ist diese Hypothese aus wissenschaftlicher Sicht nur schwer zu überprüfen. Grandin führt dazu Befunde aus bildgebenden Verfahren an, deren Aussagekraft sie aber nach Ansicht des Autors überschätzt. Insbesondere da psychologische Konzepte wie Bewusstsein und Unbewusstes außerordentlich komplex und wissenschaftlich kaum zu fassen sind. Das werden wohl auch die Gründe dafür sein, dass es zu diesem Themenkomplex so wenig Forschungsergebnisse gibt.

Die Überlegungen zu sozialen Hintergründen autistischen Erlebens zeigen in der Tat ein Anderssein, das tief und in komplexer Weise im psychischen Apparat autistischer Menschen begründet ist. Sie zeigen auch, dass sich dieses Anderssein im Wesentlichen in sozialen Erfahrungen niederschlägt; auch das ist in den Befunden dieser Arbeit deutlich zu erkennen. Es zeigt sich in der Differenz zwischen einem sozialen Umfeld zu einem anderen Denkstil und einer anders strukturierten Persönlichkeit; anders als es dieses soziale Umfeld erwartet. Damit ist es auch mit der Erfahrung verbunden, den Ansprüchen und Anforderungen des eigenen Umfelds nicht genügen zu können.

Denken und Sprache

Ein zentraler Aspekt zum Verständnis und zur Charakterisierung autistischen Denkens ist das sprachliche Denken. Das ist nicht nur Teil von Grandins Ansätzen, sondern liegt auch – mehr oder weniger explizit – hinter allen neuropsychologischen Erklärungsansätzen, die sich in der Autismusforschung durchsetzen konnten. Sprache und sprachliches Denken wird im allgemeinen Verständnis so sehr mit menschlicher Kultur und dem Menschsein insgesamt verbunden, dass nicht selten Denken mit sprachlichem Denken und Bewusstsein mit einem »inneren Sprechen« gleichgesetzt wird. Diese allgemeine Vorstellung ist sicherlich auch Grandins Motivation, in ihrem Text die Erfahrung zu untermauern, dass Denken und Bewusstsein nicht nur sprachlich in Erscheinung treten. Auch der Autor dieser Arbeit konnte sich früher die Diskrepanz nicht erklären, dass einerseits bedeutende Philosophien Denken mit sprachlichem Denken gleichsetzen, andererseits ein nichtsprachliches Denken für ihn immer schon eine offensichtliche Erfahrung gewesen ist. Ein prägnantes Beispiel aus der Philosophie ist der Satz Wittgensteins: »Die Grenzen meiner Sprache sind die Grenzen meiner Welt«; das trifft auf die Welt des Autors in keiner Weise zu. Die Befunde der vorliegenden Arbeit sind in dieser Beziehung recht eindeutig: Die autistischen jungen Menschen zeigen alle mehr oder weniger deutliche Auffälligkeiten im Umgang mit Sprache, oft einen sehr kreativen Sprachgebrauch. Sprache ist ihnen dabei eher fremd und zeigt ein auffallend hohes Maß an Rationalität und analytischem Denken. Bei manchen ist erkennbar, wie sie nichtsprachliche, eher bildhafte Gedanken erst übersetzen, bevor sie sie sprachlich ausdrücken. Hier konnten sogar verschiedene Denkstile in Bezug auf ihr nichtsprachliches Denken skizziert werden. Manche zeigen sich als offensichtlich »sprachfern« in ihrem Denken, andere fallen durch eine korrekte, im Grunde schriftsprachliche Ausdrucksweise auf.

Auch die neuropsychologische und -biologische Autismusforschung geht davon aus, dass Autismus mit Aspekten des Denkens und Wahrnehmens verbunden ist, die mit der Sprachverarbeitung zu tun haben. Die Idee, dass es neben dem sprachlichen Denken andere Formen eines »höheren« Denkens gibt, wie sie etwa Grandin postuliert, ist dabei allerdings (noch) kein Common Sense. Tieren, zumindest Säugetieren und Vögeln, werden durchaus Formen nichtsprachlichen Denkens zugesprochen; dass es bei Menschen solche Formen des Denkens gibt, ist dabei nicht die Frage. Es muss vielmehr nach der Qualität eines solchen Denkens gefragt werden: Ist es zu Verallgemeinerungen fähig oder gar zu Abstraktionen? Eignet es sich für analytische Denkvorgänge oder für ein tiefes Verständnis von Zusammenhängen? Was bedeutet die Hypothese überhaupt, autistische Menschen denken nicht in Sprache, sondern in etwas anderem, Bildern, Mustern, Klängen oder was auch immer das sein mag? Sie kann ja nicht bedeuten, dass sie gar nicht in Sprache denken; viele autistische Menschen sprechen ja und sind teilweise sogar sprachlich talentiert. Selbst bei denen die nicht sprechen, gibt es einige, die dennoch der Sprache mächtig sind und sich beispielsweise mithilfe von Computern äußern können. Einer von ihnen, mit einer ausgesprochen bemerkenswerten Sprache und Intellektualität ist der bereits erwähnte Tito Mukhopadhyay. In Anlehnung an Lacans Satz, »Der Mensch wohnt in der Sprache«, stellt sich nach diesen Überlegungen die Frage, wie autistische Menschen »in der Sprache wohnen« (Jacques Lacan im Vorwort zur deutschen Übersetzung der Écrits [Lacan,

1975]). Hier sei auf die Erfahrung verwiesen, dass sich mithilfe Gestützter Kommunikation nichtsprechende autistische Menschen sehr wohl sprachlich ausdrücken können. Auf diesem Weg hat sich auch gezeigt, dass diese sich möglicherweise mit intellektuellen Themen in einer Weise beschäftigen, die ein ausgebildetes Sprachverständnis voraussetzen. Das soll im Folgenden mit Bezug auf die strukturale Psychoanalyse nach Lacan erörtert werden. Diese Überlegungen haben eine langjährige Beschäftigung des Autors mit Lacans Schriften als Grundlage, die sich nur schwer auf direkte Verweise reduzieren lassen. Die Verweise sind daher als Einstiege zu verstehen, von denen auch der Autor für die Auseinandersetzung mit den jeweiligen Ideen ausgegangen ist. In Seng (2020 [2018]) wird diese Auseinandersetzung im Detail dargelegt; für einen leicht zugänglichen und dennoch fundierten Einstieg sei auf Pagel (2019 [1989]) verwiesen, für einen schlaglichtartigen Einblick Nemitz (2016).

Die Fähigkeit zu Abstraktion und Analyse wird häufig im sprachlichen Denken verortet, weil Sprache als Zeichensystem eine eigene Wirklichkeit bildet, in der Wahrnehmungen und Erfahrungen dargestellt werden können. Es gibt aber auch ein Zeichensystem, das aus Bildern besteht. Die Neurobiologie zeigt, dass Sinnesreizungen auf neuronaler Ebene in einer Weise umgesetzt werden, die fast nur noch mit den neuronalen Netzen im Gehirn in Verbindung gebracht werden können. Die Repräsentation der visuellen Wahrnehmung im Gehirn ist weit davon entfernt, ein Abbild des Gesehenen zu sein; vermutlich ist es noch nicht einmal ein Bild. Das, was Menschen als Bilder und visuelle Wahrnehmung erscheint, ist bereits das Ergebnis einer umfangreichen neuronalen Verarbeitung. Diese Bilder verweisen auf neuronale Reizmuster, die selbst nicht als Bilder verstanden werden können. So gibt es nicht nur Begriffe und Aussagen über Autismus, sondern auch Bilder, die als solche wirksam sind. Als Beispiel sei hier das Bild einer leeren Festung genannt: Das eigene Kind eine Festung, die aus nichts weiter besteht als Mauern. Oder das Puzzleteil, beispielsweise wie das Logo von Autismus Deutschland mit dem Schema eines Kindes verbunden, das sein Gesicht hinter seiner Hand versteckt oder sich eine Träne von der Wange wischt. Der Mitmensch als ein Mysterium, das sich allen Anstrengungen zum Trotz nicht offenbaren kann. Es gibt auch Bilder, die wesentlich wirksamer sind, beispielsweise Geschlechterbilder oder Körperbilder, Bilder des Fremden und so weiter. Dieses auf Bildern basierende Zeichensystem ist ähnlich komplex und in sich verwoben wie Sprache. Es ist auch mit so grundlegenden kognitiven Fähigkeiten wie der Objektpermanenz verbunden: ein Bild von etwas abwesendem. Hier sei an ein Zitat aus dem Workshop erinnert: »Ich seh' grade, es gibt keine Stifte für die Flipchart, kann das sein?« (siehe im Kapitel »Der Workshop als Kommunikationsumgebung«). Der Moderator zeigt sich hiermit als jemand, der sich gerade in einem bildhaften Zeichensystem befindet.

Es liegt nahe, noch weitere Zeichensysteme anzunehmen, etwa eines, das aus Klängen besteht und sich in der Musik kulturell entfaltet. Insgesamt ist davon auszugehen, dass eine »wirkliche Wirklichkeit«, sofern so eine Begriffsbildung überhaupt Sinn ergibt, etwas ist, was sich in keiner Weise fassen oder darstellen lässt, weder sprachlich noch in Bildern oder Klängen. Die modernen Naturwissenschaften sind von dieser Erkenntnis geradezu geprägt, die sich etwa in der Physik als Quantenphysik niederschlägt oder in der Neurobiologie als Erkenntnis, dass funktionale Einheiten im Gehirn als Netzwerke verstanden werden müssen. In einem Umkehrschluss ist alles, was sich dem menschlichen Geist vermittelt, hochgradig aufbereitet, das heißt, zu Zeichensystemen transformiert. Diese Zeichensysteme stellen keine Wirklichkeit »an sich« dar, sondern etwas, was im Kontext der Wahrnehmungen etwas Konsistentes ergibt, etwas, was sich aufeinander beziehen lässt und sich in bestehende Erinnerungen und Erwartungen einfügt. Was in der Neurobiologie Wahrnehmungsverarbeitung genannt wird, erscheint in einer anderen Abstraktion als Transformation von neuronalen Zuständen, die durch innere und äußere Wahrnehmungen erzeugt werden, in Zeichensysteme. Eine kurze Darstellung von neurobiologischer Seite her ist etwa zu finden bei Mrsic-Flogel (2015; Mrsic-Flogel et al., 2015), was zusammen mit Lacan (1980a [1945], S. 299ff.) betrachtet werden kann.

Von allen Zeichensystemen zeichnet sich Sprache dadurch aus, dass sie sich auf andere Zeichensysteme bezieht. Das ist letztlich die Konsequenz, die beispielsweise Lacan aus der psychoanalytischen Erfahrung zieht, dass Träume aus Bildern bestehen, die wie Sprache strukturiert sind. Hier sei vom Autor angemerkt, dass seine Träume dagegen nicht wie Sprache strukturiert sind. Sie sind wie Bilder strukturiert, Bilder, die als Zeichen funktionieren, auch wenn bei seinen Träumen Klänge oder Geräusche ebenfalls eine Rolle spielen, im Wesentlichen bestehen sie aus Bildern. Sprache bezieht sich offenbar vornehmlich auf das bildhafte Zeichensystem, so wie dieses sich auf neuronale Aktivitäten bezieht, die sich in ihrer Unmittelbarkeit nicht in Kategorien der Psychologie fassen lassen. Lacan geht von drei Ordnungen des psychischen Erlebens (und der Erfahrungen der Psychoanalyse) aus: einer sprachlichen, einer eher bildhaften und einer, die sich in ihrer Unmittelbarkeit und Flüchtigkeit nicht fassen lässt. Bei ihm heißen diese drei Ebenen das Symbolische (Sprache), das Imaginäre (Bilder) und das Reale (unmittelbares und unfassbares Erleben) (Nemitz, 2016). Diese Ordnung erinnert ein wenig an die von Logos, Kosmos und Chaos in der antiken griechischen Philosophie.

Dieses Kapitel wurde mit der Beobachtung eingeleitet, dass offenbar viele Menschen Sprache als einziges Zeichensystem wahrnehmen. Das bedeutet aber auch, dass bei ihnen das sprachliche Zeichensystem das bildhafte (und vielleicht auch andere) überdeckt. Bei autistischen Menschen scheint das nicht der Fall zu sein. Hier überdecken sich die Zeichensysteme offenbar nur unvollständig oder vielleicht sogar überhaupt nicht. Auf jeden Fall werden sie als einzelne bewusst wahrgenommen.

Sprache besteht aus Begriffen, Konzepten, Einheiten, die sich logisch oder grammatikalisch aufeinander beziehen. Es gibt jedoch auch assoziative Bezüge, wie sie etwa in Träumen in Erscheinung treten, beispielsweise ähnlich klingende Wörter, aber auch Rhythmen, Intonationen oder Schriftbilder. Diese Bezüge operieren nicht mit Begriffen, sondern mit Bildzeichen oder Klangzeichen; mit Signifikanten, wie Lacan sie nennt, allerdings nicht mit sprachlichen (hierzu sei auf Lacan, 1978a [1964] verwiesen: Abschnitt III »Vom Subjekt der Gewissheit«, S. 35ff. und IV »Vom Netz der Signifikanten«, S. 48ff.). Während der Aspekt des Denkens, der mit Begriffen und Konzepten befasst ist, als Bewusstsein verstanden wird, ist der des Denkens in bildhaften Zeichen unbewusst. Es sei hier angemerkt, dass die Psychoanalyse den Begriff Bewusstsein meidet und ihn lediglich negativ, in Abgrenzung zum Unbewussten adressiert (Lacan, 1980b [1954–1955], S. 55ff.). Entscheidend ist nach Lacan dabei, dass die Begriffe in die Sphäre der Bildzeichen, das Imaginäre, verweisen, sie aber nicht repräsentieren.

Sprache als Zeichensystem aufgefasst, zeigt sich also zum einen als ein System von Begriffen und Konzepten, zum anderen als eines von assoziativen Bezügen zwischen konkreteren, wahrnehmungsnäheren Zeichen. Diese beiden Aspekte sind auch ein Thema der modernen Mathematik, die versucht, sich als ein Zeichensystem zu verstehen. Dieser Versuch mündete in die von Kurt Gödel formulierten Unvollständigkeitssätze, dass eine als Sprache gefasste Mathematik die Mathematik insgesamt nicht vollständig darstellen kann. Zum Thema Mathematik und Sprache seien Mehrtens (1990) und für einen etwas tieferen Einstieg Otte (1994) empfohlen. Spätestens mit den Unvollständigkeitssätzen besteht auch in der Mathematik eine Dualität zwischen Objekten, die sich gänzlich durch Transformationen von Zeichen darstellen lassen, und Objekten, die auf nichtkonstruktive Methoden angewiesen sind. Die Unmöglichkeit, beide Denksphären, Sprache und Bild, eindeutig aufeinander abzubilden, scheint eine grundlegende Eigenschaft menschlichen Denkens zu sein.

Als Zeichensystem lassen sich Bilder in einer analogen Weise verstehen. Sie bestehen aus Objekten oder Gegenständen und sind durch Assoziationen miteinander verknüpft, die sich auf Größe, Ähnlichkeit, Nähe oder ähnliche Eigenschaften beziehen. Charakteristische Merkmale von Bildern sind Perspektive und Projektion. Das bedeutet, dass die Gegenstände immer nur aus einer bestimmten Perspektive wahrgenommen werden, als Projektionen auf der zweidimensionalen Netzhaut; dadurch wird beispielsweise eine Objektpermanenz erst ermöglicht (Zimpel, 2019; Lacan, 1978b [1953–1954], S. 263ff.). Die Objektpermanenz wie auch ein dreidimensionales Raumempfinden sind Produkte der Wahrnehmungsverarbeitung. Die Mathematik zeigt, dass die Welt der Objekte wiederum in einer dualen Form in Erscheinung tritt: als Objekte und als Strukturen, die Beziehungen zwischen Objekten darstellen. So lässt sich die Mathematik einerseits auf der Grundlage von Mengen aufbauen, andererseits auf der von Graphen, die Beziehungen zwischen nicht näher bestimmten Einheiten darstellen. Beide Möglichkeiten, die Mathematik axiomatisch zu begründen, zeigen parallele Eigenschaften, unterscheiden sich aber in zwei grundlegenden Aspekten: Während die Mathematik der Mengen strikt zwischen innen und außen unterscheidet und kontinuierliche Strukturen handhaben kann, hat die Mathematik der Graphen gewisse Endlichkeitseigenschaften und kann nicht auf eine sinnvolle Weise zwischen innen und außen unterscheiden. Anders als bei Objekten machen für Strukturen etwa Perspektiven, Projektionen oder die Unterscheidung von innen und außen keinen Sinn. Strukturen haben eher mit Wiederholungen, (Klang-)farben und Ähnlichem zu tun. Sie haben Ähnlichkeiten mit Klängen, obschon sich Sehen und Hören durch die Zeit als zentrale Dimension deutlich voneinander unterscheiden. Während Bilder eine Gleichzeitigkeit darstellen, bestehen Klänge, Rhythmen und selbst einzelne Töne aus Veränderungen. Wird das Hören als Zeichensystem aufgefasst, sind Rhythmus und Resonanz zentrale Kategorien, um es zu beschreiben.

Dieser kleine Exkurs dient dazu auszuleuchten, was es bedeutet, dass bei autistischen Menschen der sprachliche Bereich des Denkens wahrnehmungsnähere Bereiche nicht oder nicht vollständig überdeckt. Solche wahrnehmungsnäheren Bereiche des Denkens sind wie die Sprache Zeichensysteme, die allerdings anders strukturiert sind und anders funktionieren. Wie beschrieben können sie je nach Zeichensystem oder Aspekt, der betrachtet wird, wiederum unterschiedlich strukturiert sein und funktionieren. Solche Unterschiede lassen sich unter anderem aus der Mathematik ableiten, die als Wissenschaft von Zeichensystemen verstanden werden kann. Aber hier sollen die empirischen Befunde der vorliegenden Arbeit als Grundlage dienen, Rückschlüsse auf das Denken der betrachteten Menschen zu ziehen. Die bis hierhin skizzierten Überlegungen sollen letztlich nur eine Orientierung bei der Einordnung der Befunde geben.

Wie auch in Teilen der neurobiologischen Forschung konnte in der vorliegenden Arbeit eine Präferenz des visuellen Denkens vor dem sprachlichen festgestellt werden. Das sprachliche Denken scheint autistischen Menschen eher fremd zu sein, selbst dann, wenn sie den Umgang damit gut beherrschen. Das Denken, was ihnen eher vertraut zu sein scheint, zeigt sich in einem Spektrum unterschiedlicher Denkstile. Zu diesen Denkstilen konnten vier Koordinaten ermittelt werden, wobei noch die Beobachtung einfließt, dass bei denjenigen, die mit dem Sprechen eher Mühe hatten, ein großer Übersetzungsaufwand erkennbar war, um ihre Gedanken sprachlich zu fassen:

- *Muster und Bilder:* ein Denken eher in Bildern bzw. Objekten oder in Mustern bzw. Strukturen

  Ein Denken in Mustern und Strukturen ist im Vergleich zu einem an Bildern und Objekten orientierten Denken abstrakter und damit auch sprachnäher.
- *Hören und Sehen:* ein Bilderdenken mit einer Tendenz eher zum Sehen oder eher zum Hören

  Wahrnehmungsnahes Denken ist immer vornehmlich mit einem bildhaften Zeichensystem verbunden. Manchmal tritt daneben auch ein am Hören orientiertes Zeichensystem zum Vorschein.
- *Wahrnehmen und Sprechen:* ein sprachliches Denken eher logisch oder eher assoziativ strukturiert

  Ein eher logisch strukturiertes sprachliches Denken erleichtert die Analyse sozialer Situationen, während sich ein eher assoziativ strukturiertes sprachliches Denken mehr an konkreten Wahrnehmungen orientiert.
- *Gegenstand und Sprache:* eine mehr oder weniger starke Verbindung zwischen sprachlichen und wahrnehmungsnahen Denkmodi

> Mit einer stärkeren Verbindung zwischen sprachlichem und wahrnehmungsnahem Denken fällt das Übersetzen von Gedanken und ihre Anpassung an sprachliche Strukturen leichter.

Es ist davon auszugehen, dass noch weitere Koordinaten ermittelt werden könnten, wenn noch mehr autistische Menschen betrachtet werden. Aber es zeigt sich bereits in diesem kleinen Sample eine Bandbreite möglicher Denkstile, die einen Gutteil der beschriebenen Zeichensysteme und möglichen Bezüge zwischen ihnen abdeckt. Dieser Befund erhärtet die Vorstellung, dass bei autistischen Menschen unterschiedliche Konfigurationen ihrer wesentlichen Zeichensysteme (sprachlich, bildlich, klanglich, jeweils mit ihren dualen Aspekten) erkennbar sind. Sie alle unterscheiden sich von einer nichtautistischen Konfiguration dadurch, dass in ihnen das sprachliche Zeichensystem nicht als ein einziges erkennbar ist, das alle anderen vollständig überdeckt. Eine Folge der Überdeckung ist ja die, dass der bildähnliche duale Aspekt der Sprache unbewusst ist. Dieser Aspekt sowie auch zumindest Teile der anderen Zeichensysteme, sind autistischen Menschen dagegen mangels Abdeckung bewusst. An dieser Stelle stellt sich die Frage, ob das Unbewusste überhaupt eine sinnvolle Kategorie für die Beschreibung des psychischen Apparates autistischer Menschen darstellt.

Es gibt nur wenig überlieferte Äußerungen Lacans zum Thema Autismus. Eine davon ist: »Man nennt das Autismus […] Das sind einfach Leute, für die das Gewicht der Worte etwas sehr Ernstes ist und für die es nicht einfach ist, es sich mit diesen Worten leicht zu machen« (Lacan, 1976; übers. v. und zit. n. Peter Müller in Verein für Psychoanalytische Sozialarbeit [2011, S. 126]). Michael Leitz spezifiziert es in seinem Essay »Anfangen zu sprechen« wie folgt:

> »Zu erkennen, was es mit dem anderen auf sich hat: Das ist laut Asperger die zentrale Funktion der Sprache. Aber eben gerade dieser Bereich ihrer Bedeutung, dasjenige, was an Form und Performanz jenseits der inhaltlichen Aussage aufscheint, verschließt sich dem Autisten oft. […] Die Sprache ist bekanntlich vielleicht eher dazu da, zu verbergen, was es mit dem Gegenüber auf sich hat. Es ist kein Desinteresse am Gegenüber, es ist die verwirrende Präsenz desselben, die das Sprechen so schwierig macht. Die Sensibilität gegenüber dem Leid und der Maskenhaftigkeit des Menschen lässt den Autisten verstummen und zwingt ihn zum Rückzug« (Leitz, 2019, o. S.).

Bewusstsein und Persönlichkeit

Bei den in dieser Arbeit betrachteten jungen Menschen ist deutlich zu erkennen, dass ihre sprachliche Ausdrucksweise auffallend rational und auf Logik bedacht ist, vor allem auch, wenn es um soziale Themen geht. Der Umgang mit ihren Interessensgebieten ist bei den Teilnehmenden des Workshops im Unterschied dazu intuitiv. Nach den bisherigen Überlegungen liegt es nahe, dass Menschen ihre Intuition in den Bereichen des Denkens entwickeln, die ihnen am nächsten sind und für sie damit auch die höchste Relevanz haben. Bei autistischen Menschen sind diese Bereiche nicht vornehmlich die des sprachlichen Denkens. Der Befund dieser Arbeit deckt sich insofern mit der Überzeugung des Autors, dass das sprachliche Denken, auch wenn es hervorragend ausgebildet ist, immer das Nachsehen hat, wenn es mit einem wahrnehmungsnäheren Denken um den Eindruck von Wirklichkeitsnähe konkurrieren muss. An diesem Punkt unterscheidet sich autistisches Denken von allen anderen Denkweisen grundlegend: Während die meisten Menschen ihren durch Sprache vermittelten Zugang zur Welt als wirklichkeitsnächsten oder sogar einzig wirklichen erleben, erleben autistische Menschen Zugänge als die wirklicheren, die durch wahrnehmungsnähere, meistens bildhafte, Zeichensysteme vermittelt werden.

Daher ist es auch verständlich, dass autistische Menschen weniger geneigt sind, so etwas wie eine intuitive Theory of Mind zu entwickeln, auch wenn sie fähig sind, sich auf analytischem Weg einer solchen anzunähern. Eine Theory of Mind setzt eine Intuition in einem sprachlichen Denken voraus, was im Wirklichkeitserleben autistischer Menschen eher fern ist und daher nicht plausibel erscheint. Die Plausibilität einer Perspektivübernahme wie in dem prägnanten Beispiel aus dem Workshop kann dabei durchaus für das Maß an Plausibilität stehen, sprachliche und wahrnehmungsbezogene Wirklichkeitsebenen aufeinander zu beziehen. Pascal kann beide Wirklichkeitsebenen virtuos handhaben, erlebt sie aber im Unterschied zu Josefine als zwei getrennte Wirklichkeitsbereiche, die erst einmal nichts miteinander zu tun haben. Umgekehrt fällt es autistischen Menschen scheinbar oft leichter, eine Intuition für ihr wahrnehmungsbezogenes Denken und damit der Objektwelt zu entwickeln. Während sich nichtautistische Menschen Zugänge zu Funktionsweisen erst erarbeiten müssen, können autistische Menschen so etwas wie eine »Theory of Function« entwickeln.

Ein weiterer Befund dieser Arbeit zeigt sich als Besonderheit in Bezug auf die Konzeption von innen und außen, die zumindest bei manchen der betrachteten autistischen Menschen nicht sehr scharf zu sein scheint. Implizit kommt dies in einer auffallenden Offenheit der Menschen gegenüber sich selbst, aber auch dem Autor gegenüber zum Ausdruck. Autistischen Menschen scheint eine scharfe Trennung von Innen- und Außenwahrnehmung nicht plausibel zu sein. Die Selbstwahrnehmung der meisten Menschen, also ihre Ich-Perspektive, ist in erster Linie im sprachlichen Denken verortet. Hier sind innen und außen, wie auch Kultur und Natur oder Geist und Körper deutlich voneinander unterschieden. Da sich das sprachliche Denken auf wahrnehmungsnähere Formen des Denkens bezieht, bezieht sich das Ich des sprachlichen Denkens auf ein wie auch immer wahrgenommenes Selbst in anderen Denksphären; nach Lacan auf ein Zeichensystem, das aus Bildern besteht, das Imaginäre. In diesem »Bilder-Ich« sind innen und außen nicht so deutlich voneinander getrennt. In der Mathematik kommt dieser Aspekt in der Projektiven Geometrie zum Ausdruck. Die Projektive Geometrie hat ihren Ursprung in der mathematischen Erforschung von perspektivischen Darstellungen. In ihr werden geometrische Objekte immer nur aus einer Perspektive heraus betrachtet, was unter anderem den Effekt hat, dass in Projektiven Räumen innen und außen nicht voneinander unterschieden werden können. Ein bekanntes Anschauungsobjekt dafür ist das Möbius-Band. Der Euklidische Raum ist dagegen ein von einem als »außen« definierten Bereich aus betrachteter Raum; aus einer praktisch unmöglichen Perspektive. Er hat die Welt der Objekte und funktionalen Beziehungen als Bezugsrahmen und als Wirklichkeit, in der es sich spiegeln kann. Darin spiegelt es sich nach Lacan als Körper wider, als den es sich versteht; der gespiegelte Körper ist dabei eine Schlüsselerfahrung der Ganzheit.

Das sprachliche Ich ist dagegen ein soziales Ich, das seine soziale Umgebung als Bezugspunkt hat, in dem es sich spiegelt und als dessen Teil es sich versteht. Dieses soziale Ich tritt in Erscheinung, wenn sich beide Denksphären überdecken; das bildhafte Ich kommt nur noch als Unbewusstes in Träumen oder anderen Gelegenheiten zum Vorschein, die nicht bewusst gesteuert werden. Es ist obendrein mit einigen sehr wirksamen Tabus belegt, die den Körper oder die Sexualität betreffen. Das dahinter liegende Selbst, das sich in erster Linie auf den eigenen Körper bezieht, wird gewissermaßen von dem sozialen Ich in seine Schranken verwiesen; Schranken, die es aus dem Bewusstsein ausschließen sollen. Nichtautistische Menschen erleben das Überdecken ihres mit Lust verbundenen, symbiotisches Ichs durch ein soziales als Verlust. Daher sind Selbstbefriedigung und Lust an Objekten für sie auch Tabus; der Verzicht auf den »radikalen Selbstbezug« ist der Preis, den Menschen dafür bezahlen, »radikal soziale« Wesen zu sein. Hierzu sei als Einstieg in die Thematik auf Lacan (1980b [1954–1955], »Wo ist das Sprechen? Wo ist die Sprache?«, S. 351ff. und »Psychoanalyse und Kybernetik oder von der Natur der Sprache«, S. 373ff. sowie 1978b [1953–1954], »Objektbeziehung und intersubjektive Beziehung«, S. 263ff.) verwiesen.

Autistischen Menschen fehlt die Plausibilität für solche Beschränkungen. Ihre Selbstwahrnehmung bezieht sich mehr auf den eigenen Körper als auf die soziale Rolle und orientiert sich eher an Objekten und funktionalen Beziehungen als am sozialen Umfeld. Dabei kann das Interesse autistischer Menschen durchaus auch sozialen Erfahrungen gelten, aber die Art und Weise des Interesses hat dann immer etwas funktionales oder objekthaftes. Solche Selbst- und Weltwahrnehmungen tragen ein hohes Risiko, Tabus zu brechen und entsprechende Reaktionen hervorzurufen.

Autistisches Verhalten wirkt provokativ, weil es anderen eine mangelnde Bereitschaft signalisiert, den geforderten Preis für ein soziales Dasein zu bezahlen. Autistische Menschen verweigern sich aus dieser Sicht dem Sozialen und sind sich stattdessen selbst genug und mit sich selbst zufrieden, ohne den Zwang, nach etwas zu streben, das für ihre soziale Umwelt, aber nicht für sie selbst von Bedeutung sein könnte. Im aus nichtautistischer Sicht wohl schlimmsten Fall nehmen sie ihre soziale Umwelt im Wesentlichen als Störfaktor wahr. Nicht umsonst zeigen die Bilder, die gerne mit Autismus verbunden werden, die schlimmsten Höllen, die für soziale Wesen denkbar sind: vom Leben in einer »leeren Festung« bis zum »unlösbaren Puzzle« für die anderen. So besteht auch Autismustherapie zu einem erheblichen Teil darin, autistischen Menschen die Anforderungen ihres sozialen Umfeldes nahezubringen, um sie vor einer Stigmatisierung zu bewahren.

Allerdings sind autistische Menschen auch ohne soziale Ausgrenzung weit davon entfernt, sich selbst genug und mit sich zufrieden zu sein. Gemäß der psychoanalytischen Lehre wäre für ein objekthaftes Ich der Körper Träger einer Lust, die dem Erleben der Ganzheit dieses Körpers entspringt; das Spiegel-Ich des visuellen Zeichensystems entsteht ja gerade aus dem Erleben einer Ganzheit des eigenen Körpers (Lacan, 1980b [1954–1955], S. 281ff., 1978b [1953–1954], S. 225ff.). Zuvor wurde dagegen dargelegt, dass das autistische Erleben grundsätzlich offen und fragmentiert ist. Das hindert autistische Menschen nicht daran, ein solches Spiegel-Ich zu entwickeln, aber es ist wie das eigene Erleben insgesamt fragmentiert und kann nur schwerlich als etwas ganzes wahrgenommen werden. Das Erleben des Körpers besteht nicht zwangsläufig aus der Lust an seiner Ganzheit. Vermutlich kann es alles sein, von der Lust an der Illusion eines Ganzen bis zum Schmerz der Erfahrung einer Fragmentierung; aus eigener Erfahrung würde der Autor sagen, es kann beides fast im selben Moment sein. Um sich selbst als etwas Ganzes wahrzunehmen, bedarf es eines – sozialen – Umfelds, um dieses ganze Ich beständig als etwas wirkliches zu bestätigen. Dieser Kampf um das Ganzsein wird sehr anschaulich in Schinhofen (2017) dargestellt. Darin beschreibt die Autorin in Form von anekdotischen Schilderungen ihr Leben mit ihrem autistischen Sohn, der mobile Toiletten als »Spezialinteresse« hat. Diese Toiletten, im Prinzip als geschlossene Systeme konzipiert, vermitteln dem Jungen sehr direkt das Gefühl der Ganzheit, das er vermutlich ansonsten nicht bestätigt bekommt. Für den Autor dieser Arbeit spielt die Kleidung eine ähnliche Rolle wie die Toiletten für diesen Jungen.

Hier sei noch einmal an die beschriebene Unterscheidung von »Verhaltens-Ich« und »Wahrnehmungs-Ich« nach Grandin erinnert. Auch bei ihr ist das »Verhaltens-Ich« dasjenige, das als fremd wahrgenommen wird, während das »Wahrnehmungs-Ich« dem als wirklich erlebten Ich am nächsten kommt. Es ist das wirkliche Selbst, in der wirklichen Welt verankert, während das soziale und durch sprachliche Mechanismen vermittelte Ich künstlich und fremd wirkt. Aber, das ist auch Grandins Kritik, dieses sprachlich verankerte Ich ist das, was von Verhaltenstherapie und an Verhalten orientierter Autismusforschung angesprochen wird. Das als wirklich empfundene, mehr in der Wahrnehmung verankerte Selbst bleibt dabei außen vor. Der stigmatisierende soziale Kontext verstärkt die fragmentierte Selbstwahrnehmung und lässt autistische Menschen umso mehr das eigene Selbst statt als etwas Ganzes als etwas fragmentiertes, als mehrere gegenläufige und widersprüchliche Ich-Perspektiven erleben.

Die hier skizzierten Unterschiede autistischer Selbst- und Wirklichkeitswahrnehmung machen deutlich, dass das Gefühl, fremd zu sein, zu den Kerncharakteristika autistischen Erlebens gehören muss. Damit ist auch das Gefühl verbunden, von »den anderen« nicht verstanden zu werden oder sie nicht zu verstehen. Vor diesem Hintergrund und auch vor dem, was die jungen autistischen Menschen in dieser Arbeit schildern, scheint der Schluss zwingend zu sein, dass das soziale Ich bei autistischen Menschen misslingt. Wäre da allerdings nicht die Erfahrung, dass ein soziales Ich in einem autistischen Kontext durchaus gelingen kann. Manche haben eine Ahnung davon bekommen und stehen dieser Erfahrung (noch) mit einer gewissen Skepsis gegenüber, etwa Adrian und Jonas aus den Interviews, andere aber leben und erleben dieses »autistische Wir« mit einer bemerkenswerten Selbstverständlichkeit, wie Jan-Torge, der im Workshop von Autisten als »wir« sprach, »Bruder und Mutter« dagegen als »die« (anderen) bezeichnete. In dieser Arbeit konnte herausgearbeitet werden, dass Synchronisation und assoziative Verknüpfungen Wege sind, die Gespräche zusammenzuhalten. Synchronisation und assoziative Verknüpfungen gehören zu einem nichtsprachlichen Zeichensystem, zu einem wahrnehmungsbezogenen Denken. Offensichtlich ist ein solches Denken und eine darauf bezogene Selbstwahrnehmung eine Gemeinsamkeit, die Kommunikation gelingen lässt, wo sie sonst versagt.

Die skizzierten Überlegungen können durchaus noch vertieft werden. Dabei würde sich zeigen, dass die Modelle der strukturalen Psychoanalyse im Hinblick auf Autismus ein großes Erklärungspotenzial bieten. Für die vorliegende Arbeit würde das aber zu weit führen. Ausgangsfrage zu dem Exkurs in eine zeichentheoretisch verstandene Psychologie war ja, wie autistische Menschen in der Sprache wohnen. Um in diesem Bild zu bleiben: Sie wohnen darin wie in einem Hotelzimmer, während sie ihr eigentliches Zuhause woanders haben, in einem Denken, das wesentlich durch Merkmale visueller Wahrnehmung strukturiert ist. Die sprachliche Wirklichkeit ist demnach durchaus ihr Wohnort, wie es bei anderen Menschen auch der Fall ist, aber sie ist nicht ihr einziger und obendrein eher ein Wohnort als ein Zuhause. Ihr Denken, Wahrnehmen und ihre Persönlichkeit sind damit durch ihre Inkohärenz geprägt, haben aber durch ihren direkten Zugang zu einem wahrnehmungsnahen Wirklichkeitserleben eine andere Form von Kohärenz, die sich aber nicht auf die soziale Welt bezieht, sondern auf eine, die einer konkreten Wahrnehmung näher steht. Eine Kohärenz, die es unter Umständen vermag, die Grenzen unterschiedlicher Denksphären zu überwinden.

Zum Standardmodell der Neuropsychologie

Die neuropsychologische Autismusforschung ist, wie zuvor bereits skizziert, von der Annahme einer »autistischen Triade« geprägt. Unter dieser

Triade werden drei Merkmale verstanden, die Autismus charakterisieren: eine schwache zentrale Kohärenz, eine fehlende (intuitive) Theory of Mind und gering ausgebildete Exekutive Funktionen (Dziobek & Bölte, 2011; Baron-Cohen, 2003). Unter einer zentralen Kohärenz wird dabei die Neigung des Denkens verstanden, Wirklichkeit als etwas Ganzes, Wahrnehmungen als zusammenhängend zu erleben. Gemeint ist beispielsweise die Neigung, aus einzelnen Details ein Gesamtbild zu rekonstruieren, obwohl wesentliche Teile für dieses Bild noch fehlen. Mit Theory of Mind wird die Fähigkeit beschrieben, oft unbewusst Rückschlüsse auf innere psychische Zustände anderer Menschen zu ziehen. Solche Rückschlüsse sind beispielsweise Einschätzungen der Absichten oder Wahrhaftigkeit von Gesprächspartnern. Entscheidend im Hinblick auf Autismus ist, dass dies intuitiv geschieht und nicht etwa durch Analysieren der Situation. Dass diese beiden Kriterien für Autismus zentral sind, gehört inzwischen zu einem Common Sense in der Autismusforschung. Inwieweit schwach ausgebildete Exekutive Funktionen für Autismus konstituierend sind, ist dagegen umstritten, weil diese sich als funktionale Einheit des Gehirns nicht so leicht abgrenzen lassen. Mit Exekutiven Funktionen sind insbesondere Fähigkeiten zur Planung gemeint, aber auch Aspekte wie Impulskontrolle.

Alle drei Konzepte haben den Nachteil, dass sie als psychologische Konzepte recht komplex und schwer zu fassen sind. So gibt es beispielsweise Tests für die Theory of Mind, die aber allenfalls bei Kindern zu deutbaren Ergebnissen führen (Hale & Tager-Flusberg, 2005; Baron-Cohen, 2003). Auch die anderen beiden Aspekte lassen sich nur sehr schwer bestimmen; umso schwerer, je konkreter die Lebensumstände sind, die dabei ins Auge gefasst werden. Dabei stellt sich die Frage, was genau diese »Theory of Mind« beschreibt. Milton geht davon aus, dass »empathy is a convenient illusion, and the phenomenon that people speak of when referring to it has more to do with language and a sense of ›shared‹ cultural meanings/and symbols« (Milton, 2013; zit. n. Simpson, 2018, S. 17), eine Sicht, die durch die bisherigen Überlegungen durchaus untermauert wird. Baron-Cohen geht noch weiter, indem er eine Idee Aspergers aufgreift und die These aufstellt, dass das autistische Denken eine Extremform des männlichen Denkens darstellt. Demnach wäre ein zentral kohärentes Denken mit einer ausgeprägten Theory of Mind ein eher weibliches Denken, während ein Blick für Details und ein eher systematisierendes Denken für ein männliches Denken spricht; dafür sei stellvertretend Baron-Cohen (2010) genannt. Für die Bestimmung eines Denkens auf dieser Koordinate hat er eine E-S-Skala entwickelt und mit einem geeichten Fragebogen versehen: E steht dabei für »Empathising« und S für »Systemising«. Allerdings hat sich diese Skala als ziemlich unscharf erwiesen. Tebartz van Elst (2016a) legt in einer vergleichbaren Weise nahe, nichtautistisches und autistisches Denken als ein kontinuierlich ineinander übergehendes Spektrum zu verstehen, wobei er das nichtautistische Denken »holistisch« nennt.

Gemeinsam ist den neuropsychologischen Ansätzen die Vorstellung, dass autistische Persönlichkeiten als unzusammenhängend, uneins oder, wie Asperger formulierte, unharmonisch und widerspruchsvoll betrachtet werden; nicht nur betrachtet, sondern tatsächlich auch so verstanden werden, indem diese Inkohärenz als charakterisierend angenommen wird. Es gibt über die genannten hinaus weitere neuropsychologische Erklärungsansätze, die aber alle mit der Vorstellung in Einklang stehen, dass autistisches Denken und Wahrnehmen eher die Details und das Konkrete im Fokus haben als das Ganze und (abstrakte) Konzepte. Das passt einerseits gut zu den skizzierten neurobiologischen Befunden zur funktionalen Konnektivität bei autistischen Menschen und andererseits zu Erfahrungen, die autistische Menschen selbst machen. Nicht umsonst kommt Grandin (etwa in 2002) auf die Idee, dass autistisches Denken von einer Trennung zwischen sprachlichem und wahrnehmungsbezogenem Denken geprägt ist.

Ein inkohärentes Denken und Wahrnehmen sowie eine inkohärente Persönlichkeit sind die Vorgaben neurobiologischer Forschung für ein wissenschaftlich fundiertes Autismusverständnis. Eine solche Inkohärenz muss in irgendeiner Form zwischen Sprach- und Wahrnehmungsverarbeitung stehen. Bereits Asperger war diese Besonderheit im Verhältnis von Sprache und Wahrnehmung aufgefallen; er schreibt: »[S]ie haben [...] ein besonders schöpferisches Verhältnis zur Sprache, sind im Stande, ihr originelles Erleben, ihre originellen Beobachtungen auch in einer sprachlich originellen Form auszudrücken« (Asperger, 1944, S. 115). Die Beispiele, die er daraufhin anführt, zeigen fast alle konkrete, bildhafte Umschreibungen abstrakter Begriffe.

Die Neuropsychologie wagt sich gerade auch mit Konzepten wie Zentrale Kohärenz und Theory of Mind weit in philosophische Gefielde hinaus. Die antike griechische Philosophie ist ja geradezu geprägt von dem Ringen um ein kohärentes Menschen- und Weltbild. Die inneren Widersprüche, die die Idee der Einheit der Erkenntnis in sich tragen, sind ja gerade die Triebfeder eines philosophischen Denkens, das aus der griechischen Antike hervorgegangen ist. Dazu ist Georg Pichts *Einführung in die Geschichtsphilosophie* empfehlenswert, zu der neben zwei weiteren Bänden auch Picht (1993 [1986]) gehört. Buddhistische Lehren betrachten die Einheit der Erkenntnis als Schein, den es zu überwinden gilt. Einige buddhistische Lehren, sehr explizit der Zen-Buddhismus, machen die Sprache für diesen Schein verantwortlich und suchen in der Meditation Wege zu einer Wahrnehmung der Welt, die frei ist von sprachlichen Verfälschungen (dazu Suzuki, 1932). Außerdem sei hier auch Fuchs (1995) empfohlen, der Autismus und japanische Kultur kommunikationstheoretisch zwar nicht direkt vergleicht, aber nebeneinander stellt. Der Befund eines inkohärenten Denkens ist also nicht nur eine Angelegenheit der Neurologie oder Psychologie, sondern muss auch im Kontext der Geschichte und Philosophie menschlichen Denkens verstanden werden.

Die fehlende intuitive Theory of Mind und die schwache Zentrale Kohärenz können daher nicht als Defizite verstanden werden. Es handelt sich dabei eher um Charakterisierungen unterschiedlicher Denk- und Wahrnehmungsstile, die jeweils ihre Stärken und Schwächen haben. Sei es eine eher intuitive oder eine eher bewusste, analytische Theory of Mind oder eine eher kohärente oder eher detailfokussierte Informationsverarbeitung. Der Autor ist – wie Uta Frith – der Ansicht, dass die schwach ausgebildeten Exekutiven Funktionen nicht als eigenständige Kategorie zur Charakterisierung autistischer Kernmerkmale geeignet sind. Die entsprechenden Beobachtungen können auch im Kontext einer schwachen Zentralen Kohärenz verstanden werden (siehe auch Frith [2019], wo sie nicht erwähnt werden). Dennoch wird Autismus gerade auch in der Forschung oft nur als Abweichung von einem als Norm verstandenen Menschsein konzipiert. Hier verbaut sich die Psychologie mit dem Ansatz, Autismus als Entwicklungsstörung zu verstehen, wichtige Forschungszugänge. Dieser Ansatz enthält ja die Vorannahme, es gäbe ein »gesundes« Entwicklungsmodell, dessen Entfaltung im individuellen Menschen gestört wird. Der Blick auf mögliche Variationen solcher Modelle oder gar auf andere Modelle, die spezifischen neuronalen Voraussetzungen angepasst sind, wird durch eine solche Vorannahme verstellt. In Dawson et al. (2008, S. 14) wird dieses Thema beleuchtet mit dem Ergebnis:

> »An understanding of autistic learning, of how and why autistics learn well and learn poorly, may therefore require a non-normocentric approach, and an investigation of the possibility that autistic and non-autistic cognition

> may be complementary in learning and advancing different aspects of knowledge.«

Neurobiologische Annäherungen

Neuropsychologie und -biologie bilden wie bereits dargestellt den Rahmen für den wesentlichen Teil der bestehenden Autismusforschung. Die Neurobiologie interessiert sich dabei vornehmlich für genetische Befunde und für Erkenntnisse zur Funktionsweise des Gehirns, die häufig mit bildgebenden Verfahren gewonnen werden. Die Neuropsychologie versucht dagegen, Beobachtungen oder (seltener) Erfahrungen autistischer Menschen vor dem Hintergrund kognitionspsychologischer Theorien und Erklärungsansätze zu verstehen. Wie zuvor erörtert, gibt der Erkenntnisstand der Autismusforschung ein insgesamt nur wenig kohärentes Bild ab. Es gibt aber einige Erkenntnisse, die inzwischen so sehr zu einem Common Sense geworden sind, dass sie als weitgehend gesichert gelten können. Darüber hinaus gibt es seit einigen Jahren auch Erkenntnisse, die sowohl insofern konsistent sind, dass sie zuverlässig beobachtet werden können, als auch gut zu etablierten neuropsychologischen Hypothesen passen.

Da Autismus über die Diagnosekriterien in einer Weise gefasst ist, die verschiedene Ursachen zulässt, ist hier zunächst eine Begriffsklärung sinnvoll. Wie bereits dargelegt kann Autismus erworben sein; Tebartz van Elst (2016a) spricht bei einem erworbenen Autismus von einem »sekundären« Autismus. Dass der »primäre« Autismus vererbt wird, ist ein Befund, der im Allgemeinen als gesichert gilt. Außerdem gilt als gesichert, dass es sich um eine multigenetische Vererbung handelt. Fritz Poustka schreibt von etwa 1.000 Genen, die beteiligt sein können und deren Veränderungen zu einem beträchtlichen Teil nicht direkt von den Eltern vererbt werden (Poustka; zit. n. Pollak, 2015). Aus genetischer Sicht gibt es ein ganzes Spektrum genetischer Varianten, die mit Autismus verbunden sein können. Dieser Befund spricht für ein multidimensionales Autismusverständnis.

Aus neurobiologischer Perspektive zeigt sich ein ähnliches Bild: Es wird als gesichert betrachtet, dass Autismus mit der neuronalen Verknüpfung unterschiedlicher Bereiche des Gehirns zusammenhängt, aber in der Frage, worin sich autismusspezifische Verknüpfungen von nichtautistischen unterscheiden, ist nur schwer ein einheitlicher Befund erkennbar. Poustka schreibt: »Häufig sind dabei Synapsen betroffen, sodass mitunter von einer

Synaptopathie gesprochen wird, da ja die Vernetzungen von Hirnanteilen dadurch behindert werden« (ebd., S. 1). Das wurde im Kapitel »Perspektiven in der Autismusforschung« bereits thematisiert. Durch immer ausgefeiltere Techniken, insbesondere die funktionalen Magnetresonanztomografien, kurz fMRT, ist dieser Forschungszweig von einer hohen Dynamik geprägt. Bei den fMRT werden auf feinen Skalen Aktivitätsmuster im Gehirn gemessen, etwa bei der Verrichtung bestimmter Tätigkeiten. Aus synchronen Aktivitäten in verschiedenen Bereichen des Gehirns werden Rückschlüsse auf neuronale Verbindungen zwischen diesen Bereichen geschlossen. Die entscheidenden Schlüsse werden dadurch erhalten, dass die Bereiche des Gehirns mit jeweils bestimmten Funktionen in Verbindung gebracht werden können, etwa Sprechen, Lesen, visuelle Wahrnehmungsverarbeitung usw. Die Befunde verdichten sich in die Richtung, dass in erwachsenen autistischen Gehirnen bestimmte entfernte Bereiche weniger dicht miteinander vernetzt sind als bei nichtautistischen. Dies passt gut in das Bild einer autistischen Persönlichkeit als inkohärente Persönlichkeit. Bereits in den 1990er Jahren war die These populär, dass bei autistischen Menschen die beiden Hirnhälften über das Corpus Callosum weniger dicht verbunden sind. Auch Grandin (1995) brachte eine Erklärung in die Diskussion, die von zwei getrennten Bereichen des Denkens ausgeht. Das aktuelle Bild von diesem Bereich ist noch recht unklar, weist aber deutlich in eine bestimmte Richtung. Demnach scheint eine »Unterkonnektivität« zwischen bestimmten funktionalen Bereichen des Gehirns in einen deutlichen Zusammenhang mit Autismus gebracht werden zu können. Dazu scheint auch eine eher lokale Überkonnektivität in bestimmten Bereichen und eine generelle Überkonnektivität im frühkindlichen Alter eine Rolle zu spielen; allerdings sind auch hier die Befunde nicht einheitlich. Zu einer knappen Übersicht über das, was als weitgehend gesichert gelten kann, siehe Holiga et al. (2018). Einen historischen Überblick und eine Einschätzung der Veröffentlichungen zu dem Thema findet sich in Vasa et al. (2016).

Die funktionale Konnektivität ist aber nicht nur ein quantitativer Aspekt, sondern auch insofern ein qualitativer, weil es verschiedene funktionale Bereiche im Gehirn gibt. Der Autor hat sich nicht hinreichend detailliert mit fMRT-Analysen beschäftigt, um genau einschätzen zu können, inwieweit auch solche qualitativen Aspekte gemessen werden können. Durch seine Kenntnislage wissenschaftlicher Veröffentlichungen in diesem Bereich hat er die Einschätzung, dass diese wenn überhaupt nur ungenau bestimmt werden können. Aus Forschungen, die eine Beobachtungsebene miteinschließen, kann geschlossen werden, dass für Autismus im Wesentlichen die visuellen und auditiven Kortizes, die beiden Sprachzentren (Wernicke- und Broca-Areale) sowie die sensomotorischen Kortizes zu betrachten sind. Dabei ist aber stets zu berücksichtigen, dass es zu diesen Bereichen nur wenige gesicherte Erkenntnisse gibt, nicht zuletzt wegen der hohen Plastizität und individuellen Unterschiedlichkeit menschlicher Gehirne. Gerade auch weil Gehirnfunktionen eher auf Basis von neuronalen Netzwerken als von klar abgrenzbaren Bereichen verstanden werden müssen, sind die bildgebenden Verfahren recht grobe Werkzeuge, um solche funktionalen Zusammenhänge darzustellen.

Mottron und seine Forschungsgruppe sehen einen neurobiologischen Erklärungsansatz für Autismus in der Beobachtung, dass hier sehr plastische Bereiche des Gehirns betroffen sind, die eine starke Neigung zur funktionalen Reorganisation zeigen. Sie stellen ein Modell vor, in dem genetische Veränderungen eine funktionale Reorganisation bestimmter Bereiche im Gehirn auslösen, vor allem bei Menschen mit einer geringen Plastizitätsschwelle (Mottron et al., 2014). Diese Änderungen betreffen vor allem Bereiche, die für Reorganisationen empfänglich sind, den visuellen Kortex und die Areale der Sprachverarbeitung. Dass diese Areale besonders plastisch und damit besonders lernfähig sind, hat auch damit zu tun, dass Sprache und visuelle Wahrnehmung die wichtigsten Medien sind, mit denen Menschen ihre Umwelt wahrnehmen. Dieser Ansatz kann erklären, warum Autismus vornehmlich mit Sprache und visueller Wahrnehmung zu tun hat und in Form von unterschiedlichen Denkstilen in Erscheinung tritt.

Als stabiles Muster zeigen sich dabei Steigerungen kognitiver bei gleichzeitiger Verminderung sozialer Fähigkeiten. Der Autor geht auf diese Arbeit (Mottron et al., 2014) so detailliert ein, weil sie zu den wenigen gehört, die das Potenzial haben, eine umfassende neurobiologische Erklärung zu liefern. Aber auch hier sollte bedacht werden, dass es sich nicht um konkrete Forschungsergebnisse, sondern vielmehr um einen Forschungsausblick handelt. Die hier genannte Kombination, Steigerungen im kognitiven Bereich, insbesondere auch im Zusammenhang mit der visuellen Wahrnehmungsverarbeitung, bei gleichzeitiger Verminderung sozialer Fertigkeiten, scheint in der Tat konstituierend für Autismus zu sein. Auch dafür gibt es sich verdichtende Hinweise aus der Neurobiologie, für die hier beispielhaft Mottron et al. (2006, 2015) genannt werden können. Es gibt auch weitere Forschende, die diesen Befund stützen, der Autor beschränkt sich jedoch auf diese Angabe, weil die Forschungsgruppe um Mottron seit vielen Jahren konstant auf einem allgemein anerkannten, hohen Niveau dazu veröffentlicht. Ein weiteres Licht in diesen Bereich liefern die »Bayesianischen Modelle«, mit denen die Abhängigkeiten zwischen Wahrnehmung und Erwartung messbar gemacht werden, was exemplarisch in Pellicano und Burr (2012) dargelegt wird. Hier gibt es den Befund, dass die Wahrnehmungen autistischer Menschen weniger durch Erwartungen geprägt werden als bei nichtautistischen Menschen.

Insgesamt ergibt sich also ein Befund, der Autismus im Licht »anderer« Verknüpfungsmuster im Gehirn versteht. Dabei scheinen entfernte Bereiche des Gehirns weniger dicht verbunden zu sein, als erwartet. Die betroffenen Bereiche sind insbesondere Bereiche der Wahrnehmungs- und Sprachverarbeitung. Abhängig von Quantität und Qualität dieser Verbindungen bildet autistisches Denken offensichtlich ein Spektrum, dass sich nicht nur quantitativ fassen lässt, sondern auch qualitativ verstanden werden muss. Dieses Bild passt gut zu den in der vorliegenden Arbeit dargestellten Befunden zu autistischen Denkstilen. Sogar die ermittelten Koordinaten können mit einzelnen funktionalen Bereichen des Gehirns in eine sinnvolle Verbindung gebracht werden. Allerdings besteht hier die Gefahr, sich auf ein zu sehr spekulatives Feld zu begeben, weswegen dies auch nicht weiter ausgeführt werden soll. Bei dieser Gelegenheit sei dem Autor noch eine Anmerkung zur Hypothese erlaubt, Autismus gehe auf ein Fehlen von Spiegelneuronen zurück. Tatsächlich war diese These eine Zeit lang recht populär. Doch es ist bis heute nicht gelungen, hierzu einheitliche Befunde zu erhalten. Vor allen Dingen scheinen die Spiegelneuronen funktionale Aspekte des Gehirns zu sein, die wie ein Netzwerk weite Teile des Gehirns durchziehen und daher auch mit bildgebenden Verfahren nur schwer fassbar sind.

Von der Collage zum Bild?

Die Collage, so wie sie in der vorliegenden Arbeit entwickelt werden sollte, ist nun fertig. Das heißt, sie ist vorübergehend fertig, da eine Collage ja immer auch offen ist und damit die Möglichkeit zu weiteren Ergänzungen bietet. Vorübergehend fertig bedeutet lediglich, dass sie nach Ansicht des Autors nun so entwickelt ist, dass es sich lohnt, einen Schritt zurückzutreten und zu sehen, ob und, wenn ja, was für ein Bild sie ergibt. Auch Asperger hat in seiner Habilitationsschrift (1944) eine solche Collage entwickelt, die zwar kein vollständiges, aber ein spezifisches Bild entstehen lässt. Er betrachtet dabei vier Fallbeispiele, die er in einem weiteren Schritt sukzessive verallgemeinert. Er beginnt jeweils mit äußerlichen Beschreibungen des Erscheinungsbildes und der Verhaltensweisen, von denen er sich bis zur »autistischen Intelligenz« und dem »Gefühlsleben der Autistischen« vortastet. Am Ende schließt er mit Hinweisen auf seinen Erfahrungshintergrund und seiner Haltung zu den damals vorherrschenden erbbiologischen und rassehygienischen Vorstellungen.

Die Befunde der vorliegenden Arbeit reihen sich sehr gut in die von Asperger beschriebenen ein. Das zeigt, dass der Autismusbegriff trotz aller beschriebenen Schwierigkeiten stabil zu sein scheint. Anders aber als Asperger kann der Autor dieser Arbeit auf über 70 Jahre Autismusforschung zurückblicken. Er hat ein anderes wissenschaftliches Instrumentarium zu Verfügung, die Befunde zu beleuchten und zueinander einzuordnen. Darüber hinaus eröffnet ihm sein eigenes autistisches Erleben weitere Perspektiven auf das Erleben anderer autistischer Menschen, Perspektiven, die in der Autismusforschung kaum vorkommen. Die Collage dieser Arbeit greift im Wesentlichen die empirischen Befunde auf, zusätzlich aber auch Erfahrungen des Autors, Erkenntnisse aus der Autismusforschung und zeichentheoretische Überlegungen, die der Idee entspringen, die menschliche Psyche als eine Auseinandersetzung mit der Umwelt auf Basis von Zeichensystemen zu verstehen. Aber auch die soziale Umwelt und ihre Stigmatisierungen werden miteinbezogen. Aus der Collage ergibt sich also ein Bild bestehend aus mehreren Schichten, die nachfolgend noch einmal kurz skizziert werden.

Autismus ist als eine Variation des menschlichen Denkens und Wahrnehmens im Hinblick auf die neuronale Verknüpfung zwischen sprach- und wahrnehmungsverarbeitenden Arealen des Gehirns zu verstehen.

In der Neurobiologie gilt als gesichert, dass der primäre Autismus auf eine genetische Disposition zurückgeführt werden kann, die allerdings aus so vielen Faktoren besteht, dass sie als genetische Variationen des Menschen verstanden werden muss. Diese Disposition verursacht unterschiedliche Muster funktionaler Interkonnektivität, auf die vor allem besonders plastische Bereiche des Gehirns reagieren. Autistisches Denken unterscheidet sich somit von der statistischen Norm darin, dass einzelne Bereiche des Gehirns autonomer funktionieren. Die im Laufe der Entwicklung stattfindenden Rekonfigurationen des Gehirns führen zu funktionalen Strukturen, die eine im Vergleich zur statischen Norm signifikant losere Vernetzung der für Sprachverarbeitung zuständigen Bereiche mit denen der visuellen Wahrnehmungsverarbeitung zeigen.

Autistisches Denken besteht aus einem multidimensionalen Spektrum unterschiedlicher Denkstile. Es kann eher funktionale als soziale Zusammenhänge intuitiv erfassen.

An diese Konfiguration passt sich der psychische Apparat an, indem die maßgeblichen Zeichensysteme des Menschen, Sprache, bildliche Repräsentation und andere, nicht mehr in Deckung gebracht werden. Dies hat grundlegende Auswirkungen einerseits auf das Denken autistischer Menschen, andererseits aber auch auf ihre soziale Wahrnehmung und ihre Selbstwahrnehmung. Autistisches Denken, Wahrnehmen und Bewusstsein kann im Vergleich zu dem nichtautistischer Menschen als eher inkohärent und objektorientiert beziehungsweise funktional charakterisiert werden. Insbesondere verknüpfen autistische Menschen Sinneinheiten eher über Assoziationen als durch Konzepte und kommunizieren eher über Synchronisation von Tätigkeiten als über das Teilen von Aufmerksamkeit. Ihr Denken kennt entsprechend der zentralen Zeichensysteme mehrere zentrale Modi, von denen neben dem sprachlichen vor allen Dingen ein bildliches Denken in den Vordergrund rückt. Da ihnen die wahrnehmungsnahen Denkmodi lebendiger und wirklicher erscheinen, entwickeln sie eher eine Intuition für funktionale Zusammenhänge statt für soziale Gegebenheiten.

Autistisches Erleben ist von Stigmatisierungen und Auseinandersetzungen mit defizitären Framings geprägt. Der soziale Anpassungsdruck wird von vielen autistischen Menschen als hoch und krankmachend erlebt.

Autistische Menschen wachsen in sozialen Umgebungen auf, die sich in grundlegenden Konfigurationen des Selbst und der Wirklichkeit von ihnen unterscheiden. Ihre Sozialisation ist von Auseinandersetzungen mit ihnen unverständlichen Verhaltensweisen geprägt, insbesondere auch mit Anforderungen, die sie nur schwer verstehen und erfüllen können. Umgekehrt erleben sie, dass sie in ihren jeweiligen sozialen Umgebungen falsch eingeschätzt und verkannt werden. Einige von ihnen, wie alle in der vorliegenden Arbeit betrachteten, kennen die Erfahrung, dass solche gegenseitigen Miss- und Unverständnisse in autistisch geprägten sozialen Zusammenhängen deutlich vermindert oder sogar überhaupt nicht auftreten Obschon Autismus mit Denken und Wahrnehmen zu tun hat, werden autistische Menschen über ihr Verhalten eingeschätzt, von dem sich andere

Menschen oft provoziert fühlen. Sie erleben eine solche Einschätzung häufig als diskriminierend. Darüber hinaus machen sie nicht selten die Erfahrung, wegen ihres Anderssein stigmatisiert und ausgegrenzt zu werden.

Das hier skizzierte Bild hat Konsequenzen für das Verständnis grundlegender Aspekte des Autismus. Einer dieser Aspekte besteht in der Frage, ob Autismus dimensional, also als Spektrum, oder kategorial verstanden werden muss. Dahinter steckt die Frage, ob Autismus zumindest in Teilen als »normale« Variation des Menschseins aufzufassen ist, so wie heutzutage etwa Homosexualität verstanden wird, oder ob es sich um etwas defizitäres, eine Entwicklungsstörung oder gar um eine Krankheit handelt. Das in dieser Arbeit entwickelte Bild gibt darauf eine klare Antwort: Auf biologischer Ebene muss der primäre Autismus zweifelsfrei sowohl als etwas dimensionales als auch als eine Normvariante der neuronalen Struktur des Gehirns aufgefasst werden. Anders wären insbesondere die bestehenden genetischen Befunde nicht erklärbar. Aber auch die Tatsache, dass gerade die Neurobiologie in den letzten Jahrzehnten sehr uneinheitliche und einander widersprechende Ergebnisse hervorgebracht hat, spricht für dieses Verständnis. Spätestens aber auf psychologischer Ebene, vielleicht schon bei der von Mottron angenommenen Rekonfiguration des Gehirns, bekommt Autismus eine kategoriale Dimension: In Hinblick auf die Zeichensysteme, die für ein Autismusverständnis zentral zu sein scheinen, gibt es genau zwei Modi: sie überdecken sich und werden als Eins erlebt oder sie erscheinen getrennt. Dabei kann der Grad der Überdeckung der Zeichensysteme vermutlich variieren, unter Umständen sogar in der Lebensspanne autistischer Menschen.

Sowohl das Gehirn als auch der psychische Apparat sind außerordentlich plastisch und anpassungsfähig. Im Lauf eines Lebens können sie sich in sehr unterschiedliche Richtungen entwickeln, sodass auch der Kontext der Sozialisation eine wichtige Rolle dafür spielt, wie am Ende sozusagen der Autismus eines Menschen in Erscheinung tritt. Nicht zuletzt ist das soziale Umfeld der Zugang zum sprachlichen Denken eines Menschen, den es öffnen oder aber verschließen kann. Daher ist es auch dafür entscheidend, ob das sprachliche Denken einem autistischen Menschen fremd bleibt oder mit der Zeit vertrauter wird.

In dieser Arbeit wurde ebenfalls deutlich, dass Autismus nicht nur dimensional, sondern multidimensional gefasst werden muss. So konnten nicht nur einzelne autistische Denkstile charakterisiert werden; sie konnten auch mit einem Modell der unterschiedlichen als Zeichensysteme aufgefassten Denkmodi verknüpft werden. Der Befund insbesondere aus dem Workshop legt in Anlehnung an die strukturale Psychoanalyse Lacans nahe, drei solcher Denkmodi zu skizzieren: sprachliches, auf visuelle Wahrnehmung und auf akustische Wahrnehmung bezogenes Denken. Während sich die wahrnehmungsbezogenen Denkmodi auf frühe und entsprechend rohe Stufen der Wahrnehmungsverarbeitung beziehen, bezieht sich die Sprache auf höhere Stufen insbesondere der visuellen Wahrnehmungsverarbeitung. Diese höheren Stufen der Wahrnehmungsverarbeitung beziehen sich auf in sich konsistente Interpretationen des Gehirns, die damit als Zeichensysteme verstanden werden können. Daher gibt es einen kategorialen Unterschied zwischen der Sprache und den wahrnehmungsbezogenen Zeichensystemen, in dem sich auch der Unterschied zwischen abstrakt und konkret widerspiegelt. Ein weiterer kategorialer Unterschied besteht auch in der sozialen Verankerung der Sprache. Die als Zeichensystem gefassten Denkmodi erscheinen jeweils dual, sodass sich das Schema in Tabelle 2 ergibt.

Tab. 2

Denkmodus	**Entität**	**Vernetzung**
Sprache	Begriff, Konzept	Logik, Grammatik
	Wort	Klang, Schriftbild
Bild	Objekt, Gegenstand	Projektion, Position
	Struktur	Identifikation
Klang	Resonanz	Gleichzeitigkeit
	Rhythmus	Wiederholung

Die psychologischen Betrachtungen legen den Gedanken nahe, dass jeder dieser Denkmodi mit einer spezifischen Selbst- und Weltwahrnehmung verbunden ist. Während sie sich bei nichtautistischem Denken unter der Führung des sprachlichen Denkens zu einem konsistenten miteinander verbinden, bleiben sie bei autistischem Denken weitgehend autonom. Auch dann können sie miteinander in Verbindung gebracht werden, aber sie werden nie den Grad an Verschränkung erreichen, wie es bei nichtautistischen Menschen der Fall ist.

Autismusforschung von innen

Seit den 1990er Jahren sind Gemeinschaften autistischer Erwachsener entstanden, die den Autismusdiskurs um eine weitere Perspektive bereichert haben. Insbesondere konnten hierdurch Erfahrungen autistischer Menschen und ihre Erlebnisse formuliert werden, sei es öffentlich in den vielen seither veröffentlichten Lebensberichten autistischer Erwachsener oder im internen Erfahrungsaustausch im Rahmen von Selbsthilfegruppen oder -foren. Diese Erfahrungen führten zu neuen Einschätzungen, was Autismus angeht, sehr prominent beispielsweise von Grandin; neue Ideen, die zunehmend auch in die Autismusforschung einfließen. Die Workshops »Autistische Fähigkeiten«, die im Zentrum der vorliegenden Arbeit stehen, sind für einen internen Austausch angelegt; dafür, dass autistische Menschen mithilfe von anderen systematisch Erfahrungen über ihr Denken und Wahrnehmen und ihr Autistischsein austauschen und reflektieren können. Dass diese Workshops auch als Fokusgruppen zur Erforschung autistischen Erlebens funktionieren, war von vornherein nicht beabsichtigt. Es ist eher eine Art »natürliche« Konsequenz aus ihrer Anlage als Orte zur Reflexion der Potenziale autistischen Denkens. Der Autor hat insgesamt die Erfahrung gemacht, dass diese Workshops insbesondere mit jüngeren Teilnehmenden als Forschungsumgebung funktionieren. Den Fähigkeitenworkshops kommt dabei nicht nur die Neugier der Teilnehmenden zugute, sondern auch der Umstand, dass die Reflexionen noch nicht zu sehr von anderen Verständnissen und Vorstellungen geprägt und damit weniger vorurteilsbeladen sind.

Diese Workshops machen sich den Umstand zunutze, dass autistische Menschen über eine Innen- und Außenwahrnehmung verfügen, die sie in der Regel nicht nur als unterschiedlich, sondern auch als widersprüchlich wahrnehmen. Diese Diskrepanz bildet den Rahmen für die Reflexion über das eigene Denken; der »Trick« besteht lediglich darin, einen Raum zu schaffen, in dem die Innenwahrnehmung der Teilnehmenden ihren Platz und ihre Anerkennung findet. Sie definiert die Perspektive, unter der Autismus betrachtet wird. Dadurch unterscheiden sich solche Workshops grundlegend von der »klassischen« Autismusforschung, in der die in der Regel nichtautistischen Forschenden die Perspektive definieren. Insofern folgt eine Forschung wie in dieser Arbeit dargestellt den Grundideen ethnografischer Wissenschaft, bei der ja soziale oder kulturelle Phänomene von innen heraus verstanden werden sollen. Vor dem Hintergrund der Erfahrungen des Autors erscheint dieser Ansatz durchaus naheliegend, da Autistischsein in der Tat mit einem spezifischen Erleben und Zugang zur Welt verbunden ist. Er rechtfertigt sich im Nachhinein auch dadurch, dass die vorliegende Arbeit genau diesen Befund zutage förderte. Da Autismus eine andere Wahrnehmung bedeutet und damit auch einen anderen Zugang zur Welt, »[can] autistic individuals [...] be described as inhabiting a unique and different ethnos than neurotypical people«, wie Milton feststellt (2013; zit. n. Simpson, 2018, S. 27). Siehe dazu auch das Zitat von Jim Sinclair im Kapitel »Das Forschungsfeld ›Autistische Fähigkeiten‹« (Sinclair, 2005).

Von einer solchen ethnografischen Forschung ausgehend kann eine umfassende qualitative Perspektive entwickelt werden, indem vorhandene Forschungs- und Theorieansätze miteinbezogen werden. In dieser Perspektive werden aber nicht einzelne Wissenschaftsdisziplinen für sich betrachtet, sondern miteinander in Verbindung gebracht: in eine Collage eingearbeitet mit dem Ziel herauszufinden, ob sich auf diesem Weg und mit der ermittelten empirischen Grundlage ein Gesamtbild ergibt, das ein Autismusverständnis befördert. Auf diese Weise wird der Fraktionierung wissenschaftlicher Einzelerkenntnisse entgegengewirkt, allerdings um den Preis, dass ein solches Verständnis immer nur vorläufig sein kann. Weitere ethnografische Forschungen werden andere Aspekte zutage fördern und wahrscheinlich auch andere Bilder entstehen lassen. Auf jeden Fall werden sie ein Verständnis für Autismus und autistische Menschen weiter vertiefen.

An die vorliegende Arbeit schließt sich gleich ein ganzes Bündel weiterer Themen an, die eine tiefer gehende Forschung nahelegen. Dazu gehört die systematische Erforschung autistischer Denkstile genauso wie Forschungen zur Psychologie autistischer Menschen und die (Hinter-)Gründe der Ausgrenzung, die autistische Menschen häufig erfahren. Solche Forschungen sollten natürlich innerhalb der entsprechenden Wissenschaftsdisziplinen stattfinden. Sie sollten dabei auch Forschungsumgebungen nutzen, die geeignet sind, autistisches Erleben und autistische Erfahrungen einbeziehen zu können. Wenn sie dies nicht berücksichtigen, werden sie immer unvollständig bleiben und nur wenig zu einem wirklichen Autismusverständnis beitragen können.

Selbsterkenntnis und Empowerment

In der Duisburger Erklärung der Bundesvereinigung Lebenshilfe wird gefordert:

> »Möglichkeiten und Hilfen, die es Menschen in einer eher machtlosen Situation ermöglichen, Kontrolle über ihr Leben zu gewinnen, indem sie eigene Stärken im Austausch mit anderen erkennen und sich gegenseitig ermutigen, ihr eigenes Leben und ihre soziale Umwelt zu gestalten« (Lebenshilfe, 1994, S. 4f.).

Tatsächlich sind die bestehenden Hilfesysteme für autistische Menschen nicht in erster Linie darauf ausgelegt, einen solchen Kontrollgewinn zu fördern. Es ist deutlich geworden, dass gerade auch das soziale Umfeld eine wichtige Rolle für die Sozialisation autistischer Menschen spielt. Es bildet die Brücke auf dem Weg in ein sprachliches Denken, das die Voraussetzung bildet, in einer davon dominierten Gesellschaft zu bestehen. Für autistische Menschen bedeutet dies, dieses Denken kennenzulernen und sich zugleich mit dem eigenen Denken darin zu behaupten; nur so wird am Ende ein eigenständiges Leben möglich sein. Für das Umfeld bedeutet es aber umgekehrt, offen zu sein für die Charakteristika und Äußerungen autistischer Denkweisen, sie kennenzulernen und als Bereicherung wahr- und anzunehmen. Dafür ist die Expertise autistischer Menschen notwendig.

In der Schlussfolgerung ihres Aufsatzes fordert Marina Sarris, dass ein »Reframing« des Autismus notwendig ist, weg von der Vorstellung eines Defizits hin zu einer weiteren akzeptierten Form des Menschseins. Sie führt dabei auch aus, dass dies nicht nur für hochgradig funktionale Autisten gilt, sondern und gerade auch für diejenigen, die besonders aus dem Rahmen gesellschaftlicher Erwartungen fallen. Dabei führt sie prominente Beispiele wie Temple Grandin oder Tito Mukhopadhyay an (Sarris, 2015). Allerdings darf so eine »De-Stigmatisierung« nicht dazu führen, dass am Ende das eine Stigma durch ein anderes ausgetauscht wird und autistische Menschen als Varianten »Newtons« oder »Einsteins« betrachtet werden. Hier ist eine Forschung notwendig, die sich der Vorurteile und Mythen bewusst ist, die mit Autismus verbunden sind, und Wege findet, sie zu umgehen. Dafür scheint ein Ansatz erfolgversprechend zu sein, der zum einen autistische Menschen nicht nur als Objekte, sondern auch als Subjekte der Forschung versteht, zum anderen das Erleben autistischer Menschen sowohl zum Ausgangspunkt als auch zum Ziel der Forschung wählt. Nur so kann es gelingen, ein Autismusverständnis zu entwickeln, das Bilder liefert, in denen sich autistische Menschen wiedererkennen und widerspiegeln können.

Die Gründung des autWorker-Projekts im Jahr 2008, in dessen Rahmen die Workshops »Autistische Fähigkeiten« entwickelt wurden, war für den

Autor der Beginn eines politischen Engagements im Autismusfeld. Den entscheidenden Anstoß gab die Erfahrung, welche verkennenden und entstellenden Autismusbilder selbst in der Wissenschaft erzeugt und von ihr verbreitet wurden. In der Frühzeit des Projekts wurden Ideen wie (spezifisch) autistische Fähigkeiten oder Denkstile häufig als Fantasterei abgetan oder zumindest mit deutlicher Skepsis betrachtet. Die Vorträge des Autors zu jener Zeit waren nicht selten von entsprechenden Diskussionen geprägt. Das hat sich inzwischen, zehn Jahre später, spürbar verändert. Die Themen, die früher nur von sehr kleinen und unscheinbaren Minderheiten aufgebracht wurden, sind inzwischen, man kann es so sagen, im autistischen Mainstream angekommen.

Das zeigt aber auch, wie wichtig es ist, dass autistische Menschen selbst ihre Belange, ihre Erfahrungen und ihre Sichtweisen zum Ausdruck bringen. Es hat Auswirkungen auf die Perspektiven zur Inklusion und Unterstützung autistischer Menschen, die überhaupt erwogen und damit erst eingefordert werden können. Es hat aber auch Auswirkungen auf das Selbstbewusstsein, das Selbsterleben und damit auch die Biografien autistischer Menschen. Ein schönes und für den Autor ermutigendes Beispiel ist die Schilderung von einem neunjährigen autistischen Jungen, der nach der Lektüre des Kinderbuchs *Tomaten gehören nicht auf die Augen!* (Behrmann & Seng, 2013) zu dem Schluss kommt: »Ich finde Autisten besser als Normale!« (Schinhofen, 2017, S. 108).

Autistisches Empowerment bedeutet in erster Linie, die inner- und außerhalb der Autismusforschung bestehenden Autismusbilder zu hinterfragen. Damit ist auch die Frage eng verbunden, welchen Platz autistische Menschen in der menschlichen Gesellschaft einnehmen wollen, welcher Platz ihnen angemessen ist, welcher ihnen zusteht. Ist es der eines hilfebedürftigen Kranken, der eines »Gestörten« oder der eines Menschen, der an seiner Teilhabe gehindert wird? Die meisten autistischen Erwachsenen würden sich mutmaßlich für gar keinen Platz entscheiden. Die Erfahrung des Autors ist aber, dass die meisten autistischen Heranwachsenden, dazu zählt er autistische Menschen bis etwa Mitte 20, in ihrem jeweiligen sozialen Umfeld um ihren Platz kämpfen. Empowerment bedeutet hier auch, sich als älterer Autist oder ältere Autistin der Aufgabe bewusst zu sein, für jüngere den Weg zu bereiten. Das heißt insbesondere, sich selbst als autistischen Menschen zu reflektieren und als solcher sichtbar zu sein.

Literatur

APA (American Psychiatric Association) (2018). Diagnostic and Statistical Manual of Mental Disorders. https://www.psychiatry.org/psychiatrists/practice/dsm (17.11.2018).

Armstrong, T. (2010). *The Power of Neurodiversity. Unleashing the Advantages of Your Differently Wired Brain.* Philadelphia (PA): Da Capo Press.

ASAN (Autistic Self Advocacy Network) (2009, Version vom 3.4.2017). About Autism. https://autisticadvocacy.org/about-asan/about-autism/ (17.11.2018).

ASAN (Autistic Self Advocacy Network) (2016). ASAN Expresses Concern over New Autism Research Funding Numbers. http://autisticadvocacy.org/2016/04/asan-expresses-concern-over-new-autism-research-funding-numbers/ (5.11.2016).

Asbrand, B. (2011). Dokumentarische Methode. Online-Fallarchiv Schulpädagogik. http://www.fallarchiv.uni-kassel.de/wp-content/uploads/2010/07/asbrand_dokumentarische_methode.pdf (16.4.2017).

Asperger, H. (1944). Die ›Autistischen Psychopathen‹ im Kindesalter. *Archiv für Psychiatrie und Nervenkrankheiten, 117*, 76–136.

Asperger, H. (1968). Zur Differentialdiagnose des kindlichen Autismus. *Acta paedopsychiatrica, 35*, 136–145.

Asperger-Felder, M. (2015). Zum Sehen geboren, zum Schauen bestellt. In A. Pollak (Hrsg.), *Auf den Spuren Hans Aspergers. Fokus Asperger-Syndrom: Gestern, Heute, Morgen* (S. 38–43). Stuttgart: Schattauer.

Aspies e.V. (Hrsg.). (2010). *Risse im Universum*. Berlin: Weidler.

Attwood, T. (1997). *Asperger's Syndrome. A Guide for Parents and Professionals*. London: Kingsley.

autWorker (2019). Dokumentsammlung auf der Website. http://autistische-faehigkeiten.de/de/documents.html (25.1.2019).

Bachmann, C.J., Gerste, B. & Hoffmann, P. (2016). Diagnoses of autism spectrum disorders in Germany: Time trends in administrative prevalence and diagnostic stability. *Autism, 2018, 22*, 283–290. https://www.ncbi.nlm.nih.gov/pubmed/29671642 und http://www.taz.de/5375265/ (18.11.2018).

Baron-Cohen, S. (2003). A mature view of autism. Buchrezension zur zweiten Auflage von U. Frith, A mature view of autism. *TRENDS in Cognitive Sciences, 7*, 9.

Baron-Cohen, S. (2010). Empathizing, systemizing, and the extreme male brain theory of autism. *Progress in Brain Research, 186*, 167–175.

Baron-Cohen, S., Wheelwright, S., Skinner, R., Martin, J. & Clubley, E. (2001). The Autism-Spectrum Quotient (AQ): Evidence from Asperger Syndrome/High-Functioning

Autism, Males and Females, Scientists and Mathematicians. *Autism Dev Disord, 31*(1), 5–17.

Barron, J. & Barron, S. (1992). *There's a Boy in Here. A mother and her son tell the story of his emergence from autism*. New York: Simon & Schuster.

Behrmann, K. & Seng, H. (2013). *Tomaten gehören nicht auf die Augen!* Lindau: Papierfresserchens MTM-Verlag.

Bleuler, P.E. (1978 [1911]). *Dementia praecox oder Gruppe der Schizophrenien*. München: Minerva.

Bolles, R.N. (1999). *Durchstarten zum Traumjob: das Bewerbungshandbuch für Ein-, Um- und Aufsteiger*. Frankfurt: Campus.

Brauns, A. (2002). *Buntschatten und Fledermäuse – Leben in einer anderen Welt*. Hamburg: Hoffmann & Campe.

Breidenstein, G. (2012). Ethnographisches Beobachten. In H. de Boer & S. Reh (Hrsg.), *Beobachten in der Schule – Beobachten lernen* (S. 27–44). Wiesbaden: Springer.

Breidenstein, G., Hirschauer, S., Kalthoff, H. & Niewand, B. (2013). *Ethnographie. Die Praxis der Feldforschung*. Konstanz, München: UVK Verlagsgesellschaft.

Brewer, E., Brueggemann, B.J., Hetrick, N. & Yergeau, M. (2012). Chapter 1: Introduction, Background, and History. In B.J. Brueggemann & G.L. Albrecht (Hrsg.), *Arts and Humanities* (S. 1ff.). Thousand Oaks (CA): Sage.

Brueggemann, B.J. (2013). Disability Studies/Disability Culture. In M.L. Wehmeyer (Hrsg.), *The Oxford Handbook of Positive Psychology and Disability* (S. 279–299). Oxford: Oxford University Press.

Burkhart, T., Kleining, G. & Witt, H. (2010). *Dialogische Introspektion. Ein gruppengestütztes Verfahren zur Erforschung des Erlebens*. Wiesbaden: VS Verlag für Sozialwissenschaften.

Clegg, A. (2014). Psychologist Uta Frith on understanding autism and dyslexia. *Financial Times*, 10.10.2014. https://www.ft.com/content/3d8d2fd0-4a1e-11e4-bc07-00144feab7de (5.11.2016).

Constantino, J.N. & Charman, T. (2016). Diagnosis of autism spectrum disorder: reconciling the syndrome, its diverse origins, and variation in expression. *Lancet Neurology, 15*, 279–291.

Corbin, J. & Strauss, A. (1990). Grounded Theory Research: Procedures, Canons, and Evaluative Criteria. *Qualitative Sociology, 13*, 3–21.

Dalferth, M. (2007). 10 Fehlannahmen zu Menschen mit Autismus und ihre Widerlegung. Vortrag, Fakultät für Sozialwissenschaften, Regensburg. http://www.stadtmission-nuernberg.de/fileadmin/downloads/autismus/autismus_vortrag%2010%20fehlannahmen%20zu%20menschen%20mit%20autismus.pdf (20.11.2016).

Dawson, M., Gernsbacher, M.A. & Mottron, L. (2008). Learning in Autism. *Cognitive Psychology of Memory, 2*, 759–772.

Durig, A. (1996). *Autism and the Crisis of Meaning*. Albany (NY): State University of New York Press.

Dziobek, I. & Bölte, S. (2011). Neuropsychologische Modelle von Autismus-Spektrum-Störungen. Behaviorale Evidenz und neuro-funktionale Korrelate. *Zeitschrift für Kinder- und Jugendpsychiatrie und Psychotherapie, 39*, 79–90.

Feuser, G. (1979). *Grundlagen zur Pädagogik autistischer Kinder*. Weinheim, Basel: Beltz.

Feuser, G. (2001). Autismus – Eine Herausforderung des Mitmensch-Seins. Vortrag anläßlich der Jubiläumsveranstaltung 25 Jahre »Hilfe für das autistische Kind« der Vereinigung zur Förderung autistischer Menschen, Regionalverband Rhein-Main e.V., am 03.03.2001 in Frankfurt/Main. https://userpages.uni-koblenz.de/~proedler/gf-aut-mitmensch.htm (25.1.2019).

Frith, U. (1991). *Autism and Asperger syndrome*. Cambridge: Cambridge University Press.

Frith, U. (2019). Die Welt mit anderen Augen sehen (Abstract zu einem Vortrag). In Wissenschaftliche Gesellschaft Autismus-Spektrum e.V. (Hrsg.), *Tagungsband der 12. Wissenschaftlichen Tagung Autismus-Spektrum* (S. 21). Frankfurt a.M.: Wissenschaftliche Gesellschaft Autismus-Spektrum (WGAS) e.V.

Fuchs, P. (1995). *Die Umschrift. Zwei kommunikationstheoretische Studien: ›japanische Kommunikation‹ und ›Autismus‹*. Frankfurt: Suhrkamp.

Gasson, S. (2003). Rigor In Grounded Theory Research: An Interpretive Perspective on Generating Theory From Qualitative Field Studies. In M. Whiteman & A. Woszczynski (Hrsg.), *The Handbook of Information Systems Research*. Hershey (PA), London: IGI Idea Group Publishing.

Gernsbacher, M.A. (2007). On Not Being a Human. *Association of Psychological Science: Observer, 2*(2), 5–32.

Gernsbacher, M.A. (2010). Stigma from Psychological Science: Group Differences, Not Deficits – Introduction to Stigma Special Section. *Perspect Psychol Sci, 5*(6), 687

Gernsbacher, M.A. (2013). Brain Differences Are Not Always Deficits. *Association of Psychological Science: Observer, 26*(6). http://www.psychologicalscience.org/video/celebrate-brain-diversity-gernsbacher-suggests.html (5.11.2016).

Gernsbacher, M.A. (2015). Diverse Brains. *Gen Psychol, 49*(2), 29–37. https://www.researchgate.net/publication/282862570_Diverse_Brains (5.11.2016).

Gernsbacher, M.A., Stevenson, J.L. & Dern, S. (2017). Specificity, contexts, and reference groups matter when assessing autistic traits. *PLoS ONE 12*(2), e0171931. https://doi.org/10.1371/journal.pone.0171931

Goffman, E. (1956). *The Presentation of Self in Everyday Life*. Edinburgh: University of Edinburgh Social Sciences Research Centre.

Grandin, T. (1983). Letters to the Editor: ›Coping Strategies‹. *Journal of Autism and Developmental Disorders, 13*, 217–221.

Grandin, T. (1995). *Thinking in Pictures: My Life with Autism*. New York: Doubleday.

Grandin, T. (2000). My Mind is a Web Browser: How People with Autism Think. *Cerebrum 2*(1), 14–22.

Grandin, T. (2002). Do Animals and People with Autism Have True Consciousness? *Evolution and Cognition, 8*, 241–248.

Grandin, T. & Barron, S. (2005). *Unwritten Rules of Social Relationships. Decoding Social Mysteries Through the Unique Perspectives of Autism*. Arlington (TX): Future Horizons.

Grandin, T. & Panek, R. (2013). *The Autistic Brain – Exploring the Strength of a Different Kind of Mind*. London: Ebury Publishing.

Gröger, H. (2015). Zur Ideengeschichte der medizinischen Heilpädagogik. In A. Pollak (Hrsg.), *Auf den Spuren Hans Aspergers. Fokus Asperger-Syndrom: Gestern, Heute, Morgen* (S. 30–37). Stuttgart: Schattauer.

Haar, S., Berman, S., Behrmann, M. & Dinstein, I. (2014). Anatomical abnormalities in autism? *Cerebral Cortex, 26(4)*, 1440–1452.

Hale, C.M. & Tager-Flusberg, H. (2005). Social communication in children with autism.

The relationship between theory of mind and discourse development. *Autism, 9*, 157–178.

Hall, S. (1994). *Rassismus und kulturelle Identität*. Hamburg: Argument Verlag.

Hall, S. (2000). *Cultural Studies. Ein politisches Theorieprojekt*. Hamburg: Argument Verlag.

Hippler, K. (2015 [2003]). Asperger-Syndrom über die Lebensspanne. In A. Pollak (Hrsg.), *Auf den Spuren Hans Aspergers. Fokus Asperger-Syndrom: Gestern, Heute, Morgen* (S. 59–65). Stuttgart: Schattauer.

Holiga, Š., Hipp, J.F., Chatham, C.H. & Garcés, P. (2018). Reproducible functional connectivity alterations are associated with autism spectrum disorder. Preprint: https://www.biorxiv.org/content/early/2018/07/17/303115, http://dx.doi.org/10.1101/303115

Holton, J.A. (2010 [2007]). The Coding Process and Its Challenges. Grounded Theory Review, Issue 1, Vol. 09. In A. Bryant & K. Charmaz (Hrsg.), *The Sage Handbook of Grounded Theory* (S. 265–289). Thousand Oaks (CA): Sage.

IACC (2015). Autism Research Database. https://iacc.hhs.gov/funding/data/?fy=2015 (11.1.2019).

Kanner, L. (1965). Infantile autism and the schizophrenias. *Behav. Sci., 10(4)*, 412–420.

Kanner, L. (1968 [1943]). Autistic disturbances of affective contact. *Acta Paedopsychiatrica, 35*(4), 100–136.

Kleiner, B., Rieckmann, T. & Zimpel, A. (2016). Diskurstheoretische Perspektiven auf Behinderung, Geschlecht und Sexualität als mögliche Grundlage der Debatte über Inklusion. Ein Versuch. In J. Budde, S. Offen & A. Tervooren (Hrsg.), *Das Geschlecht der Inklusion*. Opladen, Berlin, Toronto: Barbara Budrich.

Kleining, G. (1995). *Lehrbuch Entdeckende Sozialforschung, Band 1. Von der Hermeneutik zur qualitativen Heuristik*. Weinheim: Psychologie Verlags Union.

Kleining, G. (2007). Forschungswerkstatt Qualitative Heuristik. Analyse der Befragung und Bericht; 3. Berliner Methodentreffen Qualitative Forschung. Freie Universität Berlin, 29. und 30. Juni 2007. http://www.qualitative-forschung.de/methodentreffen/archiv/evaluation/kleining.pdf (19.4.2017).

Kleining, G. (ViSdP) (2014). Qualitativ-heuristische Psychologie und Sozialforschung Hamburg: Qualitative Heuristik. http://www.heuristik-hamburg.net, Stand 13.1.2014 (18.4.2017).

Kleining, G. (ViSdP) (2015). Qualitativ-heuristische Psychologie und Sozialforschung Hamburg: Dialogische Introspektion. http://www.introspektion-hamburg.net, Stand 15.7.2015 (18.4.2017).

Kohl, E., Seng, H. & Gatti, T. (2018). *Typisch untypisch. Berufsbiographien von Asperger-Autisten*. Stuttgart: Kohlhammer.

Krämer, S. (1988). *Symbolische Maschinen: die Idee der Formalisierung in geschichtlichem Abriß*. Darmstadt: Wissenschaftliche Buchgesellschaft.

Krotz, F. (2009). Stuart Hall: Encoding/Decoding und Identität. In A. Hepp, F. Krotz & T. Thomas (Hrsg.), *Schlüsselwerke der Cultural Studies* (S. 210–233). Wiesbaden: Verlag für Sozialwissenschaften.

Kruse, J. (2009). »Qualitative Sozialforschung – interkulturell gelesen: Die Reflexion der Selbstauslegung im Akt des Fremdverstehens«. *Forum: Qualitative Sozialforschung, 10*, Nr. 1, Art. 6, Jan. 2009.

Lacan, J. (1975). *Schriften II*. Olten: Walter-Verlag.

Lacan, J. (1976). Conférences nord-americaines. *Scilicet 6/7*. Paris: Seuil.

Lacan, J. (1978a [1964]). *Das Seminar Buch XI. Die vier Grundbegriffe der Psychoanalyse.* Olten: Walter-Verlag.

Lacan, J. (1978b [1953–1954]). *Das Seminar Buch I. Freuds technische Schriften.* Olten: Walter-Verlag.

Lacan, J. (1980a [1945]). Die logische Zeit und die Assertion der antizipierten Gewißheit. Ein neues Sophisma. In ders., *Schriften III* (S. 101–122). Olten: Walter-Verlag.

Lacan, J. (1980b [1954–1955]). *Das Seminar Buch II. Das Ich in der Theorie Freunds und in der Technik der Psychoanalyse.* Olten: Walter-Verlag.

Lawson, W., Lesser, M. & Murray, D. (2005). Attention, monotropism and the diagnostic criteria for autism. *The National Autistic Society, autism, 9*(2), 139–156.

Lebenshilfe, Bundesvereinigung (1994). Duisburger Erklärung. Erklärung zum Duisburger Kongress ›Ich weiß doch selbst, was ich will!‹, 27.9.–1.10.1994.

LeCouteur, A., Rutter, M. & Lord, C. (2003). *Autism Diagnostic Interview, Revised (ADI®-R).* Torrance (CA): WPS.

Leitz, M. (2019). Anfangen zu sprechen. AutismusJournal. https://autismusjournal.wordpress.com/2019/01/05/anfangen-zu-sprechen/ (11.1.2019).

Lévi-Strauss, C. (1966 [1962]). *The Savage Mind.* London: Weidenfeld and Nicolson.

Lord, C., Rutter, M., Risi, S., Lambrecht, L., Cook Jr., E. H., Leventhal, B. L., DiLavore, P. C. & Pickles, A. (2000). *Autism Diagnostic Observation Schedule™ (ADOS™).* Torrance (CA), WPS.

Makram, H. & Makram, K. (2012). Interview: Henry and Kamila Markram about The Intense World Theory for Autism. http://www.wrongplanet.net/modules.php?name=News&file=article&sid=419, Version von 14.12.2012 (5.11.2016).

Mattke, S. (2015). Aktivist fordert Umdenken in der Autismus-Forschung. *Heise-online*, 6.1.2015. http://www.heise.de/newsticker/meldung/Aktivist-fordert-Umdenken-in-der-Autismus-Forschung-2508042.html (5.11.2016).

Mehrtens, H. (1990). *Moderne. Sprache. Mathematik. Eine Geschichte des Streits um die Grundlagen der Disziplin und des Subjekts formaler Systeme.* Frankfurt: Suhrkamp.

Milton, D. (2013). Filling in the Gaps: A Micro-sociological analysis of autism. *Autonomy, the Critical Journal of Interdisciplinary Autism Studies, 1*(2). http://www.larry-arnold.net/Autonomy/index.php/autonomy/article/view/7 (3.8.2019)

Mottron, L., Dawson, M., Soulières, I., Hubert, B. & Burack, J. (2006). Enhanced perceptual functioning in autism: an update, and eight principles of autistic perception. *J Autism Dev Disord, 36*(1), 27–43.

Mottron, L. & et al. (2014). Linking neocortical, cognitive, and genetic variability in autism with alterations of brain plasticity: The Trigger-Threshold-Target model. *Neuroscience and Biobehavioral Reviews, 47*, 735–752.

Mottron, L., Simard, I., Luck, D., Zeffiro, T. A. & Soulières, I. (2015). Autistic fluid intelligence: Increased reliance on visual functional connectivity with diminished modulation of coupling by task difficulty. *NeuroImage: Clinical, 9*, 467–478.

Mrsic-Flogel, T. D. (2015). Das soziale Netzwerk im Gehirn: Nervenzellen kommunizieren wie Freunde bei Facebook. Universität Basel. https://www.unibas.ch/de/Aktuell/News/Uni-Research/Das-soziale-Netzwerk-im-Gehirn—Nervenzellen-kommunizieren-wie-Freunde-bei-Facebook.html (17.1.2021).

Mrsic-Flogel, T. D., Cossell, L., Iacaruso, M. F., Muir, D. R., Houlton, R., Elie Sader, N., Ko, H. & Hofer, S. B. (2015). Functional organization of excitatory synaptic strength in primary visual cortex. *Nature, 518*, 399–403.

Murray, D. (2007). Wrong Planet Syndrome. http://www.autismusundcomputer.de/wrongplanetsyndrom.en.html (21.1.2017).

Murray, D. (2008). »Auswirkungen einer gestörten Welt«. http://autismus-kultur.de/autismus/politik/auswirkungen-einer-gestoerten-welt.html (21.1.2017).

Muskie (1998). ISNT – Institute for the Study of the Neurologically Typical. Ursprünglich: http://www.isnt.autistics.org. Archiv: http://web.archive.org/web/19990125090339/http://isnt.autistics.org/ (4.2.2017).

Nemitz, R. (2016). Das Imaginäre, das Symbolische und, vor allem, das Reale. Erweiterte Fassung eines Referats bei den 3. Segeberger Psychosomatik-Tagen am 9.9.2016. https://lacan-entziffern.de/reales/das-imaginaere-das-symbolische-und-vor-allem-das-reale/ (11.1.2019).

Norman-Bain, J. (Jypsy) (1995). Oooops … Wrong Planet Syndrome. Ursprünglich: http://www.isn.net/~jypsy/. http://www.planetautism.com. Siehe auch: http://www.ont-autism.uoguelph.ca/OAARSN-2006.pdf, Ontario Adult Autism. Research and Support Network, 2006 (20.4.2017).

Norman-Bain, J. (2005). Autistic Success. http://www.planetautism.com/AuSpin/senate05.htm (26.1.2017).

Oberlinhaus Berufsbildungswerk (2013). ABC – Jobs für Menschen mit ASS. https://autismus-oberlinhaus.de/fileadmin/statics/bbw-oberlinhaus.de/pdfs/allgemein/2013_ABC_Broschuere_16_04_print.pdf (3.8.2019).

Otte, M. (1994). *Das Formale, das Soziale und das Subjektive. Eine Einführung in die Philosophie und Didaktik der Mathematik*. Frankfurt: Suhrkamp.

Pagel, G. (2019 [1989]). *Lacan zur Einführung*. Hamburg: Junius.

Pellicano, E. & Burr, D. (2012). When the world becomes ›too real‹: a Bayesian explanation of autistic perception. *Trends in Cognitive Sciences, 16*(10), 504–510.

Pellicano, E., Dinsmore, A. & Charman, T. (2014). What should autism research focus upon? Community views and priorities from the United Kingdom. *Autism, 18*(7), 756–770.

Pellicano, E. (2016). Transforming autism research and practice: building a participatory framework. Vortrag gehalten auf der Konferenz »Fokus på autism«, 6.4.2016, Stockholm. Karolinska institutet. Hier: Ett nytt sätt att forska kring autism. http://urskola.se/Produkter/195658-UR-Samtiden-Fokus-pa-autism-Ett-nytt-satt-att-forska-kring-autism (19.4.2017).

Picht, G. (1993 [1986]). *Kunst und Mythos*. 4. Aufl. Stuttgart: Klett-Cotta.

Pollak, A. (Hrsg.). (2015). *Auf den Spuren Hans Aspergers. Fokus Asperger-Syndrom: Gestern, Heute, Morgen*. Stuttgart: Schattauer.

Preißmann, C. (2015). *Glück und Lebenszufriedenheit für Menschen mit Autismus*. Stuttgart: Kohlhammer.

Preißmann, C. (2018). *Asperger: Leben in zwei Welten: Betroffene berichten: Das hilft mir in Beruf, Partnerschaft & Alltag*. Stuttgart: Trias.

Rickert-Bolg, W. & Rittmann, B. (Hrsg.). (2017). *Autismus-Therapie in der Praxis*. Stuttgart: Kohlhammer.

Rödler, P. (1983). *Diagnose: Autismus. Ein Problem der Sonderpädagogik*. Dissertation an der Universität Frankfurt. Frankfurt: Afra-Druck.

Sacks, O. (1995). *An Anthropologist on Mars*. New York: Alfred A. Knopf.

Sahyoun, C.P., Belliveau, J.W., Soulières, I., Schwartz, S. & Mody, M. (2010). Neuroimaging of the Functional and Structural Networks. Underlying Visuospatial versus Linguistic Reasoning in High-Functioning Autism. *Neuropsychologia, 48*(1), 86–95.

Sarris, M. (2015). The Stigma of Autism: When All Eyes Are Upon You. IAN, Interactive Autism Network. https://iancommunity.org/ssc/autism-stigma (19.1.2019).

Schinhofen, N. (2017). *Ich liebe dich wie ein Dixi-Klo, Mama! Mein von Toiletten aller Art geprägter Alltag mit einem ganz normalen autistischen Kind und seiner Vorliebe für Dixis*. Saarbrücken: autismus Saarland e.V.

Seng, H. (2010). Im Spiegel der Autismusforschung. *Behindertenpädagogik, 3*, 228–255.

Seng, H. (2013 [2010]). *Wundersame Fähigkeiten. Über die Potenziale autistischer Menschen*. 2. Aufl. Hamburg: autSocial e.V. http://autistische-faehigkeiten.de/media/Wundersame%20Faehigkeiten.pdf (3.8.2019).

Seng, H. (2016 [1999]). *er/es*. 4. Aufl. Hamburg: autSocial e.V. http://hajoseng.de/medien/buecher/er-es.pdf (3.8.2019).

Seng, H. (2018 [2009]). *Jan-Jan oder anders anders*. 6. Aufl. Hamburg: autSocial e.V. http://hajoseng.de/medien/buecher/Jan-Jan%20oder%20anders%20 anders.pdf (3.8.2019).

Seng, H. (2015a). *Ein autistisches Leben leben. Texte und Kurzgeschichten 2008–2015*. 5. Aufl. Hamburg: autSocial e.V. http://www.hajoseng.de/medien/buecher/Ein%20autistisches%20Leben%20leben.pdf (3.8.2019).

Seng, H. (2015b). *Autistische Intelligenz – Kommunikation und Kognition unter besonderen Bedingungen. autismus 79/15*. Hamburg: autismus Deutschland e.V.

Seng, H. (2020 [2018]). *Im Signifikantennetz*. 2. Aufl. Hamburg: autSocial e.V. http://hajoseng.de/medien/buecher/Im%20Signifikantennetz.pdf (17.1.2021).

Silberman, S. (2015). *Neurotribes: The Legacy of Autism and How to Think Smarter. About People Who Think Differently*. Crows Nest: Allen & Unwin.

Simpson, J. (2018). »Toward a Sociology of Autism«. Thesis at the Department of Sociology, Western Kentucky University. Bowling Green: Masters Theses & Specialist Projects. Paper 3072. https://digitalcommons.wku.edu/theses/3072 (13.1.2019).

Sinclair, J. (2005). Autism Network International: The development of a community and its culture. http://www.autismnetworkinternational.org/History_of_ANI.html (26.1.2017).

Sinclair, J. (2010). Cultural Commentary: Being Autistic Together. *Disability Studies Quarterly, 30*(1). http://dsq-sds.org/article/view/1075/1248 (26.1.2017).

Singer, J. (1998). Odd People. In *The Birth of Community Amongst People on the »Autistic Spectrum«*. Thesis, Faculty of Humanities and Social Science. Sydney: University of Technology.

Strauss, A.L. (1991). *Grundlagen qualitativer Sozialforschung. Datenanalyse und Theoriebildung in der empirischen soziologischen Forschung*. Paderborn: Wilhelm Fink Verlag.

Strauss, A.L. & Corbin, J.M. (1998). *Basics of Qualitative Research: Techniques and Procedures for Developing Grounded Theory*. Thousands Oaks: Sage.

Suzuki, D.T. (1932). *The Lankavatara Sutra. A Mahayana Text*. London: Routledge.

Tebartz van Elst, L. (2016a). *Autismus und ADHS. Zwischen Normvariante, Persönlichkeitsstörung und neuropsychiatrischer Krankheit*. Stuttgart: Kohlhammer.

Tebartz van Elst, L. (Hrsg.). (2016b [2012]). *Das Asperger Syndrom im Erwachsenenalter*. 2. Aufl. Berlin: Medizinisch Wissenschaftliche Verlagsgesellschaft.

Theunissen, G. (2009). *Empowerment und Inklusion behinderter Menschen. Eine Einführung in die Heilpädagogik und soziale Arbeit*. Freiburg: Lambertus.

Theunissen, G. (2014). *Menschen im Autismus-Spektrum. Verstehen, annehmen, unterstützen*. Stuttgart: Kohlhammer.

Theunissen, G. (Hrsg.). (2016). *Autismus verstehen. Außen- und Innensichten*. Stuttgart: Kohlhammer.

Theunissen, G., Kulig, W., Leuchte, V. & Paetz, H. (Hrsg.). (2015). *Handlexikon Autismus-Spektrum*. Stuttgart: Kohlhammer.

Thurm, A. & Swedo, S. E. (2012). The importance of autism research. *Dialogues Clin Neurosci, 14*(3), 219–222.

Trenkel, A. (1984). Grundlagen, Spezifität und Perspektiven der Balint-Arbeit. Vortrag am 6. Internationalen Balint-Kongress in Montreux vom 11.–13. Oktober 1984. http://www.balint.ch/seiten_de/bucher/Trenkel%20Montreux.pdf (18.4.2017).

Vasa, R. A., Stewart, H. & Mostofsky, M. D. (2016). The Disrupted Connectivity Hypothesis of Autism Spectrum Disorders: Time for the Next Phase in Research. *Biol Psychiatry Cogn Neurosci Neuroimaging, 1*(3), 245–252.

Verein für Psychoanalytische Sozialarbeit (Hrsg.). (2011). *Misslingen des Anderen im Asperger-Syndrom. Psychoanalytische Näherungen*. Frankfurt: Brandes & Apsel.

Vero, G. (2014). *Autismus – (m)eine andere Wahrnehmung*. Southam: FeedARead.

WGAS (2017). Tagungsbände der Wissenschaftlichen Gesellschaft Autismus-Spektrum (WGAS) e.V. http://wgas-autismus.org/tagung-wtas/archiv/ (25.1.2017).

WHO (2018a). International Classification of Diseases, Version vom 18.6.2018. http://www.who.int/classifications/icd/ (17.11.2018).

WHO (2018b). International Classification of Functioning, Disability and Health, Version vom 2.3.2018. http://www.who.int/classifications/icf/ (17.11.2018).

Zimpel, A. F. (2009). Kybernetik. http://www.inklusion-lexikon.de/Kybernetik_ Zimpel.php (15.12.2018).

Zimpel, A. F. (2015). Was ist Autismus? Vortrag am 18.11.2015 im Rahmen der Vortragsreihe »Neurodiversität – autistengerechtes Studium jenseits der Nachteilsausgleiche« an der Universität Hamburg. https://lecture2go.uni-hamburg.de/l2go/-/get/v/18581 (25.1.2017).

Zimpel, A. F. (2019). Spiel und Förderung. *Behinderte Menschen, 42*, 30–36.

Lucia Kessler-Kakoulidis

Rhythmik und Autismus

Der integrative Ansatz Amélie Hoellerings in Theorie und Praxis

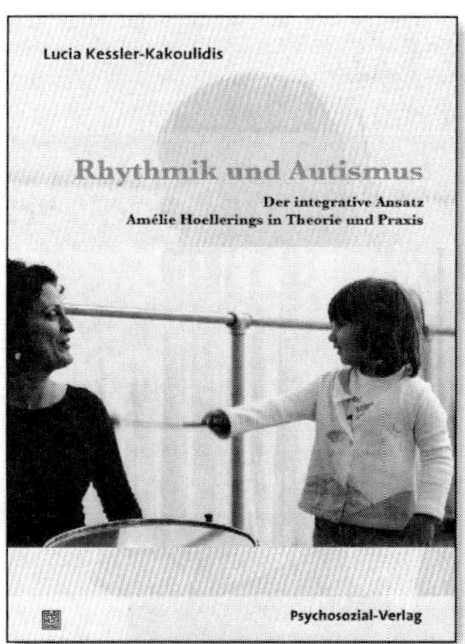

2016 · 319 Seiten · Broschur
ISBN 978-3-8379-2571-5

Die rhythmisch-musikalische Erziehung stellt aufgrund ihrer pädagogischen und therapeutischen Verfahrensweise eine erfolgreiche Intervention bei Menschen mit Autismus dar. Im Fokus stehen dabei sowohl die Unterstützung der Entwicklung sozial-kommunikativer und sprachlich-emotionaler Kompetenzen als auch die erfolgreiche Inklusion in das pädagogische und soziale Umfeld. Die Medien Musik und Bewegung, mit denen die Rhythmik arbeitet, erleichtern und unterstützen in ihrer Intermediärfunktion den Kommunikations- und Interaktionsprozess autistischer Menschen innerhalb einer Gruppe und tragen so zu einem positiven Erleben von Gemeinschaft bei.

Kessler-Kakoulidis vermittelt einen theoretischen Einblick in die musikpädagogische Konzeption von Émile Jaques-Dalcroze und führt explizit in den ganzheitspsychologischen Ansatz von Amélie Hoellering ein. In zahlreichen Fallbeispielen wird die praktische Anwendung der Medien Musik, Bewegung, Sprache, Spiel und Improvisation in Kombination mit therapeutischen Konzepten wie »Safe Place« und »therapeutische Haltung« nach Carl Rogers transparent gemacht. Die Autorin erläutert, inwiefern eine kooperative konstruktive Haltung und eine positive Einstellung seitens der PädagogInnen/TherapeutInnen eine erfolgreiche Inklusion von Kindern und Erwachsenen mit ASS fördern können.